症候別 "見逃してはならない疾患"の除外ポイント

The 診断エラー学

編集　徳田安春
臨床研修病院群プロジェクト群星沖縄

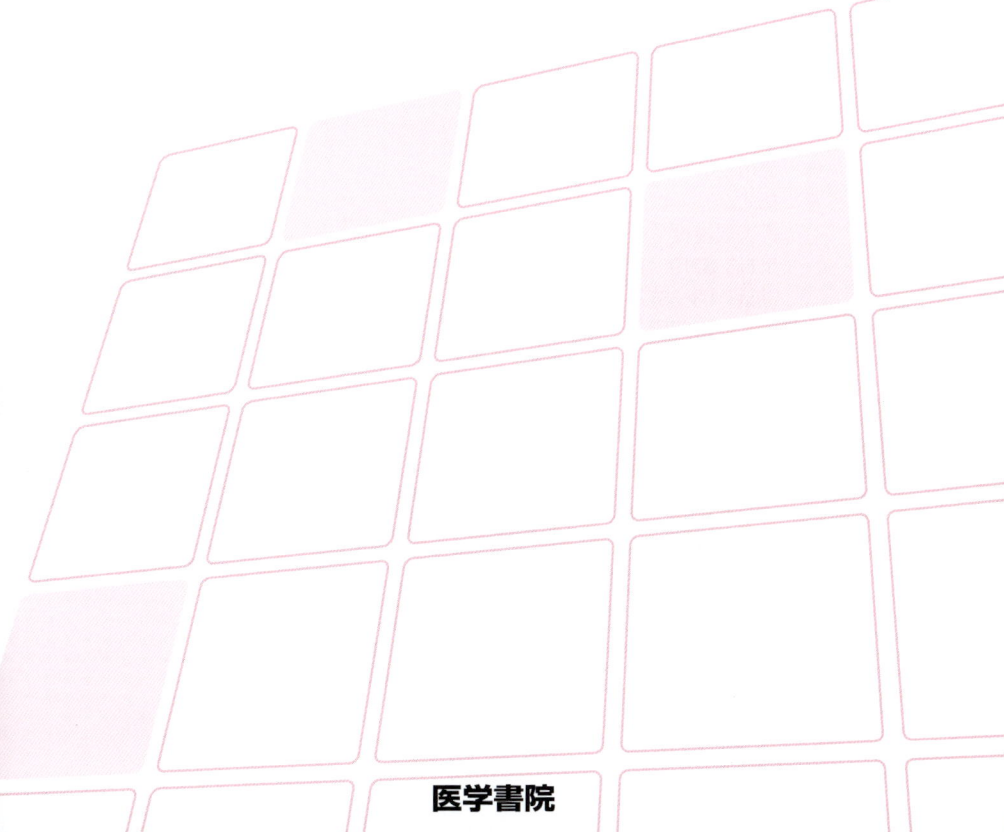

医学書院

編者略歴

●徳田　安春（とくだ　やすはる）
臨床研修病院群プロジェクト群星沖縄

沖縄県生まれ．1988年琉球大学医学部卒．沖縄県立中部病院，聖路加国際病院，筑波大学附属病院水戸地域医療教育センターなどを経て，2014年より地域医療機能推進機構（JCHO）本部総合診療顧問，2017年より現職．総合診療医学教育研究所CEO．筑波大学客員教授．全国の医学生・研修医・医師・看護師・薬剤師・コメディカル・市民教育にエネルギーを注ぐ．闘魂外来会長兼医長．

症候別 "見逃してはならない疾患" の除外ポイント
── The 診断エラー学

発　行	2016年3月1日　第1版第1刷Ⓒ
	2021年7月15日　第1版第3刷

編　集　徳田安春
発行者　株式会社　医学書院
　　　　代表取締役　金原　俊
　　　　〒113-8719　東京都文京区本郷1-28-23
　　　　電話　03-3817-5600（社内案内）

印刷・製本　横山印刷

本書の複製権・翻訳権・上映権・譲渡権・貸与権・公衆送信権（送信可能化権を含む）は株式会社医学書院が保有します．

ISBN978-4-260-02468-6

本書を無断で複製する行為（複写，スキャン，デジタルデータ化など）は，「私的使用のための複製」など著作権法上の限られた例外を除き禁じられています．大学，病院，診療所，企業などにおいて，業務上使用する目的（診療，研究活動を含む）で上記の行為を行うことは，その使用範囲が内部的であっても，私的使用には該当せず，違法です．また私的使用に該当する場合であっても，代行業者等の第三者に依頼して上記の行為を行うことは違法となります．

JCOPY　〈出版者著作権管理機構　委託出版物〉
本書の無断複製は著作権法上での例外を除き禁じられています．複製される場合は，そのつど事前に，出版者著作権管理機構（電話 03-5244-5088，FAX 03-5244-5089，info@jcopy.or.jp）の許諾を得てください．

執筆者一覧(執筆順)

徳田　安春	臨床研修病院群プロジェクト群星沖縄
山本　　健	東京大学大学院医学教育国際研究センター
山中　克郎	福島県立医科大学会津医療センター教授・総合内科
仲里　信彦	沖縄県立南部医療センター・こども医療センター・総合内科
篠原　直哉	沖縄県立南部医療センター・こども医療センター・総合内科
岩田健太郎	神戸大学大学院医学研究科教授・感染治療学／感染症内科診療科長
三上　　哲	聖路加国際病院救命救急部
石松　伸一	聖路加国際病院救命救急部部長
成田　　雅	沖縄県立中部病院感染症内科部長
片山　皓太	白河厚生総合病院総合診療科／福島県立医科大学
金井　貴夫	千葉大学医学部附属病院 東金九十九里地域臨床教育センター・特任准教授
名取　一彦	東邦大学医療センター大森病院血液・腫瘍科
萩原將太郎	東京女子医科大学血液内科
篠浦　　丞	国際医療福祉大学教授・医療マネジメント学科
古結　英樹	長尾クリニック・皮膚科・内科
笹木　　晋	高槻病院総合内科
澤村　匡史	済生会熊本病院集中治療室
伊藤有紀子	福井大学医学部附属病院総合診療部
林　　寛之	福井大学医学部附属病院教授・総合診療部
今　　明秀	八戸市立市民病院救命救急センター・所長
窪田　忠夫	東京ベイ浦安市川医療センター・外科
田中　裕之	聖路加国際医療センター防災センター
陶山　恭博	JR東京総合病院リウマチ・膠原病科
岸田　直樹	総合診療医・感染症医／感染症コンサルタント 一般社団法人Sapporo Medical Academy
喜舎場朝雄	沖縄県立中部病院呼吸器内科部長
野々垣浩二	社会医療法人宏潤会大同病院消化器内科・副院長
佐仲　雅樹	津田沼中央総合病院内科・医長
久村　正樹	埼玉医科大学医学部総合医療センター准教授・救急科
高田　史門	市立奈良病院総合診療科
志水　太郎	獨協医科大学主任教授・総合診療医学講座／診療部長

塩尻　俊明	総合病院国保旭中央病院総合診療内科部長
寺澤　佳洋	医療法人弘池会口之津病院
長沼　透	福島県立医科大学臨床研究イノベーションセンター／京都大学大学院医学研究科医療疫学分野
神川　洋平	福井大学医学部附属病院救急・総合診療部
北　和也	やわらぎクリニック院長／西和医療センター感染制御内科
鎌田　一宏	福島県立医科大学会津医療センター総合内科
五十野博基	HITO病院総合診療科医長
五十野桃子	HITO病院内科／総合診療科

序

　患者は病気にかかって病院に行くときには「病気はよくなる」という心理状態をもつ．患者にとっては，そこで自分が誤診されるというのは想定外であり，医療事故に遭遇するのも全くの想定外なのである．この心理プロセスはデフォルト・バイアス (default bias) であり，医療機関では適切な診断がなされるはずというのが，「デフォルト」として患者の心理ベースにある．しかしながら，臨床現場における診断エラーの発生は，意外に多いことがわかっている．

　このようなタフな臨床現場で，われわれは果たしてどうすればよいのか？それは，われわれ医師自らがスキルをアップすることしかないであろう．しかしその道にも "効率的な方法" というのがある．それは，"キラー疾患" や "落とし穴的病気" を常に意識して，除外するように努めることである．近年そのような学問が成立しつつある．「診断エラー学」だ．本書は，好評であった『JIM』(現『総合診療』) 誌での特集3回分を統合し，大きく加筆・修正したものである．「診断エラー学」の総論と各論をまとめており，各論では症候別に具体的戦略を提示した．

　最近多くの症候学テキストや雑誌の特集記事が出ているが，このようなポイントを明瞭に記載したリソースはあまりなかった．診断能力の向上には，症候学を極めた sophisticated diagnostician の英知から学ぶ点も多い．本書では，まさにこのような指導医からの貴重なアドバイスを症候別にまとめて習得できるようにした．現場の医師が本書を活用し，"大穴疾患の落とし穴" に落ちずに安全な医療を提供する助けになれば，編者として喜ばしい限りである．

　患者安全のための "診断のプロ" を目指す皆さんは，本書を診療現場で携行し，繰り返し参照し手元に置きながら，より安全な医療を目指して，患者や家族の期待に応えることのできるジェネラリストを目指そう！

2016年1月吉日

徳田安春

目次

総論 … 1

「診断エラー学」のすすめ …………………………（徳田安春） 2

全身症状 … 19

1. 全身倦怠感 …………………………（山本 健・山中克郎） 20
2. 体重減少 …………………………………………（仲里信彦） 25
3. 体重増加・肥満 …………………………………（篠原直哉） 35
4. 発熱 ………………………………………………（岩田健太郎） 42
5. 一過性意識障害 ……………………（三上 哲・石松伸一） 47
6. 浮腫 …………………………………………………（成田 雅） 57
7. 食欲不振 ……………………………（片山皓太・金井貴夫） 71
8. リンパ節腫脹 ………………………（名取一彦・萩原將太郎） 77
9. 黄疸 …………………………………………………（篠浦 丞） 83
10. 発疹 ………………………………………………（古結英樹） 100
11. 多尿・多飲 ………………………………………（笹木 晋） 107
12. 失神 ………………………………………………（澤村匡史） 112

痛み … 123

13. 頭痛 …………………………………（伊藤有紀子・林 寛之） 124
14. 胸痛 ………………………………………………（今 明秀） 131
15. 腹痛 ………………………………………………（窪田忠夫） 139
16. 咽頭痛 ……………………………………………（徳田安春） 146

⓱ 腰背部痛 ……………………………………（田中裕之・石松伸一）152
⓲ 関節痛・筋肉痛 ……………………………………（陶山恭博）158

胸部症状 — 169

⓳ 咳・痰 ……………………………………………………（岸田直樹）170
⓴ 呼吸困難 …………………………………………（喜舎場朝雄）177
㉑ 動悸 ………………………………………………………（澤村匡史）183
㉒ 喘鳴 ………………………………………………………（岸田直樹）192

消化器系症状 — 199

㉓ 下痢 ………………………………………………………（篠浦 丞）200
㉔ 便秘 ………………………………………………………（篠浦 丞）211
㉕ 吐血・下血 ……………………………………………（野々垣浩二）216
㉖ 嚥下障害・胸やけ ………………………………………（佐仲雅樹）222
㉗ 嘔気・嘔吐 ………………………………………………（佐仲雅樹）230

精神・神経系症状 — 237

㉘ 不安・不眠・抑うつ ……………………………………（金井貴夫）238
㉙ 認知障害 …………………………………………………（久村正樹）244
㉚ めまい ………………………………………（高田史門・志水太郎）249
㉛ 四肢のしびれ ……………………………………………（塩尻俊明）255
㉜ 痙攣 ………………………………………………………（塩尻俊明）260
㉝ 歩行障害 ……………………………………（寺澤佳洋・山中克郎）266

そのほかよくある症状 — 273

㉞ 嗄声 ………………………………………………………（長沼 透）274

㉟ 視力障害・視野狭窄 ……………………………………（神川洋平・林 寛之）281
㊱ 目の充血・眼痛 ……………………………………………（北 和也・志水太郎）288
㊲ 難聴・耳鳴・耳痛・耳漏 ………………………………………………（鎌田一宏）297

慢性症状 ────────────────────────── 305

㊳ 低血圧 ……………………………………………………………………（澤村匡史）306
㊴ 高血圧 …………………………………………………………………（五十野博基）318
㊵ 糖尿病・脂質異常症・高尿酸血症 …………………………………（五十野桃子）325

あとがき ……………………………………………………………………………………335
索引 …………………………………………………………………………………………337

コラム column

① 「除外できない」ポイント ……………………………………………………………… 18
② 閾値モデルで考える除外診断 ………………………………………………………… 34
③ 複数の所見(尤度比：LR)を除外診断に使う方法 …………………………………… 41
④ "likelihood ratio(＝LR)"について …………………………………………………… 99
⑤ 「直感」と「ひらめき」の違いについて教えてください ………………………… 145
⑥ 較正サイクル(re-calibration cycle)とは? …………………………………………… 157
⑦ 診断エラーを減らす工夫 ……………………………………………………………… 182
⑧ 社会的な影響のある診断エラー ……………………………………………………… 221
⑨ 「診断エラー学」の必要性 …………………………………………………………… 236
⑩ 診断エラー国際学会の活動 …………………………………………………………… 265
⑪ フィジカルの尤度比は信頼できるか? ……………………………………………… 280
⑫ 診断エラー予防のためのAI(人工知能)開発 ……………………………………… 287
⑬ ふらつき，低血圧を主訴として来院し，MSA-Cと考えられた1例 …………… 317

I 総論

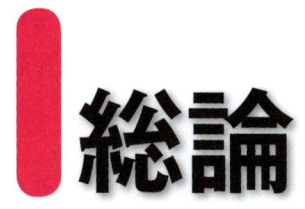

「診断エラー学」のすすめ

安全な医療を目指す「診断エラー学」

医療安全における診断の重要性

　医療の質・安全の重要性が叫ばれている．「エラーの原因はシステムエラーが多く，システム改善で質・安全は向上する」ということが力説されている．チェックリスト(バンドル)やTeamSTEPPSなどの導入によるシステム的介入が，質・安全の改善に有効であることが証明され，どんどん広まってきている．しかしながら，個々の患者診療は，担当する医師の診断と判断，すなわち臨床推論に頼る部分が依然として大きい．なかでも診断は重要で，誤診や診断の遅れはしばしば，致死的な結果となることがある．

確率論的診断推論の限界

　治療に関しては診療ガイドラインやシミュレーショントレーニングの導入などにより，標準化とエラー減少効果が期待されている．一方，診断エラーを減らすことについては最も遅れた分野であり，まだまだ改善の余地がある．実際，わが国において，医療過誤における医師側敗訴のリスクは，訴訟ケースの事故要因として診断エラーがあったかどうかが重要であった[1]．検査前確率や陽性・陰性尤度比など，EBMの手法を導入することにより，診断スキルについてある程度の改善をもたらすことはできた．しかしながら，比較的稀ではあるが，「"見逃してはならない疾患"の除外」を正確に行うためには，EBMの手法のみでは難しい．

「診断エラー学」

　そんななか，診断エラーを減らすための工夫を学問的に議論することが必要という考えから，2000年代後半に「Diagnostic Error in Medicine (DEM)」という国際学会が立ち上がり，日本からは筆者らが初めて参加した．その後，診断スキルを向上させるための超学際的なパラダイムを構築し，その臨床的英知

の蓄積が必要であるというコンセプトから，診断学・症候学に詳しい臨床家のみならず，認知心理学者や脳科学者などの研究者とも協働し，国際学会「Society to Improve Diagnosis in Medicine (SIDM)」に発展し，筆者らも協力しているところである．この分野の研究においては，超学際的なアプローチを活用することが重要であると認識しており，進化心理学，経済心理学，人工知能などからの最新知見を導入し，医師個人の診断能力向上トレーニングプログラムの確立を目指している[2]．

文献

1) Tokuda Y, et al : Cognitive error as the most frequent contributory factor in cases of medical injury ; a study on verdict's judgment among closed claims in Japan. J Hosp Med 6 : 109-114, 2011
2) Shimizu T, et al : Effects of the use of differential diagnosis checklist and general debiasing checklist on diagnostic performance in comparison to intuitive diagnosis. Med Teach 35 : e1218-1229, 2013

除外診断論

● 鑑別診断における本命，対抗馬，大穴

鑑別診断では，診断名にさまざまな用語をかぶせてその「可能性」の程度を表現することがよく行われている．most likely, likely, possible などがそうである．しかしながら，臨床現場においては，検査前確率が低い疾患であっても，見逃すと生命あるいは機能的に予後不良なことがある疾患は，鑑別診断のリストにおいて重要な位置を占めるべきである．

このような，"見逃してはならない疾患"（do-not-miss diagnosis）は，競馬でたとえると，本命と対抗馬に続く大穴ともいえる．「大穴」は，当たる可能性は低いが，当たるとこわい．

● 診断における効用値

医学判断学（medical decision-making）や決断分析学（decision analysis）の領域では，確率（probability）と効用値（utility）の両方をかけ合わせて考えたアプローチを用いるが，それをもとにすると，「期待値（臨床的リスク）＝確率×効用値（重症度や緊急度）」が成立する．すなわち，当たる確率が低くても，重症度や緊急度が高

い疾病は，臨床的リスクが大きい．そういう疾患が「大穴」疾患である．ただし，期待値や効用値という言葉にはポジティブな印象があるので，「リスク」と「重篤度・緊急度」などという表現のほうが妥当だろう．ということで，「臨床的リスク＝疾患確率×重篤度や緊急度」が成立する，と考えるようにするとわかりやすい．

● 重篤度と緊急度

　胸痛を例に挙げると，「重篤度」の高いものに，「Five Killer Chest Pains」があり，急性冠症候群，急性大動脈解離，重症肺塞栓，緊張性気胸，食道破裂を指す．これらには，急性冠症候群のように頻度の比較的多いものもあれば，食道破裂のように頻度は少ないものもある．いずれも対応が遅れると致死的になることがあり，後遺症を残すこともある．

　また，重篤な疾患ではないが「緊急度」が高いものもある．めまいの鑑別での突発性難聴や，皮疹の鑑別での帯状疱疹などは，発症早期に治療的介入を行うと，アウトカムを良くする可能性が高いといわれている．そういう意味では，これらも重要な"見逃してはならない疾患"に入れるべきであろう．

● 大穴疾患の大きな落とし穴

　それでは，臨床医が「大穴」疾患の「落とし穴」に落下しないようにするには，どうすればよいか？　リスクの定義を臨床疫学からみると，ある疾患(病態)の発症(有病)確率データを患者集団から得られたものが「リスク」である．しかしこれは，受診してくる患者1人ひとりのその疾患を有する確率を示したものではない．目の前にいる現在診察進行形の中の患者1人ひとりにリスクが潜んでいるのであるが，基本的にその確率を診察前に知ることはできない．問診と身体診察でリスクの程度を最大限に詰めていく，臨床推論のスキルが必要となる．

● 仮説検証法

　臨床推論は，情報を時系列的に収集するにつれて鑑別診断を改訂させる，ダイナミックなプロセスであり，仮説検証法(abduction)で行う．まず診断仮説をいくつか立てて，有用所見(high-yield cue)を入手し，その仮説で説明可能か〔適合(fit)しているか〕どうかを吟味するとよい．さらに，身体診察も病歴からの診断仮説に対して行い(hypothesis-driven physical examination)，患者情報が

蓄積されるにつれて鑑別診断仮説を改訂(revision)する．診断仮説のリストにはmost likelyとpossibleという形容詞を疾患名につけて考える．この時に，可能性は低いが"見逃してはならない疾患"を入れておいて，その疾患を「積極的に」除外する問診と身体診察を行うようにするとよい[3]．

● ヒューリスティクスの活用

"見逃してはならない疾患"を「積極的に」除外するためには，普段は無意識的に使用されているヒューリスティクスのツールを意識的に使用するとよい．まずmost likely, possibly, do-not-miss diagnosisを挙げた後，除外のためのhigh-yield cuesを探しに行く(search rule)，除外が完成したら検査は止める(stop rule)．除外されずに残ったもののうち，最も可能性の高い診断を推論していく(decision rule)．これらのルールを組み合わせるやり方がヒューリスティクスの基本となる[4]．エキスパートが無意識に行っている方法であるが，これを意識上に表すと，バイアスに陥るリスクを減らせる．このようにヒューリスティクスを主として用いる推論法を「システム1」という．

● 除外診断のしかた

以上のような「積極的」除外診断を行う時には，頻度と重症度・緊急度を考えた「除外優先順位」を記載したリソースがあると便利である．また，各疾患の除外ポイントについて，頻度，検査の感度・特異度など，できる限り定量データが記載されたリソースがあると便利である．例えば，「感度がよい検査(網膜静脈拍動など)は病態(頭蓋内圧亢進)を除外するにはよい検査(診察手技)である」などが記載されているようなリソースがあると便利である．また，「見逃すとどの程度危険か」(「各論」参照)という，地雷の強さ〔自然経過(natural course)〕を知ることも重要である．見逃すと院外心停止で戻ってくることがある疾患(急性心筋炎など)は，特に「強力な地雷をもつ疾患」といえる．

文献
3) Croskerry P：The feedback sanction. Acad Emerg Med 7：1232-1238, 2000
4) Gigerenzer G, et al：Simple Heuristics That Make Us Smart. Oxford University Press, New York, 2000

> **Question & Answer & Keyword**
> **Q1** ある疾患を除外するには，どのような特性を持つ診察所見や検査が有効か？
> **A1** 感度(sensitivity)が高い〔陰性適中度(negative predictive value)が高い〕もの．
> **Keyword** リスク，重篤度，緊急度，仮説検証法，有用所見

臨床推論

従来型 2 重プロセス理論

　臨床推論過程を説明する理論でこれまでよく使用されていたのは，「2 重プロセス理論」であった．この理論によると，臨床医は直観的推論(システム1)と分析的推論(システム2)を同時並行的・相補的に作動させて推論を行っているとされていた．しかしながら，2つの「考える主体」が存在することになり，脳科学的にみると誤りである．実際には，単一的主体が，「メタ認知(metacognition：自分自身を観察する認知プロセス)」を働かせて，直観と分析をうまく使い分けているというのが正しい(表1)[5]．また，同じシステム1でも「直感(intuition)」と「直観(insight)」は異なる．言葉も異なるが，直感は，推論根拠を述べることができない「勘」であるのに対し，直観は理由(病態生理など)をきちん

表1 推論(思考)法の相補・切替

直観的思考 (Intuitive process) System 1	⇔ 相補・切替	分析的思考 (Analytical process) System 2
ヒューリスティクス，クリニカルパール	例	フレームワーク，アルゴリズム，Bayes の定理など
スナップショット診断	特徴	網羅的診断推論
迅速，効率的，芸術的	メリット	分析的，科学的
バイアスに影響される恐れがある	デメリット	時間がかかり，時に非効率的．豊富な知識が必要な分，負荷も大きい
熟練者	頻用者	初心者

〔志水太郎，他：直感的診断の可能性— DEM International Conference に参加して．週刊医学界新聞第 2965 号(2012 年 2 月 13 日)より引用〕

と述べることができる洞察的推論である．

古典型直観的推論

　直観的推論は無意識に行われる脳内シミュレーションの結果，迅速に判断を行う推論である．無意識といっても，推論ルールや，ヒューリスティクス，クリニカルパールズを用いて行われ，芸術的な推論とも呼べるものである．直観的推論の必要条件としては，豊富な臨床経験が必要であることが挙げられる．また，古典型の直観的推論はしばしばバイアスに陥りやすいことが指摘されている．後に続く本稿の後半部分で，代表的なバイアスについて述べることとする．

分析的推論

　分析的推論は，意識的に行われる推論であり，さまざまなリソースを利用してなされる．主要なリソースに，アルゴリズム，チェックリスト，Bayesの定理などがある．複雑な鑑別診断を考える時に助けとなるチェックリストとして，VINDICATE-P（表2）もある．VINDICATE-Pは，病態生理学的カテゴリーの頭文字を並べたネモニクスで，鑑別診断と想起するために使用されるツールの1つである．

　分析的推論は万能の推論法のように見えるが，そうでもない．欠点もある．まず，時間がかかるということ．忙しい外来診療などで全例に対して行うことは困難である．また，分析思考の結果として除外しなければならないと思われる疾患が多数あった場合，過剰検査が誘発されるおそれがある（過剰診断：overdiagnosis）．分析的推論そのものが困難な診療科もあることが知られてい

表2　VINDICATE-P

Vascular　血管性と血液
Inflammatory/Infectious　炎症・感染
Neoplastic　腫瘍
Degenerative　変性
Iatrogenic/Intoxication　医原性・中毒
Congenital　先天性
Autoimmune　自己免疫
Traumatic　外傷
Endocrine-metabolic　内分泌代謝
Psychiatric/Psychological/Pregnant　精神・心理・妊娠

る．これには皮膚科や精神科が含まれる．

● バイアスと早期閉鎖

　診断エラーの多くは，知識・経験の不足によって正しい診断が最後まで想起されないこと，バイアスによって正しい診断が途中で却下されることなどが原因となる．バイアスとは，推論の過程におけるさまざまな要因によって，推論に「ブレ」が生じることである．バイアスによって，推論過程の早期に正確な診断の可能性を捨ててしまうことを，「早期閉鎖(premature closure)」と呼ぶ．早期閉鎖の結果，間違った推論結果に向かうことが診断エラーの共通経路である．以下，具体的な症例(Case 1〜3)を見ながら，代表的なバイアスについて見ていく．

Case 1

患者：20歳，女性．
主訴：発熱．
　インフルエンザシーズンでの診療場面．その日も，多くのインフルエンザ患者を診察した．主訴は発熱．腰痛もあったが，インフルエンザによる筋肉痛からきたものと考え，アセトアミノフェンを処方して帰宅可とした．その2日後，症状は軽快せず再診となる．再度の診察で右側のCVA (costovertebral angle)の圧痛があり，尿検査でも膿尿＋細菌尿を認め，「尿路感染症」と判明し，入院加療となる．
➡これはアベイラビリティ・バイアス(availability bias)を示す例である．普段よく診るケースの診断をまず想起することからくるバイアスである．初診を数多く診察する経験豊富な医師は，このバイアスの罠について気づいていることが多い．

Case 2

患者：65歳，男性．
主訴：右上腹部痛．
　「急性胆囊炎疑い」にて入院目的で紹介された．紹介状には，「発熱＋右上腹部痛＋胆道系酵素上昇」とあり，紹介元医師のエコー所見でも，「胆石＋胆囊壁肥厚あり」と記載されていた．その記載に従い，「急性胆囊炎疑い」と診断し，外科紹介し入院となる．入院後に施行された腹部CTでは，「総胆管結石＋総胆管拡張＋胆石＋胆囊壁肥厚」を認め，「急性胆管炎＋急性胆囊炎」と判明し，翌日

緊急で内視鏡的胆管結石除去（消化器内科）が行われた．
➡これはオーバーコンフィデンス・バイアス（over-confidence bias）を示す例である．前医の診断に盲目的に従うことを指す．前医が経験豊富な医師である場合に，特にこのバイアスに陥りやすくなる．多数の紹介患者を受けることに経験豊富な医師は，このバイアスの罠について気づいていることが多く，そのために慎重にダブルチェックを行うように努めている．

Case 3

患者：75歳，男性．
主訴：前胸部痛．
　急性発症の胸痛・冷汗で救急室受診．心電図にてⅡ，Ⅲ，aVF誘導でST低下軽度あり．「急性冠症候群疑い」にてCCU入院となる．循環器科医師により，アスピリンとクロピドグレルの経口投与，ヘパリンとニトログリセリン静注が開始された．しかしながら，入院後も胸痛・冷汗が持続していた．ただし，症状が持続するも心電図の変化はなし．翌日の回診で，血圧左右差と大動脈弁閉鎖不全雑音があることが判明し，緊急の胸部CT検査にて，「A型急性大動脈解離」の診断となった．
➡これはアンカーリング・バイアス（anchoring bias）を示す例である．最初に考えついた診断に固執し，その仮説に適合しない所見があっても無視して，考えを改めないことを指す．幅広い分野の疾患について経験豊富な医師は，このバイアスの罠について気づいていることが多く，仮説の正しさを慎重に再検討するように努めている．

その他の主要なバイアスを含めて**表3**に示す．

洞察的直観推論のすすめ

　最新の認知脳科学の研究によって推論の科学的解明が進んでいる[6]．それによると，推論能力が高い医師は，直観的推論と分析的推論をバランスよく統合した推論を行っていることがわかった．これを筆者は，洞察的直観推論（insightful intuitive reasoning）と呼んでいる．感情的な高揚や脳機能の全般的な低下は，このような推論能力を低下させることがわかっている[7]．すなわち，睡眠不足や二日酔い状態，怒りや動揺した精神状態では，推論能力を低下させる．いかなる場面でも動揺せずに落ち着いて判断する「平静の心」が推論能力を向上させるのである．

表3　診断エラーにおける主要なバイアス

- アベイラビリティ・バイアス(availability bias)
→よくみる病気をすぐに考える(想起する)
- オーバーコンフィデンス・バイアス(over-confidence bias)
→前医や先輩医師の意見に盲目的に従う
- アンカーリング・バイアス(anchoring bias)
→当初考えた仮説に固執する
- コンファーメーション・バイアス(confirmation bias)
→自分の仮説に不適合なデータを無視する
- ハッスル・バイアス(hassle bias)
→精神的・肉体的に「楽」に処理できるような仮説を考える
- ルール・バイアス(rule bias)
→完全に正しいわけではない一般ルールに盲目的に従う

　100年以上前，William Osler博士が，「医師にとって平静沈着な姿勢に勝る資質はない」と述べたことは，まさにこのことを示唆している[8]．また，"直観"という用語はもともと仏教用語であり，洞察的ひらめきを意味していた．直観の重要性は，江戸時代の将軍家(徳川家)の指南であった沢庵和尚の「不動智神妙録」にも，武士道のめざす境地として示されている．

文献

5) 志水太郎, 他：直感的診断の可能性— DEM International Conferenceに参加して. 週刊医学界新聞第2965号(2012年2月13日)
6) Norman GR, et al : Diagnostic error and clinical reasoning. Med Educ 44 : 94-100, 2010
7) 池谷裕二：単純な脳, 複雑な「私」. 講談社, 2013
8) William Osler, 1904/日野原重明, 他(訳)：平静の心—オスラー博士講演集新訂増補版. pp10-20, 医学書院, 2003

Question & Answer & Keyword

Q2 代表的な臨床推論バイアスと，それによって起こる推論停止は何と呼ばれているか？

A2 代表的な臨床推論バイアスにはアベイラビリティ・バイアス，オーバーコンフィデンス・バイアス，アンカーリング・バイアスがある．それによって起こる推論停止を早期閉鎖という．

Keyword 洞察的推論，直観的推論，分析的推論，診断エラー，バイアス

誤診分析

診断訴訟判例の分析

わが国における最近の医療訴訟の判例を分析してみた．詳細については学術論文[9]で発表したのでそれを参照してほしいが，ここでは重要ポイントに焦点を当てて結果を紹介する．患者の平均年齢は49歳，男女比(%)は55対45．死亡した患者は122人(45%)であった．表4に訴訟内容とその割合を示す．

これを見ると，「手術ミス」の割合が最も多いことがわかるが，「診断の見逃しや診断の遅れ」が第2位につけていることに注目してほしい．これまで医療安全の分野ではシステム要因が主な原因と考えられてきた．実際，医療安全関係の国内外の学会を覗いてみても，医療者間コミュニケーションやチーム医療，ヒューマンファクターなどの問題が取り上げられることが多い．このようなシステム主因論では，「最終的にはすべてがシステムに責任がある」という発想ともいえる．

ところが，現実の訴訟事例の内容を見てみると，裁判でまさに問われているのは，医師個人の診療能力に左右される"診断のパフォーマンス"なのである．ここでまたもや，「医師1人ひとりの教育が十分できていないからだ」ということでシステム論に再び戻ることも可能である．が，"診断の見逃しや診断の遅れ"を最小限にするために，どのような教育的アプローチを行うとよいかについて，研究や実践がなされていない現状がある．

表4 訴訟内容とその割合(判例分析数 n=274)

訴訟内容	%
手術ミス	44
診断の見逃しや診断の遅れ	30
薬剤副作用	18
産科合併症	7
入院中の転倒・転落	1

(Tokuda Y, et al : Cognitive error as the most frequent contributory factor in cases of medical injury; a study on verdict's judgment among closed claims in Japan. J Hosp Med 6 : 109-114, 2011 より)

●「失敗学」としての診断エラー学

「失敗学」という学問がある．「失敗から学ぶ」という考え方であり，実践的にはこれほどパワフルなアプローチはない．失敗をしないためには，過去の失敗例から学ぶのが最も効果的であるという考え方だ．ここで，救急領域での医療訴訟判例(1965～2011年)を調べた本多らの研究結果を**表5**に示す[10]．

救急領域での医療訴訟判例では，ほぼ全例で診断エラーが関与していた．救急領域では重篤な疾患をまず除外することが重要である．特筆すべきは，近年になって絞扼性腸閉塞の診断エラーが増加していることであり，この疾患の訴訟はすべて2005年以降に起きている．

●米国での判例分析

米国の研究による判決内容分析(**表6**)では，誤診58％，不十分な病歴聴取・診察42％，検査の間違った解釈37％，間違ったコンサルト33％であった．

誤診の割合は救急領域で課題であることが，米国の調査でも言える[11]．ただ，米国における救急領域の「患者死亡」で最も紛争の多い疾患は，急性心筋梗塞である[12]．次いで，大動脈瘤，腹部骨盤内臓疾患，肺塞栓であり，心血管系疾患がその上位を占める．わが国の調査結果と比べて，頻度の相違はあるものの，「誤診」が判例のなかで多いことは米国でも同様である．救急領域においては正確な診断が何よりも重要であり，確定診断ができない場合は，特に重篤な疾患の可能性を排除せず，患者や家族へもそのような説明をきちんと行う

表5　救急領域での医療訴訟判例(1965～2011年：本多らの調査より)

訴訟頻度順	疾患または病態	訴訟患者数(n)
1	外傷(腹腔内臓器損傷・心タンポナーデ・脳損傷など)	11人
2	絞扼性腸閉塞	7
3	急性喉頭蓋炎	6
4	クモ膜下出血	4
5	急性心筋梗塞	3
6	急性大動脈解離	3

(本多ゆみえ，他：本邦における救急領域の医療訴訟の実態と分析．日本救急医学会雑誌 24：847-856, 2013 より)

表6 米国における救急領域での医療訴訟判例
(Kachalia らの調査より)

	訴訟数(n)	全体への割合(%)
骨折	15	19
感染症	12	15
急性心筋梗塞	8	10
悪性腫瘍	7	9
脳血管障害	6	8
塞栓症	4	5
急性虫垂炎	4	5
その他の腹部疾患	4	5
末梢動脈疾患	3	4
動脈瘤	2	3
その他の心疾患	2	3

(Kachalia A, et al : Missed and delayed diagnoses in the emergency department ; a study of closed malpractice claims from 4 liability insurers. Ann Emerg Med 49 : 196-205, 2007 より)

ことが重要である.

一般外来での診断エラーの判例

　わが国における一般外来での診断エラーの頻度についての研究はまだない.米国では電子カルテ調査による診断エラー調査が行われているので,そのなかから2施設のプライマリケア・クリニックでの調査結果を**表7**にまとめた.
　A施設はVA(退役軍人)関連のプライマリケア・クリニックで,B施設は民間の家庭医療クリニックである[13].これを見ると,さまざまな疾患が誤診されていることがわかるが,問題はその頻度であり,患者20人のうち1人は誤診されているというのである.しかも,誤診例の半数は患者に有害事象が起こっていた.米国全体の推定数では,年間に1,200万人が誤診されているという計算になる.
　急性腎傷害や肺炎,心不全,貧血の誤診が多いのは,採血検査や画像検査が簡単に施行できないという米国のプライマリ・ケア現場の要因が関係しているともとれるが,診察スキルの低下が関連している可能性もあるだろう.癌の見逃しが多いことについては,通院インターバルの比較的長い米国ではよく問題となっており,症状のある患者での早期診断は,検診を普及させることより重要であろう.菌血症や骨髄炎の誤診例が多いのは,血液培養を普段からあまり採取していないことを示唆している.

表7 米国のプライマリ・ケア,家庭医療クリニックにおける診断エラーの頻度
(米国内2カ所のクリニック・A施設とB施設で調査)

Aクリニック	誤診数	Bクリニック	誤診数
急性腎傷害	10	肺炎	5
肺炎	9	蜂窩織炎	4
癌	8	心不全	4
心不全	8	急性冠症候群	3
脊髄圧迫症候群	7	癌	3
貧血	7	高血圧	3
尿路感染症	7	尿路感染症	3
薬剤性副作用	6	癌の転移	2
急性冠症候群	5	急性胆嚢炎	2
癌の転移	5	深部静脈血栓症	2
末梢動脈疾患	5	中耳炎	2
骨髄炎	4	貧血	2
菌血症	3	脳梗塞・一過性脳虚血発作	2
不整脈	3	急性腎傷害	1
肝硬変	3	大動脈瘤	1
高血糖	3	急性虫垂炎	1
肺塞栓	3	喘息発作	1
尿路結石	3	新規の心房細動	1
脳梗塞・一過性脳虚血発作	3	尿閉	1
深部膿瘍	2	全身性エリテマトーデス	1

(Singh H, et al : Types and origins of diagnostic errors in primary care settings. JAMA Intern Med 173 : 418-425, 2013 より)

文献

9) Tokuda Y, et al : Cognitive error as the most frequent contributory factor in cases of medical injury ; a study on verdict's judgment among closed claims in Japan. J Hosp Med 6 : 109-114, 2011
10) 本多ゆみえ, 他:本邦における救急領域の医療訴訟の実態と分析. 日本救急医学会雑誌 24 : 847-856, 2013
11) Kachalia A, et al : Missed and delayed diagnoses in the emergency department ; a study of closed malpractice claims from 4 liability insurers. Ann Emerg Med 49 : 196-205, 2007
12) Brown TW, et al : An epidemiologic study of closed emergency department malpractice claims in a national database of physician malpractice insurers. Acad Emerg Med 17 : 553-560, 2010
13) Singh H, et al : Types and origins of diagnostic errors in primary care settings. JAMA Intern Med 173 : 418-425, 2013

> **Question & Answer & Keyword**
> **Q3** 医療訴訟内容で，手術ミスに次いで多いのは何か？
> **A3** 診断の見逃しや診断の遅れ．
> **Keyword** 医療訴訟，診断エラー，誤診，失敗学，判例

癌の診断エラー学

外来での癌の診断エラー例

　外来フォロー中の患者から予期せぬ「進行癌」が後で見つかる時ほど，主治医としてつらい体験はない．下記は訴訟になった症例についてメディア(共同通信社ニュース：2014年8月19日)で報道された内容だ．

　「病院が肺がんを見落としたため女性(66歳)が死亡したとして，約5,000万円の損害賠償を求める訴えを地裁に起こした．女性は2012年1月，背中などの痛みを訴えて病院を受診．筋肉が痛むリウマチ性多発筋痛症の疑いなどと診断された．約2カ月後に別の病院を受診すると重度の肺がんとわかり，同年7月に死亡した．遺族側は，女性は診断後も痛みが治まらないと何度も訴えたが，担当の整形外科医は，治癒した，と答えるだけで適切な検査を怠り，肺がんの発見が遅れたと主張している．」

癌のレッドフラッグ

　一般的に，背中の痛みが主訴の患者で，レッドフラッグ(安静時痛，体重減少，神経症状など)があれば，悪性腫瘍の脊椎転移を疑う．レッドフラッグがなくても症状が増悪する場合も，シリアスな疾患を疑う．

　もし，リウマチ性多発筋痛症が正確な診断であったとしても，治療(ステロイドなど)に抵抗性の場合には，内臓悪性腫瘍に関連する腫瘍随伴症候群としてのリウマチ性多発筋痛症であることも考慮すべきである．筆者らが最近行った研究では[14]，リウマチ性多発筋痛症の患者さんの6％に悪性腫瘍の合併をみた．類似疾患であるRS3PE(remitting seronegative symmetrical synovitis with pitting edema)症候群では，7％に悪性腫瘍の合併をみた．割合は少ないが，悪性腫瘍の合併は稀ではない．

通院患者における癌との遭遇

救急外来や初診外来のみならず，再診外来で通院フォロー中の患者さんに「癌」などのシリアスな疾患が発生することはよくある．残念ながらその人数は，高齢化が顕著になった最近ますます増えてきている．表8のデータは日本人における癌に罹患するリスクである[15]．

生涯で癌に罹患するリスクを人数に対する割合で表現すると，男女ともに約2人に1人はリスクがあるとなる．

癌が症候を起こす機序

このような状況にわれわれはどう対処すべきか？　まず，「無症状」の人々にはエビデンスの確立した検診を勧める．患者さんのなかには，生活習慣病で通院していれば，検診を受ける必要はないと思い込んでいる方もいるので，健康管理のためのアドバイスと検診受診の確認は重要である．そして，もっと重要なことは，「有症状」の患者さんの診断に注意することである．表9に「癌が症候を起こす機序」を示す．

表8　日本人のがん罹患リスク〔生涯がん罹患リスク(%)〕

男			女		
	全がん	62%		全がん	46%
	胃	11%		乳房	9%
	肺	10%		大腸	7%
	大腸	9%		胃	6%

〔国立がん研究センター：最新がん統計（更新日2015年4月22日）ganjoho.jp〕

表9　癌が症候を起こす機序
- ❶ 腫瘍の圧迫による通過障害
- ❷ 腫瘍の圧迫による機能障害
- ❸ 上皮の潰瘍形成による出血
- ❹ 腫瘍の浸潤による疼痛
- ❺ 体重減少
- ❻ 胸水・腹水
- ❼ 管腔壁への浸潤による穿孔
- ❽ 原因不明の発熱
- ❾ 内分泌学的異常症候
- ❿ 腫瘍随伴症候群

表 10　肺癌の症状発症パターン

- 気道通過障害：無気肺・閉塞性肺炎
- 機能障害：喀痰・喘鳴
- 出血：血痰・喀血
- 疼痛：胸痛・Pancoast 腫瘍
- 体重減少
- 胸水
- 胸膜穿孔：気胸
- 原因不明の発熱
- 電解質異常：高 Ca 血症・低 Na 血症
- ACTH 産生 Cushing 症候群
- 腫瘍随伴症候群：肥大性骨関節症・リウマチ性多発筋痛症・神経症状（辺縁系脳炎・脊髄神経症・Lambert-Eaton 症候群）

　肺癌を例にとると，表 10 のように，さまざまな症候で発症するパターンがあることがわかる．

　また，癌には数日単位で急性発症するものもあれば，数年単位で緩徐に進行するものもある[16]．急性発症の疾患だからといって，「癌ではない」とはいえない．一方で，症状を最終的に発症しない癌（前立腺癌の約半分）や自然退縮する癌（小児の神経芽細胞腫）もある．このような癌を見つけると過剰診断（overdiagnosis）となるので，有害な侵襲的検査・手術を誘発する可能性もある．過剰診断を予防するには，世界的に展開されている Choosing wisely campaign を参考にするとよい[17]．

文献

14) Kimura M, et al : Clinical characteristics of patients with remitting seronegative symmetrical synovitis with pitting edema compared to patients with pure polymyalgia rheumatica. Rheumatol 39 : 148-153, 2012
15) 国立がん研究センター：最新がん統計（更新日 2015 年 4 月 22 日）ganjoho.jp
16) Tokuda Y, et al : Intervals between symptom onset and clinical presentation in cancer patients. Intern Med 48 : 899-905, 2009
17) 徳田安春（編）：あなたの医療，ほんとはやり過ぎ？　Choosing wisely in Japan：過ぎたるはなお及ばざるがごとし．カイ書林，2014

　　　　　　　　　　　　　　　　　　　　　　　　　　　　（徳田安春）

コラム1 「除外できない」ポイント

さて，本コラムではあえて，"見逃してはならない疾患"がどんな時に「除外診断できないか」についての，「陥りやすいピットフォールのポイント」を整理しておく．これを理解することにより，本書の内容理解が深まり，現場での診断エラーリスクを最小限にすることにつながるであろう．

このように，「典型的な所見がない」ことは，意外に除外診断には「使えない」ことがわかる．これらの知見はあまり教科書に書かれていないし，国家試験にも出ない．しかし，これら「除外できない」ポイントを知っておくことは，臨床現場の「地雷探知機」としてたいへん重要である．

参考文献

1) Amal Mattu, et al (eds)：Emergency Medicine；Avoiding the Pitfalls and Improving the Outcomes. BMJ Books, London, 2007

表1 陥りやすいピットフォールのポイント

症状	見逃してはならない疾患	「除外できない」ポイント（ピットフォール）	症状	見逃してはならない疾患	「除外できない」ポイント（ピットフォール）
胸痛	急性心筋梗塞	胸壁に圧痛がある	腰背部痛	脊椎硬膜外血腫	腰部単純X線写真が正常
		心窩部に圧痛がある			腰部CTが正常
		制酸剤で軽快する		脊椎硬膜外膿瘍	腰部単純X線写真が正常
		来院時心電図が正常			腰部CTが正常
		来院時トロポニンが正常			白血球増多症がない
	大動脈解離	胸部単純X線写真が正常		化膿性椎体炎	腰部単純X線写真が正常
		胸部単純CTが正常			白血球増多症がない
		上肢血圧に左右差なし			発熱がない
	食道破裂	先行する嘔吐がない	頭痛	急性髄膜炎	項部硬直がない
呼吸困難	換気不全	SpO₂が正常			Kernig徴候がない
	肺塞栓	血液ガス分析結果が正常			発熱がない
		SpO₂が正常		くも膜下出血	頭部CTが正常
	肺塞栓（中〜高可能性）	D-dimerが正常[*1]			項部硬直がない
腹痛	急性胆嚢炎	発熱がない	関節痛	関節リウマチ	大関節優位の関節炎
		肝胆道系酵素の上昇がない	下肢腫脹	深部静脈血栓症	Homans徴候がない
	急性虫垂炎	発熱がない	発熱	感染性心内膜炎	心雑音がない
		右下腹部痛ではない			末梢サイン（Osler徴候など）がない
		白血球増多症がない			
	大動脈瘤切迫破裂	ショックバイタルではない			SIRS[*2]がない
		触診で拍動性腫瘤が触れない		敗血症	体温が正常
	腸閉塞絞扼	腹部造影CTで腸管の造影不良がない			CRPが正常

[*1] 低可能性の肺塞栓では除外可能
[*2] systemic inflammatory response syndrome

（徳田安春）

全身症状

1 全身倦怠感

「全身倦怠感」で"見逃してはならない疾患"のリスト[1]

〈すぐに生命の危険がある〉
❶ 徐脈性不整脈

〈数日中に生命の危険がある〉
❷ 糖尿病性ケトアシドーシス，高浸透圧高血糖状態
❸ 感染症
❹ (吐血，下血，血便のない)消化管出血
❺ 副腎不全

各疾患についての除外ポイント

1 徐脈性不整脈

　高齢者に多い．倦怠感の他に，脳血流低下によるふらつき，めまい，息切れで受診することが多い．Adams-Stokes症候群があれば生命の危険も高い．完全房室ブロック，徐脈性心房細動，高K血症，薬剤(ジギタリス製剤，βブロッカー＋ベラパミル，ジルチアゼムなどの複数の投薬)が原因となることが多く，また心拍数40回/分以下の徐脈となることも多い．完全房室ブロックでは有名な身体所見として，S1の強さの変動，間欠的cannon A波，血圧の変動がある．基礎疾患として2～5%程度に心筋梗塞があるという報告もあり，迅速な対処が必要である．高齢者に多く，非特異的な訴えとなりがちで注意が必要である．検査の除外ポイントとしては，定義上からも「徐脈ではない」ことを確認することである．脈拍・心拍の確認や12誘導心電図，モニター心電図が有用である．

2 糖尿病性ケトアシドーシス(DKA),高浸透圧高血糖状態(HHS)[2]

　感染症,外傷,不適切なインスリン治療,妊娠,脱水症を契機にして起こる.DKAは比較的若年に多く,HHSは高齢者に多いが,厳密な区別はできない.糖尿病の既往があれば疑いやすいが,DKAやHHSが初発の場合も少なくない(それぞれ20%,50%の症例が初発).いわゆる「糖尿病予備軍」程度の軽症糖尿病からも起こりうる.だからこそ,「誘因」としての感染症(肺炎,尿路感染症,敗血症など)や,心筋梗塞を見逃さないようにしたい.口渇(特に睡眠中),多飲,多尿はないかを問診する.DKAでは腹痛,HHSでは麻痺を主訴に家人が救急要請する場合も多い.

　次に注意深く呼吸を観察する.「Kussmaulの大呼吸」と呼ばれる,深くて回数の多い呼吸がDKAでは特徴的とされるが,尿毒症や肝性脳症でも出現する.アセトン臭(リンゴのようなにおい)が特徴的とされる.低侵襲,安価な検査として尿検査を行う.ケトン体にはアセト酢酸,β-ヒドロキシ酪酸,アセトンの3種類がある.尿試験紙でよく用いられるニトロプルシド反応では,β-ヒドロキシ酪酸は検出できないため,尿検査でケトン体が陰性であってもDKAの可能性はある.高血糖,尿ケトン陽性ならば,血液ガスでアシドーシスの有無を判断する.静脈血ガスでもpHの評価は可能であるが,誘因,合併症の肺炎,肺塞栓症などを考慮すると,初回は動脈血ガスを施行したい.除外ポイントは高血糖がないこと,尿ケトン陰性,血中ケトン体陰性である.

3 感染症

　特定の臓器が侵されるのが感染症であるから,倦怠感+αの病歴,症状(例えば肝硬変+腹水=特発性細菌性腹膜炎,肝硬変+皮疹=ビブリオ・バルニフィカス感染症)を聞くことが重要である.高齢者からの病歴聴取は難しいが,時系列的な比較を行うのがコツである.家人や介護者からも様子を聞くとよい.発症日を覚えているような急性の変化であれば,敗血症を想起する.普段の様子と異なる点があれば,問診・身体所見で追求する.身体所見は反応に乏しい場合があるので,感度を上げる努力(叩打痛は左右を比較する,エコープローブなどで臓器を直接刺激するなど)が必要.バイタルサインとして「Δ心拍数20ルール[3](ΔHR/ΔBT>20で細菌感染症の可能性大)」は有用.ただし,平熱と平常時の心拍数を知る必要がある.問題となる慢性感染症(結核や亜急性心内膜炎など)は一般的に血沈が

著明高値(100 mm/時など)になることが多い．ただし，高蔓延国の日本では，結核は最後まで鑑別から外さないほうが賢明である．この意味では完全な除外は困難である．

4　(吐血，下血，血便のない)消化管出血

「血を吐いた」と訴えてくれる場合や，問診で「便が黒かった」と聞かれる場合，診断は比較的容易である．問題はいずれにも該当しない患者である．まず病歴から肝硬変などの門脈圧亢進のある患者，多量 NSAIDs(非ステロイド性抗炎症薬)内服者などのハイリスク患者を同定する．やはりバイタルサインが重要である．「起立時に脈拍が 30 回/分以上増加，または立っていられないほどのめまい」があれば，大量失血(630～1,150 ml)が疑われる(感度 97％)．直腸診による便の色については,以下のような診断特性が知られており,鮮血便は下部消化管出血に,黒色便の存在は上部消化管出血の診断に役立つ〔鮮血便が下部消化管出血を予測するか(感度 46％, 特異度 90％, 陽性尤度比 LR＋4.6, 陰性尤度比 LR−0.6)，黒色便が上部消化管出血を予測するか(感度 71％, 特異度 88％, LR＋5.92, LR−0.33)〕．ヘモグロビンや BUN/Cr は変化に時間を要するため，数時間以内の急性出血を予測するのは困難である[4]．消化管出血の完全な除外は困難だが，大量出血の除外ポイントは上述の「起立可能か，起立時のバイタルサインの変化があるか」が有用である．

5　副腎不全

あらゆる年齢層に起こり，ほぼ性差もない．全身倦怠感の他に脱力，食欲不振，体重減少を呈するが，いずれも非特異的な病歴である．ステロイド内服薬の自己中断に注意する．身体所見では低血圧，低血糖，色素沈着が特異的とされる．色素沈着は全身性に認めるが，特に腋窩，摩擦部，露光部，粘膜に着目する．ただし，急性の副腎不全(副腎出血や下垂体卒中)の場合はこれを認めないため，除外が困難である．検査所見としては，低 Na 血症が感度 90％であり，高 K 血症(感度 65％)より有用である．ラピッド ACTH テスト(合成 ACTH であるコートロシン®静注前と 30～60 分後にコルチゾールを測定)を診断に用いることがある．除外ポイントは「低 Na 血症がない」こと(感度 90％であるが，逆に言えば 10％は見逃す)，ラピッド ACTH テスト陰性である．

見逃すとどの程度危険か？

徐脈性不整脈はすぐに（分から時間単位で）生命の危険がある．また他の4疾患も状態によっては時間から日の単位で生命の危険がある．

まとめ

各疾患の除外ポイントを下記にまとめた．

パール

- パール1：バイタルサインの異常は，やはり緊急に対処する疾患である．
- パール2：倦怠感＋αの病歴や身体所見を探す．

各疾患の除外ポイント

❶徐脈性不整脈
バイタルサイン，心電図で徐脈がないこと．

❷糖尿病性ケトアシドーシス，高浸透圧高血糖状態
高血糖がないこと，尿ケトンや血中ケトン陰性．

❸感染症
慢性感染症では血沈が基準範囲内（ただし完全な除外は困難）．

❹（吐血，下血，血便のない）消化管出血
大量出血は起立可能で起立時のバイタルサインの変化がないこと．

❺副腎不全
低Na血症がないこと，ラピッドACTHテスト陰性．

❻その他の鑑別疾患
- 甲状腺機能低下症：Billewiczスコアで−15点未満であればLR+が0.1だが，一般的ではない[5]．スクリーニング検査としてはTSHがよい（感度＞99％，特異度＞99％）．
- うつ病：1か月にわたり「興味減退（物事に対する興味がほとんどない，楽しめない）」と「抑うつ気分（落ち込んだり，憂うつになったり，絶望的になったりする）」が両者ともにない時，LR−0.1程度．当然ながら希死念慮のある患者をそのまま帰宅させてはならない．
- 睡眠時無呼吸症候群：「いびき」の感度は90～100％に近いので，除外に有用である．有名な「夜間の窒息感」や「日中の眠気」はLR−0.9程度で，除外には役に立たない．

●パール3：いつもみている人(家族や介護者など)が「いつもと違う」と訴えた時は，何かが起こっている可能性が高い(特に高齢者)．

文献
1) Valdini AF, et al：A one-year follow-up of fatigued patients. J Fam Pract 26：33-38, 1988
2) Kitabchi AE, et al：Hyperglycemic crises in adult patients with diabetes. Diabetes Care 32：1335-1343, 2009
3) 徳田安春：バイタルサインでここまでわかる！OKとNG．カイ書林，2010
4) Greenspoon J, et al：Management of patients with nonvariceal upper gastrointestinal bleeding. Clin Gastroenterol Hepatol 10：234-239, 2012
5) Steven McGee：Evidence-Based Physical Diagnosis. pp192-205, Elsevier Saunders, Philadelphia, 2012

Question & Answer & Keyword

Q 「倦怠感」という漠然とした主訴に対処するコツは？

A とにかくバイタルサインの確認が大切である．安定していれば経過について(突然発症か，急激な増悪はないか)，本人，介護者に尋ねる．これらすべてが安定していれば，ゆっくりみられることが多い．

Keyword バイタルサイン，不整脈，糖尿病

(山本 健・山中克郎)

2 体重減少

「体重減少」で"見逃してはならない疾患"のリスト
1. 消化管原発やその他原発の悪性腫瘍
2. 良性消化器疾患
3. うつ病，認知症，アルコール依存症，摂食障害など精神科疾患
4. 医原性（主に薬剤性）
5. 糖尿病，甲状腺機能亢進症，副腎不全など内分泌疾患
6. 結核，HIV 感染症など慢性感染症
7. 非感染性の慢性炎症性疾患

　一般的にそれまで健康であった成人が理由なく体重減少をきたした場合，何らかの身体疾患や精神疾患が隠れていることがある．体重減少は非特異的な症状であり，その背景に存在する疾患の鑑別は多様かつ複数の場合がある．そのため，画像検査や血液検査のみで鑑別を行うと，労力と費用がかかる．まず病歴聴取と身体所見を詳細に行うことにより，体重減少の原因を絞っていくことが大切である．

　体重減少の原因は，消化管の器質的疾患やその他臓器の悪性新生物に加えて，代謝・内分泌疾患，慢性疾患，精神科的疾患，薬剤性などの医原性疾患，心理・社会的問題など多彩であり注意が必要である[1]．特に高齢者においては，体重減少をきたす原因疾患だけでも予後不良であるが，その合併症として体重減少が起こってくると日常活動レベルが落ち，死亡率が増える[2]．表1に高齢者の体重減少の原因疾患の割合を示す[1]．注目すべきは悪性腫瘍や消化管疾患と並んで，精神科疾患が体重減少の原因となることが多いことである．うつ病は，食欲不振や体重減少の症状により内科受診することがあるが，"検査により器質的疾患は否定的"ということで患者が行き場を失うこともある．また，高齢者の認知症の周辺症状や抑うつ状態でも体重減少を引き起こす．さらに処方薬の副作用により，医原性の食欲不振および体重減少をきたすこともある[3]．

表1　高齢者における意図しない体重減少の原因

- 悪性腫瘍(16～36%)
- 精神科疾患(9～42%)；うつ病など
- 消化管疾患(6～19%)
- 内分泌疾患(4～11%)；甲状腺機能亢進症など
- 心血管系疾患(2～9%)
- 栄養障害やアルコール関連(4～8%)
- 呼吸器系疾患(～6%)
- 神経疾患(2～7%)
- 慢性の感染症(2～5%)
- 腎疾患(～4%)
- 膠原病(2～4%)
- 薬剤性の体重減少(薬剤の副作用)(～2%)
- 原因不明(10～36%)

各疾患についての除外ポイント

　体重減少を主訴として来た場合には，非自発的な体重減少なのか自発的な体重減少かを聞き出すことは当然であるが，非自発的な体重減少ではその鑑別は多く，食欲の有無と，実際に食事摂取が可能かどうかを尋ねる必要がある．さらに病歴の聴取において，体重減少に合併する身体の随伴症状を引き出し，関連する可能性のある臓器疾患や代謝・内分泌に関連するような全身性の病態に関して見当をつける．また，高齢者においては認知症やうつ病のスクリーニングを行うこと，薬剤歴聴取を付け加えることを忘れてはならない[3)4)]．若年女性では摂食障害も鑑別に挙げる．さらに若年者ではHIV感染症も忘れずに鑑別として挙げておく必要がある．高齢者の食欲不振・体重減少の鑑別に，表2に示すような"MEALS ON WHEEL"という覚え書きがあり[1)]，記憶方法として利用してみるとよい．

1　消化管原発やその他原発の悪性腫瘍

　食欲低下を伴った体重減少は，多彩な疾患が鑑別に挙げられる．特に，消化器系や他の臓器の悪性腫瘍や消化管疾患をまず考慮することは大切である．消化器系の症状である悪心・嘔吐に加え，嚥下困難などが実際存在すれば，上部消化管の器質的疾患が強く疑われる．腹痛や腹部膨満，さらには繰り返す便秘・下痢や血便からは，下部消化管の器質的疾患も鑑別に挙がる．消化管内視鏡検査や胸腹部の画像検査が確定診断に必要である．ところで，悪性腫瘍に関

表2 高齢者の体重減少の原因の覚え方(MEALS ON WHEELS)

M : medications(ジゴキシン,テオフィリン,コリン作動薬,抗コリン薬など)
E : emotional(うつ病)
A : alcoholism, elder abuse, anorexia tardive
L : late life paranoia
S : swallowing problems

O : oral factors(歯科疾患,ドライマウス)
N : nosocomial infections(結核), no money(貧困)

W : wandering and other dementia-related factors
H : hyperthyroidism, hypothyroidism, hypercalcemia
E : enteral problems(消化管疾患,慢性膵炎)
E : eating problems(咀嚼困難,自分で食事ができない,振戦)
L : low salt, low fat
S : stones(慢性胆嚢炎), social problem(独居,移動困難), shopping problem

(Rolland Y, et al：Office management of weight loss in older persons. Am J Med 119：1019-1026, 2006 より引用改変)

連した体重減少においては,赤沈,血算,血清アルブミン,血清総蛋白,AST,ALT,ALP,γ-GTPの検査のいずれかの異常があれば,感度95％,特異度35％とする報告もある(表3)[5].

2 良性消化器疾患

　消化管の疾患を考えるうえでは,食物の入り口である口腔から出口である直腸・肛門までを解剖学的にたどりながら鑑別を考えていくとよい.高齢者では歯科的問題も食欲低下・体重減少の問題となりうる.食後の胸部不快感は症候性の逆流性食道炎,空腹時の心窩部痛は十二指腸潰瘍,食後の心窩部痛は胃潰瘍などがある.食欲はあるが実際の食事が摂れない場合には,嚥下障害や消化管の通過障害をきたす機能的疾患や器質的疾患を考える必要がある(表4)[6].体重減少に加え,腹痛,下痢,血便,時に発熱をきたした場合には,炎症性腸疾患も鑑別に挙げる.これらの確定には消化管悪性疾患と同様に,消化管内視鏡検査が必須である.また,アルコール多飲と下痢を伴った体重減少では慢性膵炎も鑑別に挙げ,脂肪便検査,膵臓の画像検査,膵機能検査を行う.また,食欲もあり食事摂取も十分であるにもかかわらず体重減少が見られ,慢性下痢と採血上で低アルブミン血症やビタミン欠乏性の貧血が疑われる場合には,吸収不全症候群も鑑別に挙げる.必ずしも下痢便でないこともある(タンパク漏出性

表3 非自発性体重減少の入院患者における悪性腫瘍診断の検査 (n=200)

検査 (95% CI)	癌あり, 癌なし	感度 %	特異度 %	陽性 的中率%	陰性 的中率%	陽性 尤度比	陰性 尤度比
血算異常[1]	78, 54	80 (73~88)	47 (38~57)	59 (51~67)	72 (61~83)	1.5 (1.3~1.9)	0.4 (0.3~0.6)
アルブミン <3.5 g/dl	67, 34	69 (60~78)	67 (58~76)	66 (57~76)	70 (61~79)	2.1 (1.5~2.8)	0.4 (0.3~0.6)
肝酵素上昇[2]	62, 26	64 (54~73)	75 (66~83)	71 (61~80)	69 (70~77)	2.5 (1.7~3.6)	0.5 (0.3~0.7)
LDH >500 U/l	39, 8	40 (30~50)	92 (87~97)	83 (72~94)	62 (54~70)	5.2 (3~11)	0.6 (0.5~0.8)
上記のいずれ かの異常	92, 67	95 (91~99)	35 (26~44)	58 (50~66)	88 (79~98)	1.5 (0.9~1.2)	0.2 (0.1~0.4)

1) Hb<11 g/dl (女性), Hb<13 g/dl (男性), 赤沈>40 mm/時, WBC>12,000/μl.
2) AST, ALT>50 U/l, ALP>300 U/l, γ-GTP>50 U/l

(Hernandez JL, et al: Clinical evaluation for cancer in patients with involuntary weight loss without specific symptoms. Am J Med 114: 631-637, 2003 より引用改変)

表4 嚥下障害の鑑別

食道に関連した嚥下障害
- ❶器質的疾患：食道潰瘍，食道ウェブ，下部食道輪，食道癌，縦隔腫瘍からの圧迫，大動脈による圧迫
- ❷機能的疾患：アカラシア，食道攣縮，強皮症，逆流性食道炎

咽頭喉頭に関連した嚥下障害
- ❶器質的疾患：咽頭・喉頭の癌，脊椎の骨棘による後咽頭の圧迫，Zenker憩室
- ❷神経筋疾患に関連した嚥下障害：偽性球麻痺，多発性硬化症，Parkinson病，筋萎縮性側索硬化症，重症筋無力症

(Pandolfino JE, et al: Achalasia ; a systematic review. JAMA 313: 1841-1852, 2015 より引用改変)

胃腸症など)が，吸収不全のワークアップのために便培養や虫卵検査を含めた便検査，消化管内視鏡検査が必要となる．

③ うつ病，認知症，アルコール依存症，摂食障害など精神科疾患

高齢者のうつ病や認知症は，体重減少や食欲不振の症状で家族に連れて来

られることも多い．高齢者の体重減少では身体疾患の病歴だけではなく，うつ病のスクリーニングや長谷川式簡易知能評価スケールやMMSE(Mini Mental State Examination)を，検査と並行して行うべきである．

アルコール依存症でも体重減少をきたすことがあるが，患者本人が飲酒に関して自分から積極的に話すことは少ない．病歴聴取の際に嗜好歴で飲酒歴を確認し，CAGE質問法やAUDIT(The Alcohol Use Disorders Identification Test)を利用して，アルコール依存やアルコール多飲を除外する．

若年女性の摂食障害による体重減少は，主に青年期から30歳以下の女性に見られ，他人により指摘されることが多く，患者自身は体重減少に関する苦痛を訴えることがない．しかし，二次的な内分泌障害による無月経や低血糖やビタミン欠乏症状などの代謝性変化および身体機能の障害を生じる．自身の体形や体重への誤った認識，体重増加への強い恐怖心がないか，問診を行う．

このように，精神科疾患に関連した体重減少はそれを鑑別に挙げ，しっかりと問診をすることが大切となる．

4　医原性（主に薬剤性）

主に薬剤投与に伴う副作用により，悪心・嘔吐，下痢・便秘，脱水などにより食欲不振や体重減少が生じる．主な薬剤として抗コリン薬(抗精神病薬や抗不整脈薬の副作用，頻尿に対する投薬)，コリン作動薬(神経因性膀胱に対する投薬)，ジゴキシン，テオフィリン製剤による消化器症状に注意を要する．利尿薬による電解質異常や脱水でも食欲不振が起こりうる．高齢者はポリファーマシーが原因となっていないかどうか確認するために，処方薬や市販薬の内服の内容を必ず確認する[3]．

5　糖尿病，甲状腺機能亢進症，副腎不全など内分泌疾患

甲状腺機能亢進症や糖尿病による体重減少は，食欲があり食事も摂れるにもかかわらず，体重減少が見られる場合に考慮される．甲状腺機能亢進症では，身体症状として動悸・頻脈，発汗，振戦などの交感神経の興奮症状が見られる．また，高齢者の甲状腺機能亢進症には，交感神経症状に乏しく，体重減少や気力の低下が前面に出る無気力性甲状腺機能亢進症があるので注意する．甲状腺機能亢進症状の診断には，甲状腺機能検査(TSH，FT3，FT4)を行う．

新規発症の1型糖尿病の初期には，食欲があるにもかかわらず体重減少が見られる．2型糖尿病では，病状が進行した場合に体重減少をきたす．糖尿病の

症状は口渇・多飲・多尿の症状の確認，糖尿病が進行すると易疲労感，易感染性，創傷の治癒遅延などが見られるので，問診や身体診察で注意する．血糖とHbA1c検査を行う．

ところで，副腎不全では悪心・嘔吐，食欲不振などの消化器症状，抑うつ症状や易疲労感から体重減少をきたすことがある．血液検査では低Na血症や低血糖をきたすこともあるが，非特異的な症状のみの場合も多く，診断までに時間がかかることがある．明らかな体重減少をきたす器質的疾患や代謝性疾患が見られない場合には，副腎不全除外のためのACTHやコルチゾール検査を考慮する．

6 結核，HIV感染症など慢性感染症

活動性結核では，体重減少が重要な症状の1つである．粟粒結核の除外のために胸部画像検査を行う．また，高熱がなくとも頑固な咳や喀痰が見られる場合は，肺結核を除外するために喀痰培養検査，胸部画像検査を行う．結核性リンパ節炎などの肺外結核でも体重減少をきたしうるので，頸部リンパ節を含めた全身の診察を行い，疑いがあれば必要に応じてリンパ節生検も考慮する．

HIV感染症は感染症(日和見感染症)や慢性下痢を契機に食事摂取量が低下し，体重が減少していく．病歴上で不特定の性交渉歴，MSM(men who have sex with men)，帯状疱疹や口腔内カンジダ症の有無，梅毒やウイルス性肝炎の既往に注意する．必要に応じてHIV抗原・抗体検査でのスクリーニングが必要である．

7 非感染性の慢性炎症性疾患

高齢者ではリウマチ性多発筋痛症(以下PMR)，血管炎なども原因となる．特にPMRは70歳以上の高齢者に見られ，典型例では1カ月続く朝のこわばりを伴った首，肩，骨盤筋群などの2～3カ所以上の疼痛があり，抑うつ症状が出現し，食欲低下や体重減少をきたす．基本的には除外診断であるので，これまで述べた体重減少をきたす重篤な疾患の除外を行う必要があるが，PMRの典型症状に加え，赤沈が40 mm/時以上あり，プレドニゾロン10 mg/日程度の内服で症状が改善することが多く，診断的治療を行うこともある．

見逃すとどの程度危険か？

「悪性腫瘍」を見逃すと，外科的に治療可能であるタイミングを失うだけでなく，その後の患者のQOLを低下させる可能性がある．「良性消化器疾患」や「精神科疾患」に伴う体重減少では，すでに栄養状態が不良となっていることが多く，見逃すとさらに全身状態は悪化し，二次的に生命の危機を引き起こす可能性がある．「医原性」の体重減少を見逃すと，追加投薬によりさらに症状が悪化したり，新たな不利益を被ることがある．「代謝・内分泌疾患」に伴う体重減少は治癒可能であるが，見逃されると全身状態が悪化し，死亡することもある．「結核」は根治可能な疾患であり，また「HIV感染症」も現在ではコントロール可能な疾患となっている．そのため，これらの早期治療を見誤り重篤化すると，死亡することがある．PMRなどの「非感染性の慢性炎症性疾患」を見逃すと，疼痛や栄養状態の悪化，抑うつ症状の増悪から，高齢者のADLを急速に低下させる可能性がある．

まとめ

各疾患の除外ポイントを次ページにまとめた．
病歴や上記スクリーニングの後に，体重減少の原因疾患を絞り込み，確定診断のための検査を行っていく(図1)[7]．

パール

- パール1：悪性腫瘍や消化管疾患と並んで，精神科疾患が体重減少の原因となることが多い．
- パール2：内分泌・代謝疾患(甲状腺機能亢進症や糖尿病)も体重減少の原因となる．
- パール3：慢性感染症(HIVや結核)や非感染性の慢性非炎症性疾患も体重減少の原因となる．
- パール4：高齢者の体重減少の原因は，身体的，心理社会的問題など多彩であり，単なる加齢として簡単に片付けない．

各疾患の除外ポイント

❶消化管原発やその他原発の悪性腫瘍
- 消化器症状の有無，採血にて貧血・肝酵素上昇・低タンパク血症・赤沈の亢進があると，悪性腫瘍合併の可能性がある．

❷良性消化器疾患
- 食欲はあるが食事が摂れない場合には，嚥下障害を除外する必要がある．
- 食欲があり食事摂取も十分であるが体重減少をきたす場合には，吸収不良症候群を除外する必要がある．

❸うつ病，認知症，アルコール依存症，摂食障害など精神科疾患
- うつ病や認知症の初期スクリーニングを行う．CAGE 質問法と AUDIT を使用して，アルコール依存症を除外する必要がある．
- 若い女性で体重減少の苦痛や自覚の有無で，摂食障害を除外する．

❹医原性（主に薬剤性）
- 内服薬の確認を行う．

❺糖尿病，甲状腺機能亢進症，副腎不全など内分泌疾患
- 食欲もあり食事摂取があり交感神経症状を合併する場合は，甲状腺機能亢進症の除外が必要である．
- 口渇・多飲，多尿などの症状が見られる場合には，糖尿病の除外が必要である．

❻結核，HIV 感染症など慢性感染症
- 咳や喀痰の有無や胸部 X 線写真での肺陰影の異常の有無で，肺結核を除外する．
- 性交渉歴，帯状疱疹の既往や口腔内カンジダ症などがあれば，積極的に HIV 感染症を除外する．

❼非感染性の慢性炎症性疾患
- 1 カ月続く朝のこわばりを伴った首，肩骨盤筋群などの疼痛，抑うつ症状，赤沈の亢進から，リウマチ性多発筋痛症を除外する．

文献

1) Rolland Y, et al：Office management of weight loss in older persons. Am J Med 119：1019-1026, 2006
2) Wallace JI, et al：Involuntary weight loss in older outpatients；incidence and clinical significance. J Am Geriatr Soc 43：329-337, 1995
3) 仲里信彦：高齢者のポリファーマシー．ジェネラリスト教育コンソーシアム consortium vol.2．88-96，尾島医学教育研究所，2012
4) Alibhai SM, et al：An approach to the management of unintentional weight loss in elderly people. CMAJ 172：773-780, 2005
5) Hernández JL, et al：Clinical evaluation for cancer in patients with involuntary weight loss without specific symptoms. Am J Med 114：631-637, 2003
6) Pandolfino JE, et al：Achalasia；a systematic review. JAMA 313：1841-1852, 2015

体重減少

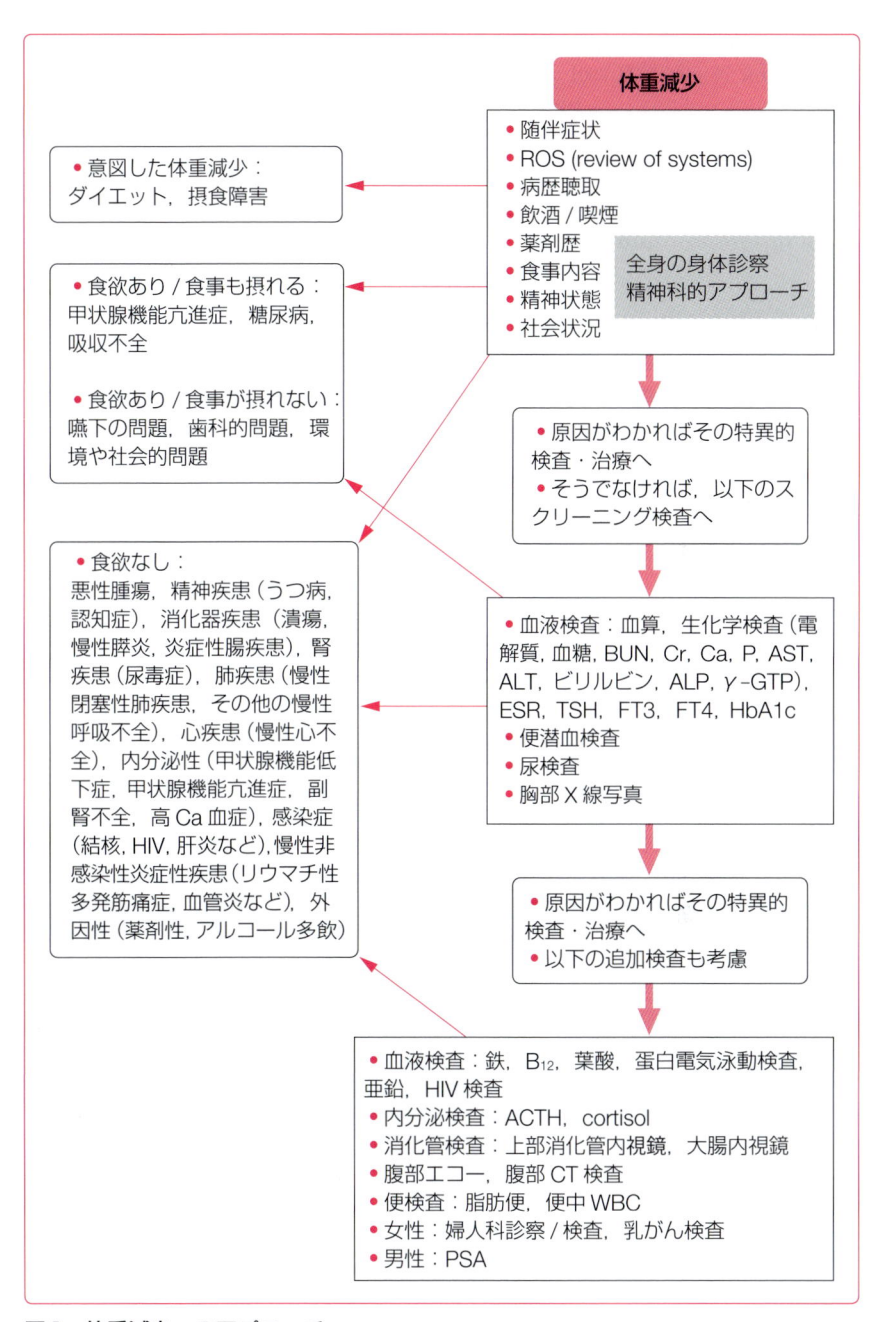

- 随伴症状
- ROS (review of systems)
- 病歴聴取
- 飲酒／喫煙
- 薬剤歴
- 食事内容
- 精神状態
- 社会状況

全身の身体診察
精神科的アプローチ

- 意図した体重減少：ダイエット，摂食障害

- 食欲あり／食事も摂れる：甲状腺機能亢進症，糖尿病，吸収不全

- 食欲あり／食事が摂れない：嚥下の問題，歯科的問題，環境や社会的問題

- 原因がわかればその特異的検査・治療へ
- そうでなければ，以下のスクリーニング検査へ

- 食欲なし：
悪性腫瘍，精神疾患（うつ病，認知症），消化器疾患（潰瘍，慢性膵炎，炎症性腸疾患），腎疾患（尿毒症），肺疾患（慢性閉塞性肺疾患，その他の慢性呼吸不全），心疾患（慢性心不全），内分泌性（甲状腺機能低下症，甲状腺機能亢進症，副腎不全，高Ca血症），感染症（結核，HIV，肝炎など），慢性非感染性炎症性疾患（リウマチ性多発筋痛症，血管炎など），外因性（薬剤性，アルコール多飲）

- 血液検査：血算，生化学検査（電解質，血糖，BUN, Cr, Ca, P, AST, ALT, ビリルビン，ALP, γ-GTP），ESR, TSH, FT3, FT4, HbA1c
- 便潜血検査
- 尿検査
- 胸部X線写真

- 原因がわかればその特異的検査・治療へ
- 以下の追加検査も考慮

- 血液検査：鉄，B$_{12}$，葉酸，蛋白電気泳動検査，亜鉛，HIV検査
- 内分泌検査：ACTH, cortisol
- 消化管検査：上部消化管内視鏡，大腸内視鏡
- 腹部エコー，腹部CT検査
- 便検査：脂肪便，便中WBC
- 女性：婦人科診察／検査，乳がん検査
- 男性：PSA

図1 体重減少へのアプローチ（Bouras EP, et al：Rational approach to patients with unintentional weight loss. Mayo Clin Proc 76：923-929, 2001 より引用改変）

7) Bouras EP, et al：Rational approach to patients with unintentional weight loss. Mayo Clin Proc 76：923-929, 2001

Question & Answer & Keyword

Q 体重減少には定義がありますか？

A 体重減少の定義は，6〜12カ月の間に5％以上の体重の低下とされる[1]．しかしながら，栄養状態が悪く，基礎疾患のある患者や高齢者の場合は，より少ない体重減少でも予後不良となりうる．また高齢者の場合，患者自身が体重減少を自覚していないこともあり，実際に体重減少があるかどうか，外来でのカルテ記載や，洋服のサイズの変化などの客観的な情報も大切である．

Keyword 自発的体重減少，非自発的体重減少，精神疾患に関連する体重減少，医原性体重減少，内分泌疾患に関連する体重減少，慢性疾患に関連する体重減少

（仲里信彦）

コラム2 閾値モデルで考える除外診断

ある疾患の診断エラーを防ぐには，その疾患確率ができるだけ低いことを確認すればよい．どこまで低くすればよいかは，閾値モデルで考えるとよい．まず事前確率を想定して，陰性尤度比の小さい所見（できれば尤度比 likelihood ratio: LR＜0.1）の結果が「陰性」であることを確認し，その疾患確率が最終的に検査閾値（test threshold）を下回るところまで持っていけばよい（図）．検査閾値は疾患によって異なる．一般に，"見逃してはならない疾患"の除外診断では，その閾値は小さくしたほうが安全ではある．しかし，では何％であればよいのかというと，そういうマジックナンバーは決まっていない．個別の患者における最終的な閾値は，臨床医の印象で決めるしかないのだ．

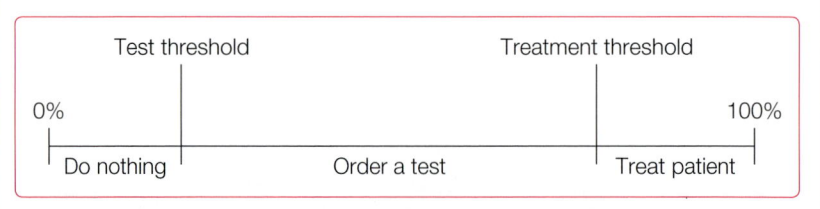

```
              Test threshold        Treatment threshold
              |                     |
0%────────────┼─────────────────────┼────────────100%
              |                     |
  Do nothing        Order a test       Treat patient
```

図　閾値モデル
Do nothing：検査不要（その診断は除外された），Order a test：検査をさらに追加，Treat patient：治療（追加検査はもう不要），Test threshold：検査閾値，Treatment threshold：治療閾値．

（徳田安春）

3 体重増加・肥満

「体重増加・肥満」で"見逃してはならない疾患"のリスト
❶ 薬剤性
❷ Cushing 症候群
❸ 甲状腺機能低下症
❹ 心不全
❺ 腎機能障害

ヒポクラテスの格言に「突然死は痩せ型よりも肥満型に多い」というものがあるくらい,肥満は昔から危険視されている[1].

体重増加のほとんどは,食事摂取過剰などの一次性もしくは生理的な体重増加である.しかし根本的な治療にて改善できる可能性のある二次性体重増加を見逃さないようにすることは重要であり,特に体重増加の程度が患者の生活変化や過去の体重増加のパターンとそぐわない場合などには,二次性の原因も考えて診療にあたる.二次性体重増加には,主に薬剤性と内分泌性,体液貯留異常がある(表1).

特に中高年患者の場合は生理的体重増加とみなされやすいが,常用薬が多くなってくることや,肝心腎疾患に伴い体液貯留異常をきたしやすいこともあり,きちんと問診や診察を行い対応していく必要がある.

また肥満の結果として引き起こされる合併症にも注意を払うべきである(表2)[2].

各疾患についての除外ポイント

まずは,自然な(生理学的な)体重増加の病歴と主なものは,月経歴(閉経した患者の20%が3年間で4.5 kg以上増加する)[3],禁煙歴(禁煙継続している患者の16〜21%が10年間に15 kg以上増加)[4],カロリー摂取量の増加,身体活動レベルの低下などがある.

表1 体重増加の原因

薬剤性	糖質コルチコイド 糖尿病治療薬(スルホニル尿素, インスリン) 抗てんかん薬(バルプロ酸) 抗精神病薬(オランザピン, クエチアピン, リスペリドンなど) 抗うつ薬(三環系抗うつ薬, SSRIなど)
内分泌性	Cushing症候群 甲状腺機能低下症 インスリノーマ 多嚢胞性卵巣症候群
体液貯留異常	うっ血性心不全 腎不全 肝不全

表2 肥満患者における重篤な共存症とその有病率

共存症	有病率
糖尿病	7～20%
高血圧	49～65%
脂質異常症	34～41%
冠動脈疾患	10～19%
睡眠時無呼吸症候群	8～15%

(Must A, et al : The disease burden associated with overweight and obesity. JAMA 282 : 1523-1529, 1999 より)

1 薬剤性

　次に，二次性体重増加の原因のうち頻度が高い薬剤性の可能性を考え，体重増加をきたしうる薬剤(表1)を内服していないかどうかを確認する．逆に薬剤性体重増加の場合，いくら検査をしたところで内服歴を聴取できていなければ，診断にたどりつくことはできない．身体所見や検査所見には特に有効なものはない．詳細な病歴聴取が重要である．

2 Cushing症候群

　Cushing症候群は，糖質コルチコイド過剰状態のためさまざまな症状を引き起こす疾患である．内因性と外因性があり，内因性の70%は下垂体腺腫であ

表3 Cushing症候群に「感度が高い」身体所見

身体所見	"陰性"尤度比
満月様顔貌	0.1
中心性肥満	0.2
薄い皮膚	0.2
赤ら顔	0.3

(Steven McGee MD: Evidence-Based Physical Diagnosis 3rd ed. p90, Saunders, Philadelphia, 2012 より)

る．一方，外因性の大半は医原性高コルチゾール血症(ステロイド内服による)である．

特徴的な所見として，皮膚の菲薄化，中心性肥満，皮膚線条，易出血性，近位筋の筋力低下，男性化徴候(多毛等)などがあるが，特に表3[5]の所見に関しては，"それらが認められなかった場合"にCushing症候群の可能性が低くなるとされている．

3　甲状腺機能低下症

甲状腺機能低下症は，世界的にはヨウ素欠乏が最も多い原因であるが，日本においては稀であり，ほとんどが自己免疫性甲状腺機能低下症(橋本病)である．女性1,000人中4人，男性1,000人中1人に発症するが，日本ではさらに多いとされている．

甲状腺機能低下症では，水分と欠乏するムコポリサッカライドが全身の皮膚や組織に沈着すると体重増加が生じる．そのため低タンパク血症に起因する浮腫と異なり，圧痕が残りにくい点が特徴的である．甲状腺ホルモンの補充療法を開始後も数カ月は持続する場合がある(表4)[5]．

甲状腺機能低下症は，問診や身体所見では非特異的な所見が多く，血液検査でTSH，FT3，FT4を測定することが重要である．ただし，急性疾患に罹患している時や，市販のヨード含有うがい薬などの常用，造影剤使用などの状況において，検査結果に影響が出ることがあるため，判断は慎重に行う．原発性甲状腺機能低下症の診断には，抗ペルオキシダーゼ抗体，抗サイログロブリン抗体などを提出する．

一般的に内分泌疾患の場合，症状が非特異的であることが多い．実際には一般的な問診のあとの身体所見や，一般検査の結果所見などから内分泌疾患を想

表4 甲状腺機能低下症に「特異度が高い」身体所見

身体所見	"陽性"尤度比
冷たく乾燥した皮膚	4.7
ざらざらした皮膚	3.4
甲状腺機能低下症の音声	5.4
徐脈	4.1
アキレス腱反射の遅延	3.4

(Steven McGee MD : Evidence-Based Physical Diagnosis 3rd ed. p90, Saunders, Philadelphia, 2012 より)

起し,問診に戻ることも多い.また各検査値が疑陽性となることが比較的多く見られるため,検査以前の問診と身体所見で鑑別の方向性をしっかり定めないと過剰診断につながるおそれがあり,判断は慎重に行うべきである.

4 心不全

心不全とは,先天的あるいは後天的な心臓の構造的,機能的異常により循環動態が破綻する症候群である.先進国の成人人口における心不全の有病率は2%前後とされているが,加齢とともに増加し,65歳以上では6~10%にも及ぶ.

一般的に心不全患者では体重増加することが多いが,その他の疾患の体重増加に比べ,比較的短期間での体重変化が見られる.感染症などの急性疾患を合併している可能性や,急激に増悪するリスクが高く,注意が必要である.

鑑別の際に有用な特徴的な臨床症状としては,起坐呼吸や発作性夜間呼吸困難が挙げられる.身体所見では,四肢の浮腫や頸静脈圧の上昇,胸水・腹水の有無を確認する.

加えて胸部X線,心電図,必要に応じてエコー,CTなどを行っていく.急性の症状を伴う場合が多いため,速やかな対処が必要である.

5 腎機能障害

腎機能障害はすなわちNa排泄機能が低下することであり,そのため体内水分貯留を引き起こすことにより体重増加をきたす(ただし,腎前性急性腎不全では循環血液量の減少によるもののため,体重は減少していることが多い).

腎機能障害の特徴的なところは,問診,身体所見では診断できない点であ

見逃すとどの程度危険か？

　器質的疾患の有無にかかわらず，肥満自体でさまざまな合併症を引き起こす（表2）．特に心血管疾患は致死的になることが多い．

1　薬剤性：長期内服による問題が起きやすいのは，ステロイド製剤である．基本的にはCushing症候群と同じ予後をたどる．特に続発性副腎皮質機能低下症をきたしてしまうと，本来短期投与でもよい患者でも長期投与を余儀なくされるため，漫然と投与しないよう注意が必要である．

2　Cushing症候群：Cushing症候群の合併症として，高血圧，糖尿病，骨粗鬆症，易感染性，精神障害の5つは，特に予後に多大な影響を及ぼすため，疾患の見逃しは避けなければならない．

3　甲状腺機能低下症：基本的には予後のよい疾患であるが，未治療の場合，うつ病と誤診されて社会生活に影響がみられたり，最悪の場合，粘液水腫が進行して意識障害や心停止に至ることがあるため，見逃しは危険である．

4　心不全：重症になると肺水腫をきたして重度の呼吸不全に陥り，最悪の場合心停止するおそれもあるため，見逃しは絶対に避けなければならない．また心不全に陥った背景に狭心症や心筋梗塞などの虚血性心疾患を合併している可能性もあり，そちらも見逃さないようにするべきである．

5　腎機能障害：特に急性腎不全を見逃した場合には，その後不可逆的となり，慢性腎不全に陥ってしまうおそれがある．

各疾患の除外ポイント

❶ **薬剤性**：特になし．
❷ **Cushing症候群**：満月様顔貌，中心性肥満，薄い皮膚，赤ら顔がないこと．
❸ **甲状腺機能低下症**：非特異的な所見が多く，除外は難しい．
❹ **心不全**：起坐呼吸，発作性夜間呼吸困難がないこと．
❺ **腎機能障害**：非特異的な所見が多く，除外は難しく，血液検査が必須である．

まとめ

各疾患の除外ポイントを上記にまとめた．

体重増加はともすると，「あなたの生活習慣が悪いのでは？」とされがちであるが，これまで述べたように，改善可能な多彩な器質的疾患が潜んでいることがある．また，これらの疾患の大半は検査だけで確定できるものではなく，丁寧な病歴と身体所見をとるよう心がけることが重要である．

パール

- パール1：体重増加をみたら，器質的疾患の有無を疑い問診，診察をする．
- パール2：Cushing症候群の除外には，満月様顔貌，中心性肥満，薄い皮膚，赤ら顔がないことを確認．
- パール3：心不全の除外には，起坐呼吸，発作性夜間呼吸困難がないことを確認．

文献

1) GER Lloyd (ed)：Hippocrates；Hippocratic writings. Penguin Books, Harmondsworth, 1978
2) Must A, et al：The disease burden associated with overweight and obesity. JAMA 282：1523-1529, 1999
3) Wing RR, et al：Weight gain at the time of menopause. Arch Intern Med 151：97-102, 1991
4) Flegal KM, et al：The influence of smoking cessation on the prevalence of overweight in the United States. N Engl J Med 333：1165-1170, 1995
5) Steven McGee：Evidence-Based Physical Diagnosis 3rd ed. p90, Saunders, Philadelphia, 2012

Question & Answer & Keyword

Q 肥満には定義はありますか？

A 肥満とは脂肪組織が過剰である状態をいう．しかし体脂肪量を測定するのは日常診療では煩雑なので，BMIで代用することが多い．WHO基準ではBMI≧30，日本ではBMI≧25を肥満としている．そのため体重増加と肥満とは同義ではないことに注意する．

Keyword 薬剤性肥満，内分泌性肥満，体液貯留異常

（篠原直哉）

コラム3 複数の所見（尤度比：LR）を除外診断に使う方法

「陰性尤度比の小さい所見」を確認し，疾患確率を検査閾値以下まで引き下げれば除外診断となる．しかしながら，実際は「超低LRを持つ単一所見」はないことが多い．急性冠症候群の除外における「来院時心電図が正常」でさえ，LR 0.1と「ぎりぎり」なのだ．「来院時心電図が正常」のみでは，まだ完全に否定できないのが急性冠症候群診断の難しさだ．

LRを用いた除外診断の実際は，複数の所見を組み合わせて総合的に行うことになる．急性冠症候群の除外における，「病歴にて胸痛の性状が非狭心痛様」と「来院時心電図が正常」，「来院時高感度トロポニンが正常」などのように，複数の所見を組み合わせるとよい．

Bayesの定理では，「互いに独立」な検査所見のLRを掛け合わせて，「総合的LR」として，事前確率に適用し事後確率を求めてもよい．すなわち，ある疾患の所見1が陰性LR-(1)，所見2が陰性LR-(2)，所見3が陰性LR-(3)であれば，最終LR-は下記となる．

最終LR- = LR-(1) × LR-(2) × LR-(3)

（徳田安春）

4 発熱

「発熱」で"見逃してはならない疾患"のリスト
❶ 細菌性髄膜炎
❷ 壊死性筋膜炎
❸ 結核
❹ HIV 感染関連合併症（日和見感染含む）
❺ マラリア

見逃してよい疾患などないと思うが，苦渋の決断でここまで絞った．見逃すと死ぬものと，感染拡大をはじめ社会への影響が大きいものを厳選した．

各疾患についての除外ポイント

1 細菌性髄膜炎

細菌性髄膜炎は感染症法上全例報告でないため，正確な頻度は不明である．2011 年に 471 施設から 558 例の報告があり，施設で年 1 回見る程度とされるが，報告数は毎年増えており，見逃している可能性が高い[1]．肺炎球菌，インフルエンザ菌タイプ b の予防接種普及で，本疾患は，超稀な疾患になる予定（希望）．

Jolt accentuation は感度が高いとされるが，正確性に乏しいという論文もあるため［LR＋5.52（0.67, 44.9），LR-0.95（0.89, 1.00）］，過度に依存しないほうがよいかもしれない[2]．疑わしければ髄液検査を行うこと．

意識障害や痙攣，麻痺など「脳実質」の所見があると，髄膜炎を除外できると誤解している研修医はわりと多い．意識障害は 67％で見られ，麻痺も痙攣も頻度は低いが，除外する要素にはならない[3]．

細菌性髄膜炎除外の検査は髄液検査である．ただし，髄液所見は多様性があ

り，単球優位といった理由ではこの疾患は除外できない．初圧正常，細胞とタンパク上昇なし，糖が血糖値の50％以上であれば，ほぼ細菌性髄膜炎は除外できる．

❷ 壊死性筋膜炎

稀であるが，これも見逃されていることが多い．施設で診断できる医師がいないと「ありえないくらい稀」であり，そうでないと「わりとよく見る」疾患となる．システマティック・レビューでは最も頻度の高い症状(発赤)でも感度は73％しかなく[3]，「この所見があるかないか」といった二元論的(陽性か陰性かという通常のEBM的)アプローチは危険である．

壊死性筋膜炎は「要素」の積み上げ＝EBM的に診断，除外してはならない．教科書によく出ている真っ黒に腫れた病変写真は「なれの果て」であり，発症初期には皮膚所見は正常である(この時点で診断すべき！)．皮膚所見に乏しいのにやたら患者さんが苦しそうで，全身状態が悪いという全体像(ゲシュタルト，MEMO 1)から壊死性筋膜炎を疑い，他の軟部組織感染症から区別する．布団をめくり，陰部を診察しないと，Fournier壊疽(壊死性筋膜炎の一亜型)は見逃してしまう．切開時に膿が出ないと壊死性筋膜炎ではない，という誤解も多いが，膿は出ないのが通例である．このような思い込みが見逃しの最大の原因である[4]．

壊死性筋膜炎は切開，筋膜に壊死がなければ，ほぼ除外できる．

❸ 結核

世界人口の3分の1は結核菌に感染しており，そのうち1割が発症する．日本では活動性結核の報告が年間22,681人(2011年)，人口10万人当たり17.7であ

MEMO 1　ゲシュタルト

ヒューリスティクと紛らわしいが，これとは違う．ヒューリスティクは「ショートカット」であり，例えば2, 3のキーワードから診断を思いつくというのがそうである．右下腹部痛，微熱→「急性虫垂炎」のような．ゲシュタルトとはそういう「部分から全体を類推する」やり方ではなく，全体を全体として扱い，即座に「それ」とわかることをいう．ドラえもんを見ればドラえもんと(部分を1つひとつチェックしなくても)わかるように．シャガールの絵を見れば瞬時にそれとわかるように．

る[5]．イメージしにくいかもしれないが，交通事故死者が年間5,000人弱だから，その4倍以上であり，「普通の病院」で普通に見る疾患だ．地域差もあり，頻度の高いところはかなり高い．

結核は端的にいえば「何でもあり」な疾患であり，ここでも二元論的に除外するのはきわめて困難である．「人を見たら結核と思え」と教えている．

4 HIV感染関連合併症（日和見感染含む）

2011年の新規HIV感染者が1,056人，AIDS発症者は473人である[6]．日本では日本人男性同性愛者に患者が多いが，女性でも外国人でも除外はできない．新規患者は年々増加傾向だが，それでも結核の1/10以下であり，日本ではコモンな疾患ではない（ので，陽性者が出るとパニックになる）．見逃しも問題だが，術前などにむやみに検査をして偽陽性の害も大きい．

HIV/AIDSも「何でもあり」だが，ELISA検査は感度がきわめて高く（99.9％），スクリーニングには適していて[7]，結核に比べると除外は容易である．ただし，感染初期にはウインドウピリオドのために偽陰性になることもあり，その時はPCRを併用する．

HIVはELISAとPCRの組み合わせで（超マニアックな例外はあるものの）まず除外できる．

5 マラリア

年間50～150例程度の報告がある[8]．国内発生はなく，全例輸入例である．したがってポイントは海外渡航歴を問うか否か，という1点にある．

病歴でほぼ除外できるのはマラリアの渡航歴くらいである．あと，「逆もまた真なり」なものに要注意．渡航歴があってもコモンな疾患のことは多い（インフルエンザなど）．輸入感染症はマラリアだけではないので，マラリアを除外すればよいというものではない．マラリアではないとしたら，「じゃあ何だ」と問う姿勢が大事である（どことは言えないが，いわゆる専門病院で，マラリア迅速検査だけやって「検査陰性」と，熱をほったらかしに帰宅させたケースがある）．

抗菌薬が事前に投与されていると，診察所見や検査に影響を与え，偽陰性が出やすくなる．特に，ニューキノロン投与が結核診断にもたらす悪影響は大きい[9]（診断なしに抗菌薬やステロイドを出してはダメだということ）．

結核とマラリアの除外には（両者を疑った時には）専門家コンサルトが望ましい．

各疾患の除外ポイント

❶ 細菌性髄膜炎
　急性発症，頭痛，神経症状．結局は髄液検査．
❷ 壊死性筋膜炎
　ゲシュタルトが大事．
❸ 結核
　人を見たら，結核と思え．
❹ マラリア
　渡航歴の有無．

見逃すとどの程度危険か？

患者の命が脅かされ，社会への影響も大きい．当然ですよね．

まとめ

各疾患の除外ポイントを上記にまとめた．

パール

- パール1：細菌性髄膜炎を疑ったら髄液検査．腰椎穿刺は「やるべきか？」と頭をよぎった時が，やるべき時．
- パール2：壊死性筋膜炎はゲシュタルト診断．皮膚所見の乏しさと全身状態の悪さの乖離に違和感を抱こう．
- パール3：HIV，結核は何でもあり．診断前にキノロンは御法度．
- パール4：マラリア除外に有用なのは，渡航歴の有無．渡航歴があれば，除外されるまで「マラリア」を考えること．

文献

1) IDWR 2012年第16号＜速報＞細菌性髄膜炎2006〜2011年．
http://www.nih.go.jp/niid/ja/corynebacterium-m/corynebacterium-idwrs/2113-idwrs-1216.html（閲覧日　2016年2月5日）
2) Waghdhare S, et al：Accuracy of physical signs for detecting meningitis；a hospital-based diagnostic accuracy study. Clin Neurol Neurosurg 112：752-757, 2010

3) Angoules AG, et al：Necrotising fasciitis of upper and lower limb；a systematic review. Injury 38 Suppl 5：S19-26, 2007
4) 岩田健太郎：構造と診断―ゼロからの診断学．医学書院，2012
5) 伊東邦彦：「結核の統計2012」を読む．複十字347：12-13, 2012
6) 厚生労働省エイズ動向委員会：平成23年エイズ発生動向年報
  http://api-net.jfap.or.jp/status/2011/11nenpo/nenpo_menu.htm（閲覧日　2016年2月5日）
7) HIV/AIDS検査・治療・看護．国立国際医療研究センター，エイズ治療研究開発センター．
  http://acc-elearning.org/AIDS/TextVersion.html#Page04（閲覧日　2016年2月5日）
8) 国立感染症研究所感染症情報センター：マラリア　2006～2009年．
  http://idsc.nih.go.jp/disease/malaria/2010week38.html（閲覧日　2016年2月5日）
9) Dooley KE, et al：Empiric treatment of community-acquired pneumonia with fluoroquinolones, and delays in the treatment of tuberculosis. Clin Infect Dis 34：1607-1612, 2002

Question & Answer & Keyword

Q 髄液検査(腰椎穿刺)の禁忌は？

A 心肺機能の低下した患者ではポジションがとれないことがある．脳ヘルニアや脳圧亢進を疑う所見(麻痺，痙攣，乳頭浮腫など)やリスク因子(HIV感染など)があれば，事前に頭部CTを必要とするが(禁忌となる占拠性病変を除外確認するため)，CTの適応については議論の余地もあるので，上級医と確認したほうがよい[1]．血小板減少，凝固異常などは，それぞれ血小板輸血，FFP(新鮮凍結血漿)を投与すれば絶対禁忌とはならない．手技についてはビデオも参考になる[2]．

Keyword 発熱，除外，ゲシュタルト

文献
1) Hasbun R, et al：Computed tomography of the head before lumbar puncture in adults with suspected meningitis. N Engl J Med 345：1727-1733, 2001
2) Ellenby MS, et al：Videos in clinical medicine. Lumbar puncture. N Engl J Med 355：e12, 2006

（岩田健太郎）

5 一過性意識障害

「一過性意識障害」で"見逃してはならない疾患"のリスト
❶ くも膜下出血
❷ 一過性脳虚血発作(TIA)
❸ 心血管性失神
❹ 急性大動脈解離
❺ 肺塞栓症

　"一過性"という言葉が示すように，時系列によって現存する症状が変化し，一時的にでも改善してしまう疾患群は，見逃しやすく，注意が特に必要である．ただし"見逃してはならない"と考えるあまり，検査の絨毯爆撃を行いがちだが，無駄な検査や時間を費やさず，検査前確率を上げるために，得るべき病歴や身体所見が何か，ポイントを整理することが重要である(図1)．

各疾患についての除外ポイント

1　くも膜下出血

● 病歴における除外ポイント

　失神の原因が脳血管障害であることは5%以下とされているが，一方で，くも膜下出血の患者が失神を主訴に来院する頻度は26～53%と，決して見逃すことはできない[1]．

　くも膜下出血の診断において，頭痛の有無は必須の病歴である．非外傷性の頭痛で，神経学的異常所見がなく，「40歳以上」「労作時発症の頭痛」「頸部痛や硬直」「目撃者のいる意識消失」を基準とした場合，くも膜下出血に関する感度は98.5%，特異度は27.5%であり，そこに「雷鳴頭痛」(発症後，1分以内に痛みがピークに達する頭痛)と，「診察時の頸部屈曲制限」を基準として加えると，

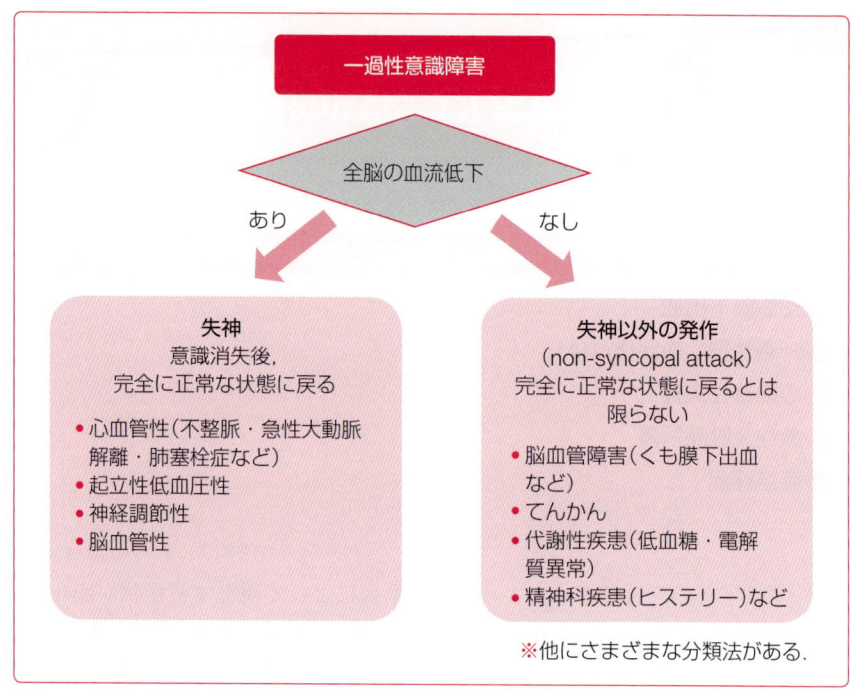

図1 一過性意識障害の分類

```
                    一過性意識障害
                         │
                         ▼
                    全脳の血流低下
                    ／        ＼
                 あり          なし
                  ▼             ▼
```

失神
意識消失後，完全に正常な状態に戻る
- 心血管性（不整脈・急性大動脈解離・肺塞栓症など）
- 起立性低血圧性
- 神経調節性
- 脳血管性

失神以外の発作
（non-syncopal attack）
完全に正常な状態に戻るとは限らない
- 脳血管障害（くも膜下出血など）
- てんかん
- 代謝性疾患（低血糖・電解質異常）
- 精神科疾患（ヒステリー）など

※他にさまざまな分類法がある．

感度100％，特異度15.3％とされる[2]．急性発症とした時に，どこまでを「突然」とするかは悩ましいが，**1分の間にピークのきた頭痛**ということを念頭に，これらの病歴を注意深く問診したい．

●身体所見における除外ポイント

くも膜下出血における失神は急激な頭蓋内圧上昇に関与していると考えられている．頭痛以外の所見として，項部硬直(21〜86％)，痙攣発作(32％)，意識障害(29％)，巣症状(13〜36％)，発熱(8％)，眼底出血(2％)が見られるが，ご覧のとおり非常に幅がある．突然の，ひどい頭痛にこれらの所見が加われば，さらに疑いをもって診察にあたることとなる．

●除外のための検査の適応と除外ポイント

くも膜下出血の診断で最も重要なものは，頭部単純CTである．本邦でも多く普及している第3世代のCTでの撮像においては，発症6時間以内に撮像し，十分に撮像の訓練を受けた放射線科医の読影において，感度，特異度ともに100％であることが示された．ただし前記のように，読影のプロが診断して

の数字であることに留意したい．また6時間以降では出血量やヘモグロビン濃度などの影響を受け感度が落ちるため，むろん万能の検査ではない．

CTで陰性であると考えられた場合でも，病歴と身体所見から除外できなければ，腰椎穿刺を考慮する．腰椎穿刺では，肉眼的なキサントクロミーの評価だけでは半数近く見逃してしまうため，複数本の試験管分を採取し，セルカウントまで行うべきである．CTと腰椎穿刺を合わせると，くも膜下出血に対する感度は100％，特異度は67％となる．また，最近ではMRIの使用も検討される．急性期ではFLAIR画像が，亜急性期や慢性期にはT2画像が有用だが，画像検査を盲信することのないよう留意し，疑わしければ画像から異常が指摘できなくても腰椎穿刺を考慮するようにしたい．

2　一過性脳虚血発作(TIA)

●病歴における除外ポイント

TIA (transient ischemic attack) で起こる意識障害とは両脳大脳の障害，ないしは上行性網様体賦活系(橋上部〜視床)の障害のいずれかによる．限局した範囲の一過性脳虚血であるTIAでの一過性意識障害は理論上起こりうるが，数は少ない．さらに失神としての臨床病系で発症することは稀であるため，一過性意識障害の鑑別にTIAを挙げる際には，めまい感などの巣症状(表1)を示唆するような病歴がなかったかを確認する．また発症病態は違うものの，同じように椎骨動脈領域の血流が失われる鎖骨下動脈盗血症候群(MEMO 1)では，髪をと

表1　椎骨脳底動脈系のTIA症状

❶運動障害：単麻痺，四肢麻痺，巧緻運動障害
❷感覚障害：上下肢，あるいは顔面を含む感覚異常・消失(しばしば両側性)
❸両側性同名性半盲
❹同名性半盲
❺回転性めまいを伴わない運動失調，不安定性，平衡障害
❻回転性めまい，複視，嚥下障害，構音障害のいずれかが，上記と併せて出現する場合

> **MEMO 1　鎖骨下動脈盗血症候群**
>
> アテローム動脈硬化や脈なし病などで椎骨動脈起始部よりも近位側の鎖骨下動脈に強い狭窄をきたすと，患側上肢を激しく動かした際に反対側椎骨動脈から脳底動脈に上行する血液が，反対側椎骨動脈から鎖骨下動脈に逆流し，脳幹部の虚血症候を呈する．

かす，洗濯物を干すなど，頭上で上肢を使う動作の際に起こる特徴的な病歴があるため，併せて問診するようにする．

●身体所見における除外ポイント

必ず巣症状を有するため，失語，構音障害，嚥下障害，知覚不全などの所見が伴っていないかを必ず確認する．もし鎖骨下動脈盗血症候群を想起する病歴があれば，両腕の血圧左右差や，頸部から鎖骨上窩にかけての血管性雑音を聴取するよう心がける．

●除外のための検査の適応と除外ポイント

まず一過性意識消失のみ，つまり失神だけであれば，可能性はまず低く，除外できる．TIAとしての症候持続時間は24時間以内とされるが，通常は2〜15分以内である．TIAを除外するのは病歴と臨床症状であり，除外のための検査適応はない．脳血管の狭窄部位の診断が重要であるため，頸動脈超音波，CT-angio，MRA，脳血管造影などが行われる．

3 心血管性失神

●病歴における除外ポイント

失神（一過性意識消失）の鑑別において外せないのが心血管性失神である．不整脈期を伴わないような心停止による失神(表2)では前駆症状なしに，またどんな体位をとっていても突然発生するため，何をしている時に，どのように起きたかについて病歴聴取する．前失神があれば心停止による失神発作の可能性は否定される．

これらの疾患を念頭に，発生時の体位(仰臥位，労作時)，胸部症状(胸痛，動悸)，心疾患リスク，突然死の家族歴などを確認し，1つでも合致する病歴や症状があれば心血管性失神を除外することは難しく，精査につなげなければならない．

表2　心停止による失神

- 洞機能不全症候群
- 心室細動
- Adams-Stokes発作を伴う完全房室解離
- QT延長症候群
- 反射性無収縮-頸動脈洞の圧迫や舌咽神経痛，食道拡張(内視鏡，アカラシア)
- 機械的原因による循環停止-左房粘液腫による房室弁閉塞

●身体所見における除外ポイント

　むろん，心停止による失神では患者の脈拍，血圧，呼吸などのバイタルサインはすべて消失する．意識が回復する場合には2分以内に意識清明となるが，失神発作が15秒以上継続すると強直間代性痙攣をきたす．失神発作で強直間代性痙攣が見られるのは，心停止時と低血糖症の場合だけである．痙攣後には意識障害や麻痺が一過性に生ずることがあり(postictal state, Todd's paralysis)，目撃者がいない場合には失神，意識障害のいずれの鑑別も要する．

　心停止による脳灌流低下に伴う意識障害・失神が起きた際には，その後患者の心拍出量が改善すると，反射性に皮膚紅潮，頻脈が出現する．発作終了後も顔面蒼白の場合には，迷走神経活動亢進などの血管抑制性の病態が関与している可能性が強く，心血管性は疑いにくい[3]．

●除外のための検査の適応と除外ポイント

　血管性失神の診断において必須である検査は，心電図検査のみと言っても過言ではない．一方で，仮にHolter心電図まで施行しても，病態を反映する結果を得られるのは2割程度であることも知っておかなければならない．

4　急性大動脈解離

●病歴における除外ポイント

　大動脈解離患者の初回評価において，医師が正しくこの診断を疑うことができるのは15～43％に過ぎない．典型的には，「高血圧既往，中高年男性の突然発症の胸部から背部にかけての激痛」である．解離患者の多くで高血圧の病歴が証明されており(感度84％)，突然の激痛という病歴は診断的ではないものの，なければ有意に急性胸部大動脈解離の可能性を低下させる(感度84～90％，LR-0.3, 95％ CI：1.0～2.4)．

●身体所見における除外ポイント

　残念ながら急性大動脈解離を決定的に除外できる病歴，身体所見はない．しかし，❶破れるような，裂けるような痛みに加えて，❷脈拍欠損，ないしは20 mmHg以上の血圧左右差，❸胸部X線での縦隔・大動脈の拡大の3点がそろうと，感度27％，特異度100％であり，3点とも認めなければ感度4％，特異度47％とされる．その他にも拡張期雑音や巣症状の有無などの重要な所見を伴うことがあるが，その有無で診断の除外判断を行えるものではない．

●除外のための検査の適応と除外ポイント

　確定，また除外診断のためには，造影CTが必要である．上記のように病歴

や身体所見から疑えば，造影CT撮像をためらわない．超音波検査で心嚢液貯留やflapの確認は診断の補助となりうるが，除外には使えない．その他に，血液検査では炎症性マーカーとして白血球，C反応性タンパク，フィブリノーゲン，血管平滑筋ミオシン重鎖，可溶性エラスチン切片，D-dimerなどが発症直後から変動することが知られている．臨床応用され有用視されているのがD-dimerであり，カットオフ値での変動はあるものの，感度92〜100％，特異度54〜73％との報告がある．偽腔閉塞型大動脈解離では上昇しないことも知られており，非常に強力な検査ではあるが，事前確率が高いと考えられる場合には，単独で否定するには危険が伴うことに留意したい．

5 肺塞栓症

● 病歴における除外ポイント

病歴や身体所見では肺塞栓症の除外は難しいが，リスクが高いかどうかを病歴聴取し，検査前確率を下げることが肝要である(表3，4)[4)5)]．

● 身体所見における除外ポイント

信頼性が高く，また検査を用いず評価できる点も相まって，臨床現場で汎用されているのはWellsクライテリア(表5)であろう．2 point未満を低リスク群，6 point以上を高リスク群とした時，検査前確率が高い高リスク群では63％ (LR 8.6, 95％ CI：5.7〜13)に肺塞栓が認められたが，低リスク群では3％ (LR 0.17, 95％ CI：0.11〜0.27)に認めたのみであった．

その他にもどういった所見が見られるか，知っておくことはもちろん重要ではあるが，いずれも特異度は低い(表6)[4)]．

● 除外のための検査の適応と除外ポイント

肺塞栓症を疑うのであれば，確定診断は肺塞栓を証明するための動脈造影，胸部造影CTによる塞栓子の描出，もしくは核医学検査血流シンチグラムでの血流欠損の証明となる．ただし先述のWellsクライテリアなどの臨床的予測ルールにおいて，検査前確率を低リスク，中リスクと判断し，さらにD-dimerの結果が正常範囲内であれば，肺塞栓症は除外できると考えてよい(表7)．

見逃すとどの程度危険か？

「くも膜下出血」後に起こりうる有害事象は再出血である．くも膜下出血後

表3 肺塞栓症の症状頻度

症状	頻度(%)
呼吸困難	84
胸膜痛	74
不安感	59
咳	53
血痰	30
発汗	27
非胸膜性の胸痛	14
失神	13

(Miller GH, et al：Suspected pulmonary embolism；the difficulties of diagnostic evaluation. Postgrad Med 97：51-58, 1995 より改変)

表4 静脈血栓塞栓症における危険因子

危険因子	オッズ比(95%信頼区間)
手術	21(9.4〜50)
外傷	13(4.1〜40)
不動(入院または介護施設)	8.0(4.5〜14)
悪性腫瘍	
化学療法あり	6.5(2.1〜20)
化学療法なし	4.1(1.9〜8.5)
下肢不全麻痺を伴う神経学的疾患	3.0(1.3〜7.4)
経口避妊薬	3.0(2.6〜3.4)[a]
ホルモン補充療法	2.7(1.4〜5.0)[b]

a：症例対照研究で得られた相対危険度
b：ハザード比
〔竹本　毅(訳)：論理的診察の技術—エビデンスに基づく診断のノウハウ．pp565-572, p579, 日経BP, 2010 より引用改変〕

表5　Wells クライテリア

所見	Point
下肢深部静脈血栓症徴候(下腿浮腫や把握時痛)	3.0
肺塞栓と同等以上の可能性を有する代替診断がない	3.0
心拍数＞100回/分	1.5
過去4週間以内の不動，または手術	1.5
深部静脈血栓症または肺塞栓の既往	1.5
血痰	1.0
過去6カ月以内に治療された悪性腫瘍	1.0

表6　肺塞栓症の徴候頻度

徴候	頻度(%)
頻呼吸	92
発熱	58
発汗	53
心音 S3, S4 聴取	44
血栓性静脈炎	43
下腿浮腫	36
心雑音	34
チアノーゼ	19

(Miller GH, et al : Suspected pulmonary embolism ; the difficulties of diagnostic evaluation. Postgrad Med 97 : 51-58, 1995 より改変)

表7　肺塞栓における臨床的な推定確率と D-dimer 結果の組み合わせの尤度比

臨床的確率	D-dimer	尤度比(95%信頼区間)
いずれの確率(高〜低)	異常	1.7(1.6〜1.8)
低い(<15%)ないしは中等度(15〜35%)	正常	0(0〜0.06)

　の再出血の正確な頻度は不明であるが，再出血例の73％は初回から72時間以内に発生し，特に最初の出血から6時間以内では顕著であり，死亡率は12倍にも増大する．くも膜下出血を発症した後に，完全な社会復帰を果たすことができるのは，全体の10％にも満たない．常に除外することを念頭に置き，見逃さないようにしたい．

　「TIA」から「脳梗塞」への進展は最初の3カ月に10％以上，その半数は48時間以内に集中する．また脳梗塞発症例をまとめた研究では，23％に TIA 症状が先行し，その中の17％は発症当日，9％が24時間以内，43％が1週間以内であった[6]．

　「心血管性失神」であった場合，未加療で経過した時，1年後の死亡率は18〜33％である．失神全体で見てみると，患者背景と心電図からリスクを算出している OESIL risk score(表8)[7]が有名である．

　「急性大動脈解離」発生時の死亡率自体が50％であるが，その後放置すると，1時間あたり1〜2％の致死率があり，発症後48時間以内に50％，1週間以内に70％，2週間以内に80％の高率で死亡する．

　日本のデータでは，「急性肺血栓塞栓症」の死亡率は14％であり，心原性

表8 OESIL risk score

OESIL risk score（下記を加算し得点化）		死亡率
65歳以上	1 point	0 point：0%
心疾患の既往歴	1 point	1 point：0.8%
前駆症状がない	1 point	2 point：19.6%
心電図異常がある	1 point	3 point：34.7%
		4 point：57.1%

(Colivicchi F, et al：Development and prospective validation of a risk stratification system for patients with syncope in the emergency department ; the OESIL risk score. Eur Heart J 24：811-819, 2003 より引用)

ショックをきたし，血栓溶解療法を施行しなかった症例では50%にも上る．欧米のデータによれば，診断されず未治療の症例では死亡率は30%，十分に治療を行えば2～8%まで低下するとされており，見逃すことはできない．

まとめ

各疾患の除外ポイントを下記にまとめた．

失神が全身状態の悪化によって出現することがある．バイタルサインの異常を認める場合には，循環血漿量減少ショック（熱中症，急性消化管出血）や分布異常性ショック（敗血症，アナフィラキシー）を考えなければならない．

各疾患の除外ポイント

❶ **くも膜下出血**
「経験したことのない激しい頭痛」がないこと．
❷ **一過性脳虚血発作（TIA）**
後方循環系の巣症状がないこと．
❸ **心血管性失神**
失神発作後の顔面蒼白が継続すること．
❹ **急性大動脈解離**
高血圧の既往がなく突然の激痛を伴わないこと．
❺ **肺塞栓症**
予測ルールにて高リスク群でなく，かつD-dimer高値を示さないこと．

パール

- パール1：一過性意識消失（失神）と一過性意識障害は区別して考える．
- パール2：病歴で除外に迫れるのはTIAでの一過性意識障害ぐらいである．
- パール3：1時間以内に改善した頭痛は急性発症の頭痛．
- パール4：肺塞栓症はいまだに多く見逃されているかもしれない．D-dimerの使用方法，造影CTの要否は十分に考慮する．

文献

1) Fontanarosa PB：Recognition of subarachnoid hemorrhage. Ann Emerg Med 19：842-843, 1990
2) Perry JJ, et al：Clinical decision rules to rule out subarachnoid hemorrhage for acute headache. JAMA 310：1248-1255, 2013
3) G Christopher Wills（著），松村理司（監訳）：Dr. ウィリスベッドサイド診断—病歴と身体診察でここまでわかる！．pp250-261, 医学書院，2008
4) Miller GH, et al：Suspected pulmonary embolism；the difficulties of diagnostic evaluation. Postgrad Med 97：51-58, 1995
5) David L Simel, 他（編），竹本 毅（訳）：論理的診察の技術—エビデンスに基づく診断のノウハウ．pp565-572, p579, 日経BP社，2010
6) 篠原幸人，他（編）：脳卒中治療ガイドライン2009. p78, 協和企画，2009
7) Colivicchi F, et al：Development and prospective validation of a risk stratification system for patients with syncope in the emergency department；the OESIL risk score. Eur Heart J 24：811-819, 2003

Question & Answer & Keyword

Q 一過性意識障害って，失神のことじゃないんですか？

A 一過性意識障害とは，"数秒から数分以内の持続時間の短い意識障害ののち，意識が自然と回復するもの" と定義される．一過性意識障害が全脳の血流低下によるものを失神，全脳の血流低下によらないものをその他の発作として分類される（図1）．失神は意識が完全に元の状態にまで回復することと定義され，それ以外は意識障害として鑑別することとなる．

Keyword 失神，意識障害，検査前確率

（三上 哲・石松伸一）

6 浮腫

「浮腫」で"見逃してはならない疾患"のリスト
❶ 深部静脈血栓症・肺塞栓症
❷ うっ血性心不全
❸ 蜂窩織炎・壊死性筋膜炎
❹ *Clostridium difficile* 感染症

　浮腫を見たら，発症(onset；急性，亜急性，慢性を区別する)と，寛解増悪因子(palliative/provocative)，性状と分布(quality and distribution：pitting/non-pitting；全身，四肢，頭頸部，体幹など)，程度(severity；1+～3+)，経過(time course；軽快，増悪，不変，寛解増悪の繰り返し)の情報を集めながら，同時に浮腫の病態生理を考える．特に圧痕性浮腫の原因としての，低アルブミン血症(産生障害と喪失増加)，静脈圧上昇(全身性，局所性)，血管透過性の亢進，リンパ流の閉塞・うっ滞をきたしうる病歴を拾い上げる．

　非圧痕性浮腫の原因としての，いわゆる粘液水腫(皮下にムチンの沈着が生じる場合)や，膠原病性疾患に見られる間質の増殖による変化，肥満女性に多い脂肪沈着による lipedema(脂肪浮腫)にも留意する．

　浮腫の分布により想起される疾患が異なる．診断の決め手になる所見「浮腫＋α」をあえて狙いにいく．また局所の浮腫に際しては，その部位の丁寧な診察を要する．外観が当初正常でも急速に進行する壊死性筋膜炎や，筋膜生検で異常所見がなく，結果として患肢切断に至った糖尿病患者の足壊疽の例がある．時間軸を含めた疾患の全体像をとらえる必要がある．

　身体所見の冒頭は general appearance(外観)で始まるが，anasarca(全身浮腫)で想起される疾患には，うっ血性心不全などによる静水圧の上昇，ネフローゼ症候群，肝硬変やタンパク漏出性胃腸症などによる膠質浸透圧低下がある．cachectic(悪液質)，側頭部が痩せこけている状態からは悪性腫瘍，うっ血性心不全などの慢性消耗性疾患が想起される．浮腫の分布，性状(pitting/non-pitting)，病態生理を考えながら，pitting edema であれば pit recovery time (MEMO 1)を試みる．

　病歴，身体所見などの診療情報から得られた診断仮説の検証のために，検査やスコアリングシステムを利用する．検査結果自体で診断はできない．BNPのみでうっ血性心不全，CRP のみで壊死性筋膜炎，D-dimer のみで肺塞栓症(PE)や深部静脈血栓症(DVT)の診断は困難である．常に臨床像の全体をとらえ，検査結果はその一部として認識する．

　鑑別診断は表1を参考にしていただきたいが，VINDICATE-P であれば常に冒頭の VIN，すなわち心血管系，感染症，悪性腫瘍をまず否定することを念頭に置きたい．例えば悪性腫瘍が原因となる深部静脈血栓症のように，複数のシステムにまたがるが，一元的に説明できる場合と，子宮癌手術後の高血圧，糖尿病性腎症によるネフローゼの繰り返す蜂窩織炎にて悪化した心不全のように，複数のシステムにまたがり，かつ複数の病態が絡む場合がある．

　各疾患の病態を理解し鑑別として挙げるべきかどうか，病歴と身体所見で吟味し，確定のための検査を行うことは，あらゆる疾患において共通する．

各疾患についての除外ポイント

1　深部静脈血栓症・肺塞栓症

　Virchow's triad(ウィルヒョウの3徴)である血流のうっ滞，凝固異常，血管壁異常を示唆する現病歴，既往歴と身体所見に着目する．肺塞栓における Wells スコアは参考として用いることができるが，項目として3点を得る「肺塞栓以

> **MEMO 1　pit recovery time**
>
> 　pit recovery time は，病歴から浮腫の原因を想起し，低アルブミン血症(産生障害と喪失増加)，静脈圧上昇(全身性，局所性)，血管透過性の亢進に病態を分類し，重複もあることを理解したうえで試みる．低アルブミン血症に見られる圧痕回復の時間が 40 秒以内であること(fast edema)を確認する．ただし慢性の浮腫なら，低アルブミン血症があっても，間質内の瘢痕化や線維化により pit recovery time を遅延させることを念頭に置く必要がある．浮腫の原因が必ずしも単一ではないことに注意する．複数の原因にわたる場合，例えばうっ血性心不全と低アルブミン血症をきたす場合は，pit recovery time の解釈が困難になる(すべて slow edema となる)．

表1 浮腫の鑑別疾患と特性，病歴と身体所見，検査のポイント

	鑑別疾患	浮腫の分布と特性	病歴	身体所見	検査
V 心血管系	うっ血性心不全	generalized, pitting, slow	原因，解剖，病態生理，Grade (NYHA)	S3，頸静脈圧上昇，心尖拍動偏在，CV wave, Kussmaul sign, pericardial knock	UCG, BNP, X線, 心電図
	深部静脈血栓症，肺塞栓症，venous insufficiency lymphedema	localized, pitting, slow	ウィルヒョウの3徴（うっ滞，過凝固，血管壁の損傷）としての臨床情報	II p 亢進，傍胸骨拍動触知，片側下肢腫脹・疼痛	D-dimer, ドップラー scan, CTPA, V/Q scan, UCG
I 感染症	蜂窩織炎，壊死性筋膜炎	localized, pitting, slow, painful	皮膚損傷，うっ滞，免疫不全	激しい疼痛，水疱・壊死	CT, US, X線
	CDI（中毒性巨大結腸症）	generalized, pitting, slow	抗菌薬曝露，医療関連感染症	全身浮腫，腹部膨満，腸音低下	CDトキシン, CT
N 悪性腫瘍	liposarcoma	localized, pitting, slow, painful		疼痛	MRI
	傍腫瘍症候群，悪性リンパ腫，血管内リンパ腫，POEMS syndrome	generalized, pitting, slow	体重減少，全身倦怠，食思不振	cachectic（悪液質）	生検（皮膚，骨髄など各種臓器）
D 変性疾患	Baker's 嚢腫破裂	localized, pitting, slow, painful		下腿の腫脹	US
	lipedema（脂肪浮腫）	localized, non-pitting	肥満	皮下脂肪の沈着あるが足背は正常	US, CT
	ネフローゼ症候群，肝硬変，タンパク漏出性胃腸症，beriberi	generalized, pitting, fast	糖尿病，腎糸球体疾患，アルコール，肝炎ウイルス，NASH，その他	蛙腹，下腿浮腫，fluid wave，打診での清濁音界の移動(shifting dullness)	
I 医原性	薬剤性，Ca blocker，NSAIDs，ACEI，ピオグリタゾン	generalized (localized), pitting, slow	薬剤内服歴		
C 先天性	遺伝性血管浮腫	generalized, pitting, slow	72時間以内に軽快	Quincke 浮腫，限局性（顔面など）	補体低下
A 自己免疫系	血管炎，PMR・R3SPE，関節リウマチ，強皮症，MCTD，皮膚筋炎	localized, pitting, slow	慢性，亜急性の経過	手掌と足背の腫脹，関節変形，皮膚硬化，ソーセージ様指，Gottron 徴候，機械工の手	各種抗体，ESR
	eosinophilic fasciitis				生検，好酸球
T 外傷	リンパ浮腫	localized, pitting, slow	手術・外傷歴あり	進行期では non-pitting	リンパ管造影
E 内分泌系	甲状腺機能異常	localized, non-pitting	基礎疾患の存在	甲状腺腫	TSH
	副腎不全（原発性，二次性）	generalized/localized, non-pitting		色素沈着	Cortisol, ACTH
P 精神神経系	多飲症	generalized, pitting/slow	精神科病歴，向精神薬投与歴	表情の平坦化	血清Na

UCG：ultrasound cardiography, BNP：brain natriuretic peptide, CTPA：computed tomography pulmonary angiography, US：ultrasonography, PMR：polymyalgia rheumatica, R3SPE：remitting seronegative symmetrical synovitis with pitting edema.

外の診断が考えにくい」とされるためには，常にウィルヒョウの3徴としてのリスクを吟味する必要がある．

●病歴の除外ポイント

　高齢者や慢性疾患を抱えた患者の日常生活動作を詳しく尋ねることで，血流のうっ滞は明らかになる．長期臥床状態は院内ではごくありふれた病態であるが，さまざまな状況下で院外でも起こりうることを認識する．既往歴としての血栓症，悪性腫瘍，深部静脈血栓症や肺塞栓が多発する家族歴の有無，女性の流産歴，薬歴としての経口避妊薬などを確認する．

●身体所見の除外ポイント

　深部静脈血栓症では下肢，上肢の左右差に着目し，localized, pitting, slow edemaの有無を確認する．腫脹，発赤，疼痛，それぞれの感度特異度は高くはないが，下腿腫脹差(2 cm以上)，下肢全体の腫脹，表在静脈の拡張，皮膚熱感の差に注目し，総合的に判断する[1]（表2，4）．

　肺塞栓における3つの身体所見のポイントは，Ⅱpの亢進，傍胸骨拍動として手掌橈側で触知される傍胸骨拍動触知(RV heave)の有無，片側の下肢疼痛・腫脹である[1]（表3, 5, 6）．

表2　深部静脈血栓症(DVT)の身体所見

	特異度(%)	陽性尤度比
下腿腫脹差(2 cm以上)	69〜71	2.1
下肢全体の腫脹	58〜81	1.5
表在静脈の拡張	79〜85	1.6
皮膚熱感の差	51〜77	1.4

(Steven McGee：Evidence-Based Physical Diagnosis. pp192-205, Elsevier Saunders, Philadelphia, 2012 より作成)

表3　肺塞栓症(PE)の身体所見

	特異度(%)	陽性尤度比
Ⅱpの亢進	84〜95	NS
傍胸骨拍動触知	98〜99	2.4
片側下肢の疼痛・腫脹	77〜99	2.2

(Steven McGee：Evidence-Based Physical Diagnosis. pp192-205, Elsevier Saunders, Philadelphia, 2012 より作成)

表4　Wells スコア for DVT

リスクファクター	Points
癌	1
下肢の麻痺や最近のギプス装着	1
3日以上のベッド安静，または4週以内の手術	1
臨床所見	1
深部静脈触診の圧痛	1
下肢全体の腫脹	1
下腿の左右差3 cm以上(脛骨結節10 cm下)	1
患肢の pitting edema	1
患肢の表在静脈の拡張	1
DVT以外の診断	−2

Probability	感度	特異度	陽性尤度比
Low　0	2〜21	24〜77	0.2
Moderate 1〜2	13〜46	—	1.5
High≧3	38〜87	71〜99	6.3

(Steven McGee：Evidence-Based Physical Diagnosis. pp192-205, Elsevier Saunders, Philadelphia, 2012 より作成)

表5　Wells スコア for PE

リスクファクター	Points
以前の肺塞栓や深部静脈血栓症	1.5
4週間前からの安静や手術	1.5
癌	1
● 臨床所見	
血痰	1
心拍数 >100 bpm	1.5
深部静脈血栓症の臨床所見	3
● 他の所見	
肺塞栓以外の診断らしくない	3

Probability	感度	特異度	陽性尤度比
Low　0〜3	6〜53	31〜54	0.3
Moderate 4〜10	38〜71	—	1.5
High≧11	7〜54	90〜100	6.7

(Steven McGee：Evidence-Based Physical Diagnosis. pp192-205, Elsevier Saunders, Philadelphia, 2012 より作成)

表6 Revised Geneva スコア

リスクファクター	Points
65歳以上	1
以前の肺塞栓や深部静脈血栓症	3
1カ月以内の全身麻酔や下肢の骨折	2
1年以上前からの癌	2
● 臨床所見	
片側の下肢疼痛	3
血痰	2
心拍数　75～94 bpm	3
≧95 bpm	5
下肢静脈触知による圧痛と片側浮腫	4

Probability	感度	特異度	陽性尤度比
Low　0～3	1～27	43～85	0.3
Moderate 4～10	58～69	──	NS
High≧11	10～42	96～99	8.5

(Steven McGee：Evidence-Based Physical Diagnosis. pp192-205, Elsevier Saunders, Philadelphia, 2012 より作成)

●検査の除外ポイント

　D-dimer 陽性（≧0.5 ng/m）の感度は深部静脈血栓症にて80％以上，肺塞栓症にて95％以上とされる．この差異は血栓のサイズが深部静脈血栓症のほうが小さいことによる．除外に使用できるが，特異的でない．

　下肢静脈エコー（大腿静脈から膝窩静脈）では，静脈が拡大し血栓が描出され，圧排でも静脈虚脱しないこと（wink sign の消失，**MEMO 2**）を確認する（感度93％，特異度98％）[2]．

　肺塞栓症の診断に有用な画像検査は，造影CTによる肺動脈造影（computed tomography pulmonary angiography：CTPA）と，換気血流シンチグラフィー（V/Q scan）がある．CTPAの感度・特異度は高く，臨床的に疑わしい場合（high clini-

---

MEMO 2　wink sign

　超音波検査にて，プローブ（探触子）による圧排で静脈が完全に虚脱し，形状がウインクする目尻のような形状になること．深部静脈血栓症があれば血栓のある静脈は圧排しても虚脱せず，wink sign が消失とみなされる．

cal probability)の陽性的中率は96％，陰性的中率82％，疑わしくない場合(low clinical probability)ではそれぞれ58％，96％である[3]．

CTは肺塞栓の診断のみならず，鑑別診断や予後予測にも有用である．Septal bowing（右心室が左心室を圧排し突出する所見）の発症早期(1ヵ月以内)の死亡予測の参考にする(感度18％，特異度87％，陽性的中率7％，陰性的中率96％)[4]．心臓超音波検査(経胸壁)による診断の可能性は30～40％にとどまるものの，右室拡大，右室機能低下，三尖弁閉鎖不全所見は予後予測に役立つ．右心室が左心室を圧排する所見(D-shaped LV)，McConnell's sign[5]（MEMO 3）は，Massive PEを示唆する．心電図の診断特性は感度・特異度ともに決め手となる所見に乏しく，むしろ他の致死的心疾患の診断評価に用いる．非特異的なST，T波の変化に注意する．古典的なS1Q3T3の他，洞性頻脈を忘れないようにする．

2　うっ血性心不全

うっ血性心不全は時に見過ごされる．うっ血性心不全を想起した場合，etiology(原因)，anatomy(解剖)，pathophysiology(病態生理)，classification(重症度分類，「NYHA：New York Heart Association」の分類など)の程度を意識した病歴を採取する．

●病歴の除外ポイント

原因として最もよく見られるのはdiet/medication non-complianceである．年末年始，盆や彼岸など(米国では感謝祭など)のイベントに伴う塩分摂取過剰が予想される時期には，体幹の浮腫を有するうっ血性心不全患者が数多く受診する．日常的に塩分摂取量の多い地域では，「きわめて普通，当たり前の食事」の塩分摂取量が過剰であることはよく経験する．基礎に心疾患があることを見逃され，漫然と輸液が行われた場合の高齢者にも，うっ血性心不全は容易に生じる．うっ血性心不全の原因疾患としての心疾患(虚血性心疾患，弁膜症，不整脈，心筋症，心膜疾患)や心臓以外の疾患(慢性閉塞性肺疾患，甲状腺機能異常，貧血，

MEMO 3　McConnell's sign

心臓超音波検査で右心不全を伴うmassive(広範)な急性肺塞栓症の所見．右室自由壁運動低下が見られるものの，右室先端の動きは正常となる．その理由として，右室壁心筋虚血を左心室の過収縮が補うこと，急激な後負荷の増加により右室が球形となることで，局所の右心室壁のストレスを緩和することとされている．

シャント性疾患など)の情報を集める．睡眠時無呼吸症候群は高血圧，左室肥大，多血症を伴うが，うっ血性心不全の臨床像と重なり，いびき，日中の集中力の欠如などから積極的に疑う．

● 身体所見の除外ポイント

浮腫は，一般的には generalized, pitting, slow edema となる．長期間臥床状態にある患者では，体幹部(背部，臀部，仙骨部など)に，歩行可能であれば，下腿や足背の浮腫に着目する．うっ血性心不全を疑ったら，狙いにいく+αの身体所見は3つある．過剰心音であるⅢ音，頸静脈の怒張と，心尖拍動の偏在である．それぞれの特異度と陽性尤度比を表7に示した[1]．

Ⅲ音は左側臥位にて心尖部の拍動を確認し，聴診器のベルをそっと当てると，Ⅱ音の直後に低調の短いため息様の音を聴取する．頸静脈怒張は，通常頭部を30度挙上し，静脈の上方先端が胸骨角から3cm以上の高さで確認できれば陽性とする．心尖拍動の偏在は，仰臥位で心尖拍動が鎖骨中線より外側で触れることができれば陽性となる．

Abdominojugular test 陽性は，拡張障害の心不全において特異度83～98%，陽性尤度比8.0とされている．

CV wave(収縮早期の経静脈の外側への怒張)は，中等度以上の三尖弁閉鎖不全に特異的な所見である(特異度97%，陽性尤度比10.9)．

Kussmaul sign は，吸気時に頸静脈が奇異性に上昇する．収縮性心外膜炎のみならず，重度の心不全(特に右心不全)，肺塞栓，右室梗塞などでも見られることに注意する．

Pericardial knock は，収縮性心外膜炎の28～94%に聴取される．左室充満が突然減少する時に，硬化した心外膜嚢の辺縁が触れる際に生じる．聴取のタ

表7 うっ血性心不全の身体所見

	拡張障害(左室充満圧上昇) 特異度(%)	拡張障害(左室充満圧上昇) 陽性尤度比	収縮障害(駆出率低下) 特異度(%)	収縮障害(駆出率低下) 陽性尤度比
Ⅲ音	85～96	3.9	85～98	3.4
経静脈圧上昇	96～97	3.9	96～98	6.3
心尖拍動偏在	93	5.8	93～99	10.3

(Steven McGee：Evidence-Based Physical Diagnosis. pp192-205, Elsevier Saunders, Philadelphia, 2012 より作成)

イミングではⅢ音と紛らわしいが，より high pitch であることに注意する．
● **検査の除外ポイント**

　心エコーでは，解剖の異常，弁膜症の有無，疣贅や左房内腫瘤，心外膜病変の有無を確認する．左室収縮能のみならず，拡張障害の有無を確認する．うっ血性不全の拡張障害の頻度は，収縮障害を上回る．E/e' ratio［僧帽弁口血流速波形の拡張早期波高(E)と僧帽弁輪運動速波形の拡張早期波(e')の比］が 8 以下，左房容量が 34 ml/m^2 以下であれば，拡張障害なく正常とされるが，左室容量が 34 ml/m^2 以上で，Grade Ⅰ(E/e'≦8)，Grade Ⅱ(E/e' 9～12)，Grade Ⅲ(E/e'≧13)と分類される[6]．

　BNP は，上記の病歴，身体所見から得たうっ血性心不全の確からしさを確認する意味合いで用いる．BNP の値単独で心不全を診断することはできない．腎機能低下や加齢の場合も含まれるが，100～400 pg/ml の値は境界域ととらえる．100 pg/ml 以下で呼吸苦を伴う心不全の陰性的中率は高いとされるが[7]，実際にそれ以下でも，心不全と診断される場合がある．診断の一助，経過観察として用いる．

3　蜂窩織炎・壊死性筋膜炎

　皮膚の破壊，血流のうっ滞，全身性の免疫不全の 3 つを念頭に置く．臨床像として重症感を伴う場合，必ず壊死性筋膜炎を考慮する．壊死性筋膜炎は蜂窩織炎の重症度の評価にて，必ず想起すべき疾患である．

● **病歴の除外ポイント**

　意図的に，あるいは偶然に，皮膚を傷つけたエピソードは菌の侵入門戸として重要だが，糖尿病性壊死の場合などは神経障害を伴い覚えていないこともある．繰り返す蜂窩織炎としての，子宮全摘後のリンパ管炎があれば，患側の血流・リンパ流のうっ滞を示唆する．糖尿病その他の免疫不全状態を拾い上げることが肝腎となる．

● **身体所見の除外ポイント**

　バイタルサインの変調をきたす前の，全身状態 (general appearance) の異常に早期に気づくことが肝要である．皮膚の水疱，壊死の所見は，壊死性筋膜炎を想起する所見として注意するが，局所所見に比して疼痛が激しく，苦悶している状態は要注意である．菌の侵入門戸としての白癬による足趾間病変，皮膚硬化による亀裂を探す．下肢血流うっ滞を示唆する骨盤内手術の術創，静脈瘤などの所見とともに，下腿から大腿の内側とその延長線上にある大腿リンパ節の

表8 LRINEC(laboratory risk indicator for necrotizing fasciitis)スコア

	点数
CRP	4
WBC　15,000〜25,000/μl WBC　＞25,000/μl	1 2
Hb 11.0〜13.5 g/dl Hb＜11.0 g/dl	1 2
Na＜135 mEq/l	2
Cr＞1.6 mg/dl	2
血糖＞180 mg/dl	1

Risk	点数	Probability of NSTI(%)
Low	≦5	＜50
Intermediate	6〜7	50〜75
High	≧8	＞75

NSTI : necrotizing soft tissue infection

圧痛を確認する(鼠径リンパ節と区別する). 浮腫は熱感を伴う localized, pitting, slow edema として現れるが, 圧痛に注意する.

●検査所見の除外ポイント

　LRINEC(laboratoty risk indicator for necrotizing fasciitis)スコア(表8)6点での陽性的中率92%, 陰性的中率96%の報告がある[8]. しかしスコア0点での壊死性筋膜炎の報告もあり[9], 全身状態と局所の所見をよく観察し, 外科的治療の機会を逸しないようにする.

　画像所見では, CTでのガス, 液体貯留像の感度100%, 特異度81%, 陽性的中率76%, 陰性的中率100%との報告がある[10]. 超音波検査で4 mm以上の液体貯留を認めた場合の診断の感度88%, 特異度93%, 陽性尤度比13, 陰性尤度比0.1である[11].

4　*Clostridium difficile* 感染症(CDI)

　院内で生じうるタンパク漏出性胃腸症の鑑別として重要である. 全身浮腫が強い低アルブミン血症を合併するCDIは, 抗菌薬治療のみでは治療が困難かもしれない. 身体所見では低アルブミン血症による全身浮腫, 腹部の膨満, 腸

蠕動音の低下はtoxic megacolonを示唆する．適切な抗菌薬治療を96時間継続したにもかかわらず，toxic megacolonで白血球数(20,000/μl以上，3,000/μl以下)，桿状球増加症の改善が見られない，あるいは悪化傾向にある場合は，外科的治療を考慮する[12]．

5 傍腫瘍症候群，悪性腫瘍関連疾患

悪性リンパ腫は全身性浮腫をきたす．特に血管内リンパ腫は，不明熱の鑑別には必ず想起すべき疾患であり，骨髄や肝臓，皮膚(ランダム皮膚生検)などの組織診断が重要となる．Liposarcomaは疼痛を伴う浮腫を生じる[13]．RS3PE(remitting seronegative symmetrical synovitis with pitting edema)症候群，POEMS症候群(MEMO 4)は，基礎疾患としての悪性腫瘍を念頭に置く．

6 その他

●膠原病・自己免疫性疾患

全身特に近位筋の圧痛が臨床像の主体であるが，筋硬直を伴う浮腫をきたす疾患に，リウマチ性多発筋痛症(polymyalgia rheumatica：PMR)，血管炎，高齢発症の関節リウマチ(RA)がある．

低アルブミン血症をきたしうる疾患としては，腎疾患(ネフローゼ症候群など)，肝硬変，タンパク漏出性胃腸症の存在を想起する．

甲状腺機能異常は，亢進症，低下症ともにnon-pitting edemaを呈する．特に甲状腺クリーゼの全体の臨床像(ゲシュタルト)としての全身発汗，意識障害，頻脈を見逃さないようにする．

偽痛風(ピロリン酸カルシウム沈着症)はPMR，高齢発症のRAと臨床像が類似する．手背，足背，下腿などに圧痛を伴うslow pitting edemaを呈する．

浮腫を生じやすい主な薬剤を認識する必要がある(表1．Ⅰ医原性参照)．

MEMO 4　POEMS症候群

polyneuropathy(多発神経炎)，organomegaly(肝脾腫)，endocrinopathy(性腺・甲状腺・副腎・膵などの内分泌疾患)，monoclonal gammopathy(単クローン性形質細胞増殖)，skin change(浮腫，色素沈着，剛毛などの皮膚所見)を伴う．形質細胞から分泌される血管内皮増殖因子(VEGF：vascular endothelial growth factor)が異常高値であることが疾患の本態とされている．

見逃すとどの程度危険か？

「うっ血性心不全」の2つの主な死因として，突然の心臓死(sudden cardiac death：SCD)と不整脈死がある．Framingham studyによれば，心不全のSCDのリスクは5倍との報告がある[14]．無症状の左室拡張障害は予後に影響し，症状が出現すれば収縮障害の心不全と同等の死亡率とされている．NYHA class Ⅳの死亡率が30〜70％であるのに比して，class Ⅱでは5〜10％とされており[15]，機能評価が肝腎である．

「急性肺塞栓」の死亡率は30％に及ぶが，適切な治療が行われた場合2〜8％に低下する[16]．適切な加療後の3カ月の死亡率は15〜18％である[17]．死亡例の大部分は発症後1時間以内にショックを呈する[18]ことから，バイタルサインの把握が肝要である．

「壊死性筋膜炎」を含む"Necrotizing soft tissue infection"は，壊死組織の除去が治療の根幹となる．外科的治療が行われず，抗菌薬治療のみであれば100％の致死率となる[19]．

まとめ

各疾患の除外ポイントを次ページにまとめた．

パール

- パール1：全体の臨床像(ゲシュタルト)をとらえ，浮腫とそれ以外の所見(+α)を探しにいく．
- パール2：浮腫の原因，病態生理を考えながら病歴と身体所見を吟味し，重大な疾患を見逃さない．
- パール3：診断は，BNP，D-dimer，CRPなどの検査結果のみ，あるいはスコアリングシステムの結果のみに頼らない．腑に落ちない場合，そこに何かがある．全体の臨床像(ゲシュタルト)を説明できるまで追い詰めることが肝腎である．

各疾患の除外ポイント

❶ 深部静脈血栓症・肺塞栓症
- 病歴上ウィルヒョウの3徴が否定できること．
- 身体所見で下肢全体，下腿の腫脹差，表在静脈の拡張，皮膚熱感などがないこと．
- 頻脈(心拍数 <100 bpm)がないこと．

❷ うっ血性心不全
- 本人や家族が意識していない塩分過剰摂取の病歴がないこと．
- 全身性の浮腫がないこと．
- Ⅲ音，心尖拍動の偏在，頸静脈の怒張がないこと．

❸ 蜂窩織炎・壊死性筋膜炎
- 全身状態の苦悶様がないこと．
- 局所の所見に比して疼痛が激しくないこと．
- 明らかな皮膚の壊死，水疱がないこと．

❹ *Clostridium difficile* 感染症
- 全身浮腫，腹部膨満，腸蠕動音の低下がないこと．

その他，悪性腫瘍関連疾患では悪液質(Cachectic)の外観を有する．甲状腺機能異常では亢進症，低下症ともに non-pitting edema を呈するが，甲状腺クリーゼの臨床像の全身発汗，意識障害，頻脈を見逃さない．

文献

1) Steven McGee : Evidence-Based Physical Diagnosis 3rd ed. PA Saunders, Philadelphia, 2012
2) Weissleder RWJ, et al : Primer of Diagnostic Imaging, 5th ed. Mosby, 2011
3) Stein PD, et al : Multidetector computed tomography for acute pulmonary embolism. N Engl J Med 354 : 2317-2327, 2006
4) Araoz PA, et al : Pulmonary embolism ; prognostic CT findings. Radiology 242 : 889-897, 2007
5) Sosland RP, et al : Images in cardiovascular medicine ; McConnell's Sign. Circulation 118 : e517-518, 2008
6) Nagueh SF, et al : Recommendations for the evaluation of left ventricular diastolic function by echocardiography. Eur J Echocardiogr 10 : 165-193, 2009
7) Hunt SA, et al : 2009 focused update incorporated into the ACC/AHA 2005 Guidelines for the Diagnosis and Management of Heart Failure in Adults ; a report of the American College of Cardiology Foundation/American Heart Association Task Force on Practice Guidelines : developed in collaboration with the International Society for Heart and Lung Transplantation. Circulation 119 : e391-479, 2009
8) Wong CH, et al : The LRINEC (Laboratory Risk Indicator for Necrotizing Fasciitis) score ; a tool for distinguishing necrotizing fasciitis from other soft tissue infections. Crit Care Med 32 : 1535-1541, 2004

9) Wilson MP, et al : A case of necrotizing fasciitis with a LRINEC score of zero ; clinical suspicion should trump scoring systems. J Emerg Med 44 : 928-931, 2013
10) Zacharias N, et al : Diagnosis of necrotizing soft tissue infections by computed tomography. Arch Surg 145 : 452-455, 2010
11) Yen ZS, et al : Ultrasonographic screening of clinically-suspected necrotizing fasciitis. Acad Emerg Med 9 : 1448-1451, 2002
12) Neal MD, et al : Diverting loop ileostomy and colonic lavage ; an alternative to total abdominal colectomy for the treatment of severe, complicated Clostridium difficile associated disease. Ann Surg 254 : 423-427 ; discussion 427-429, 2011
13) Arumilli BR, et al : Painful swollen leg — think beyond deep vein thrombosis or Baker's cyst. World J Surg Oncol 6 : 6, 2008
14) Kannel WB, et al : Sudden coronary death in women. Am Heart J 136 : 205-212, 1998
15) Dan Longo, et al : Harrison's Principles of Internal Medicine, 18th ed. McGraw Hill, 2011
16) Horlander KT, et al : Pulmonary embolism mortality in the United States, 1979-1998 ; an analysis using multiple-cause mortality data. Arch Intern Med 163 : 1711-1717, 2003
17) Goldhaber SZ, et al : Acute pulmonary embolism ; clinical outcomes in the International Cooperative Pulmonary Embolism Registry (ICOPER). Lancet 353 : 1386-1389, 1999
18) Alpert JS, et al : Mortality in patients treated for pulmonary embolism. JAMA 236 : 1477-1480, 1976
19) Anaya DA, et al : Necrotizing soft-tissue infection ; diagnosis and management. Clin Infect Dis 44 : 705-710, 2007

Question & Answer & Keyword

Q 浮腫を見た場合に大切なことは何でしょうか？

A まず全体の臨床像(ゲシュタルト)をとらえる必要があります．浮腫が局所，あるいは部分的なものであっても，全体像と局所の所見から得られる診断への鍵となる「浮腫＋α」の所見を見逃さないようにします．浮腫が診断のきっかけとなることもあれば，その他の所見から診断に結びつく可能性があります．典型的所見が目立たない場合でも，非典型所見としての浮腫と，関連する臨床情報から診断に結びつくこともあります．ゲシュタルトからの直感，システムから考える分析的手法，患者からの診断モデルなどの方法を駆使して総合的に考えることは，浮腫の診断にも有用です．浮腫という所見に留意しつつ，常に全身状態に気を配る必要があります．浮腫の原因，病態を考える前に，利尿薬の投与を行うことは慎むべきでしょう．

Keyword 浮腫＋α，致死的疾患，pit recovery time，ゲシュタルト

（成田 雅）

7 食欲不振

「食欲不振」で"見逃してはならない疾患"のリスト
1. 甲状腺機能低下症
2. 膵癌
3. 副腎不全
4. 神経性食思不振症
5. うつ病

食欲不振で"見逃してはならない疾患"は多岐にわたる．このなかで「食欲不振」が前景化しうる"見逃してはならない疾患"を，筆者の独断と偏見で，5つ挙げる．

食欲は，視床下部の満腹中枢と摂食中枢が調整し，迷走神経や延髄の嘔吐中枢も関与している．すべての重症疾患は迷走神経を介して食欲不振をきたしうる．そのため心身のあらゆる疾患が食欲不振の原因になりうる(表1)．これから示す疾患など多様な疾患を念頭に，「攻める」問診を心がけてほしい．

各疾患についての除外ポイント

1 甲状腺機能低下症

深部腱反射回復相遅延，発汗減少，乾燥肌，粗雑で分厚い皮膚，冷たい皮膚，むくみ，体重増加，異常感覚，便秘，動作緩慢，嗄声，難聴，55歳以下の女性の13項目のうち，2項目以下(感度94％，特異度61％)であれば，94.2％で甲状腺機能低下症は否定しうる(感度94％，特異度61％)[1]．海藻類やヨード卵，イソジンガーグル®などヨード過剰摂取によるものや，アミオダロン，リチウム，インターフェロン製剤，抗甲状腺薬など薬歴の問診も重要である．

甲状腺機能低下症の確定診断はTSH高値($>10\mu U/ml$)，FT4低下を確認す

表1 食欲不振の原因

頭蓋内病変	脳腫瘍, 髄膜炎, 脳炎, 脳卒中, 慢性硬膜下血腫, 変性疾患
内分泌代謝疾患	甲状腺機能異常, Cushing症候群, 糖尿病, 副腎不全
循環器・呼吸器疾患	うっ血性心不全, 大動脈解離, 虚血性心疾患, 不整脈, 心臓弁膜症, 肺塞栓症, 慢性閉塞性肺疾患
消化器疾患	膵胆肝疾患・消化管疾患全般
感染症	結核, HIV/AIDS, 感染性心内膜炎, 感染性大動脈瘤, 尿路感染症など
悪性新生物	各種癌, 悪性リンパ腫, 白血病
薬剤性	オピオイド, 化学療法剤, カフェイン, NSAIDs, 副腎皮質ステロイド, ビスフォスホネート製剤, 抗生物質, 抗うつ薬など
精神疾患	うつ病, 認知症, 神経性食思不振症, 睡眠障害など

ることである.

甲状腺疾患は本当に多様な症状を示すため, 下記のローレンス・ティアニー先生のパールにも頷ける.

"In patients over 60, when you think it's hyperthyroidism, it's hypo-; and when your think it's hypo-, it's hyper-: the disease become increasingly atypical with age."

2 膵癌

最も予後の悪い悪性腫瘍の1つであり, Stage Ⅳの5年生存率は5％未満であるといわれている. わが国でも年間30,000人程度が膵癌により死亡している. リスクとしては喫煙, 慢性膵炎, 糖尿病, 肥満, 年齢, 家族因子などが知られている. 食欲低下も膵頭部癌の64％, 膵体尾部癌の33％に見られる.

膵頭部癌では症状発現が早く, 黄疸, 腹痛, 体重減少で発症することが多いが, 膵体尾部癌では症状発現が遅れる傾向にある. さらに, 膵癌の身体所見で有名な無痛性胆嚢腫大(Courvoisier徴候)は感度26〜55％, 特異度83〜90％といわれ, 腹部エコーでも感度は低い(職場健診での膵臓の有所見率は約1％). 各種腫瘍マーカーでも膵癌検出感度は, CA19-9 70〜80％, Span-1 70〜80％, Dupan-2 50〜60％, CEA 30〜60％, CA50 60％程度とされるが, 進行癌を除くと, 2 cm以下の膵癌ではCA19-9の陽性率が52％と, 早期検出には有用でない.

上記検査で少しでも膵癌を疑えば，造影 CT および造影 MRI，ERCP などへ進み，確定診断をつけるべきである[2]．

3 副腎不全

原発性副腎不全の原因疾患は，欧米では自己免疫性が 70～90%，結核性が 7～20% 程度であり，その他に感染性，転移性，リンパ腫などが挙がるが，日本では自己免疫性は非常に少ないとされる．二次性では汎下垂体機能低下症，ACTH 単独欠損症が挙がる．三次性副腎不全ではステロイド長期内服などが挙がる．このうちステロイド内服患者の服薬中断，感染，外傷，血管障害，手術などのストレス下と判断される病歴には注意すべきである．

症状には，全身倦怠感，易疲労感，食欲不振，体重減少，消化器症状（悪心，嘔吐，便秘，腹痛），ふらつき，筋肉痛，精神症状など非特異的なものが多いが，慢性原発性の時には light-pink nipples（色素沈着のない乳頭）が疾患の除外に役立つ[3]．低血圧，低 Na 血症，低血糖，高 K 血症（レニン正常・低アルドステロン血症），BUN 上昇，正球性正色素性貧血，好酸球増多などの所見が見られ，早朝（午前 6～9 時）の基礎コルチゾール値が 5 μg/dl 未満とした場合の副腎不全の診断は，特異度 100%，感度 36% という報告がある．

副腎不全を疑った場合には，迅速 ACTH 負荷試験（コートロシン®250 μg 静注）を行い，負荷前，30 分後，60 分後のコルチゾールを測定する．副腎不全であれば低反応となり，30～60 分後のコルチゾール値が 18 μg/dl 以上であれば副腎不全は否定される（感度 97%，特異度 95%）[4]．

4 神経性食思不振症

わが国では，発症年齢は平均 17.8 歳，男女比は圧倒的に女性に多く，女性の頻度は男性の 20 倍ということが知られている[5]．若年女性 100 人に 1 人に見られるという．DSM-5 など精神科の文献には「痩せにもかかわらず，体重が増えること，太ることに強い恐怖心がある」と書かれていることが多いが，摂食障害にはこの身体イメージの障害と肥満恐怖のいずれも有さない群が 24.6% 程度との報告もある．摂食障害のリスクも知られており，家族歴，1 型糖尿病，肥満の既往，職業（アスリート，ダンサー，モデルなど）が挙がる．このほか，スクリーニングには SCOFF の質問表が有用とされ（表2），2 項目以上の該当があれば，摂食障害を示唆する（感度 100%，特異度 87.5%）[6]．

表2 SCOFF質問表—摂食障害のスクリーニング

❶おなかが張って不快になることがありますか？
❷どのくらい食べたらよいかわからなくなり，心配になることがありますか？
❸最近3カ月で6.4kg以上の体重減少がありましたか？
❹人から「痩せている」と言われても，太りすぎだと思いますか？
❺食事や食べ物が，あなたの生活を支配していると感じますか？

5 うつ病

　2質問法が感度94～99％と高く，除外診断には役立つが，特異度が低いため，うつ病が疑われる場合には，The brief Patient Health Questionnaire (PHQ-9)を行う．このカットオフ値7で感度83％，特異度73％，カットオフ値15とすると，感度62％，特異度96％となり，診断にも役立つ[7]．2質問法に「help」(「助けが必要か？」)や「睡眠」を加えて特異度を増す方法も有用である．うつ病と診断する前に，表1のような身体疾患・薬物や，双極性障害や統合失調症など他の精神疾患を除外し，躁病エピソードや精神病エピソードを聴取したら，速やかに精神科専門医に紹介する．

見逃すとどの程度危険か？

　「甲状腺機能低下症」は適切な治療が行われないと致死的であり，粘液水腫性昏睡では死亡率が15～60％といわれている．
　「膵癌」は診断時にすでに局所進行性癌，または遠隔転移を伴っていることが多いため，根治的腫瘍切除の適応がない者が80％を超える．
　「副腎不全」は診断や治療の遅れが致命的になり，欧州の大規模疫学研究によれば，原発性副腎不全症の全死亡リスクは男性で2.19，女性で2.86との報告がある[8]．
　「神経性食思不振症」の死亡率は，文献によって多少の差はあるものの，5％程度といわれている．若年者で多い本疾患において，この死亡率は高いといわざるをえない．このうち20％程度は自殺によるものとの報告もある[9]．
　「うつ病」は生涯罹患率が約5人に1人であり，WHOの調査では，気分障害(うつ病など)患者の6～15％が自殺で亡くなっている．うつ病に罹患することで通常の社会生活・家庭生活が営めなくなり，労働力・生産性の低下，企業側の補償など，膨大な社会的損失をもたらす．

各疾患の除外ポイント

❶甲状腺機能低下症
深部腱反射回復相遅延，発汗減少，乾燥肌，粗雑で分厚い皮膚，冷たい皮膚，むくみ，体重増加，異常感覚，便秘，動作緩慢，嗄声，難聴，55歳以下の女性，がないことを確認する．

❷膵癌
喫煙，慢性膵炎，糖尿病，肥満，年齢，家族因子のリスクの有無を調べ，腫瘍マーカー（CA19-9, Span-1, Dupan-2, CEA, CA50）および腹部エコーを施行して，異常がないことを確認する．少しでも疑わしければ精査を考慮する．

❸副腎不全
light-pink nipples，低血圧，低Na血症，低血糖，高K血症，BUN上昇，正球性正色素性貧血，好酸球増多がないことを確認する．

❹神経性食思不振症
SCOFFの質問表を使用し，1項目以下の該当であることを確認する．

❺うつ病
抑うつ気分，興味・喜びの減退，睡眠障害がないことを確認する．

まとめ

各疾患の除外ポイントを上記にまとめた．

パール

- パール1：食欲不振は心身のあらゆる疾患が原因となりうる．
- パール2：診断プロセスにおいては，ROSを用いて「攻める」問診を行って，帰納的に鑑別診断を挙げ，演繹的に検証していく．
- パール3："患者の中に答えがある"―診断に悩んだらもう一度，患者から"物語"を聞こう．

文献

1) Zulewski H, et al : Estimation of tissue hypothyroidism by a new clinical score ; evaluation of patients with various grades of hypothyroidism and controls. J Clin Endocrinol Metab 82 : 771-776, 1997

2) 日本膵臓学会：科学的根拠に基づく膵癌診療ガイドライン 2013 年版．pp25-42, 2013
3) Jane M Orient（著），須藤　博，他（監訳）：サパイラ　身体診察のアートとサイエンス　原書第 4 版．p361, 医学書院，2013
4) Dorin RI, et al：Diagnosis of adrenal insufficiency. Ann Intern Med 139：194-204, 2003
5) 大野良之，他：中枢性摂食障害異常症．厚生省特定疾患対策研究事業　特定疾患治療研究事業未対象疾患の疫学像を把握するための調査研究班—平成 11 年度研究業績集．pp266-310, 1999
6) Pritts SD, et al：Diagnosis of eating disorders in primary care. Am Fam Physician 67：297-304, 2003
7) Manea L, et al：Optimal cut-off score for diagnosing depression with the Patient Health Questionnaire (PHQ-9)；a meta-analysis. CMAJ 184：E191-196, 2012
8) Bergthorsdottir R, et al：Premature mortality in patients with Addison's disease；a population-based study. J Clin Endocrinol Metab 91：4849-4853, 2006
9) Sullivan PF：Mortality in anorexia nervosa. Am J Psychiatry 152：1073-1074, 1995

Question & Answer & Keyword

Q 食欲不振の原因となりうる疾患には，どのようなものがありますか？

A 心身のあらゆる疾患が，大脳皮質，視床下部，延髄，消化管，前庭器，迷走神経などを介して，食欲不振の原因となりえる．

Keyword 食欲不振，満腹中枢，摂食中枢，嘔吐中枢，迷走神経

（片山皓太・金井貴夫）

8 リンパ節腫脹

「リンパ節腫脹」で"見逃してはならない疾患"のリスト
1. 悪性リンパ腫
2. 癌リンパ節転移
3. 急性喉頭蓋炎・扁桃周囲膿瘍
4. 結核性リンパ節炎
5. HIV初期感染

　表在リンパ節腫脹は頻度の高い主訴であり，原因となる疾患は幅広い．解剖学の知識をもとに，リンパ節腫脹部位からリンパ流を遡ってリンパ節腫脹をきたす主病変部位を予測していくことが大事である．病歴聴取でリンパ節腫脹以外の症状をとらえた場合は，そこからのアプローチで診断に至る可能性が高まる．リンパ節腫脹の部位と鑑別診断は表1を，リンパ節の性状は表2を参照のこと．

各疾患についての除外ポイント

1　悪性リンパ腫

　リンパ節腫脹は悪性リンパ腫の特徴的な症状である．そのリンパ節は表面が滑らかで比較的軟らかい，弾性硬と表現されるものである．腫脹したリンパ節には可動性があることを記したものが多いが，可動性にこだわらなくてよい．臨床病期がⅢ以上の場合は，腫脹している時間が長いリンパ節の場合は周囲の組織との間に線維増生が生じ，可動性を失っているリンパ節も存在する．

　本邦で90％以上を占める非Hodgkinリンパ腫は非連続性に浸潤し，リンパ節領域以外，つまり節外性にも約40％発生するのに対して，Hodgkinリンパ腫は連続性に浸潤し，節外発生はほとんど認めない．リンパ節腫脹を主訴に来

表1 リンパ節腫脹の部位と鑑別診断

部位	考えるべき疾患
後頸部・耳介部	全身性ウイルス感染症：EBV 初感染(伝染性単核球症)，インフルエンザ
顎下・深頸部の片側性腫脹	頭頸部癌の転移，口腔感染症
鎖骨上窩リンパ節	悪性腫瘍の可能性が高い
Virchow リンパ節	消化管原発癌
腋窩リンパ節	乳癌，上肢・胸壁の悪性腫瘍・感染症
鼠径リンパ節	性感染症，下肢・体幹・子宮・外陰部・肛門の悪性腫瘍転移
全身性リンパ節腫脹	伝染性単核球症，トキソプラズマ症，サルコイドーシス，HIV 初感染[1]，膠原病，悪性リンパ腫，アトピー性皮膚炎(皮膚病性リンパ節症)

表2 リンパ節の性状

	炎症性	悪性腫瘍
大きさ	$<1.0\ cm^2$ (1.0 cm×1.0 cm)	$>2.25\ cm^2$ (1.5 cm×1.5 cm)
形	扁平	球状
痛み	圧痛あり	なし，時に痛みあり
硬さ	軟らかい	石のような硬さ，リンパ腫では弾性硬
可動性	良好	悪い，悪性リンパ腫では可動性良好

院した患者さんに関しては，無痛性で軟らかい印象を受けた場合は悪性リンパ腫を念頭に置くべきである．

そして全身の診察のなかで，主要表在リンパ節を丁寧に触診する．リンパ節腫脹は局所性と全身性に分けられるが，外来で診るリンパ節腫脹の約75％は局所性である．そして強調したいのは，初診医が正確に全身性と診断される確率は17％と報告されていることである．穿刺吸引細胞診で詳細が不明であった場合，あるいは上皮性悪性腫瘍が否定的である場合は，リンパ節生検を行う．全身性なら頸部リンパ節を第1候補とし，鎖骨上，腋窩，鼠径リンパ節の順に選択していく．鼠径リンパ節は性感染症，鼠径リンパ節より下方の感染症の修飾を年余に受けているため，診断に病理診断医が苦慮することがある．もちろん鼠径リンパ節のみ腫大している場合は，一番大きなリンパ節を選択する．

2 癌リンパ節転移

　癌リンパ節転移の特徴として，触診上，岩のように辺縁不整の硬いリンパ節を触知する．多くの場合，腫大したリンパ節は可動性がない．また，原発部位の自他覚症状がなく，一次スクリーニング(CTまで)で異常がない癌リンパ節転移として発見されるケースは，症例報告レベルである．

　頸部リンパ節腫大については，2/3は非特異的な原因か，上気道疾患に伴うものとされているが，癌リンパ節転移の原発部位は多岐にわたるため，先入観なく検索を進める．鎖骨上および腋窩リンパ節腫大を認めた場合，癌リンパ節転移，あるいは肉腫の可能性がきわめて高い．鎖骨上リンパ節腫脹を対象とした穿刺吸引細胞診の研究によると，47～71％が悪性腫瘍の転移であったとの報告がある．また，腋窩リンパ節の癌転移と診断された場合，原発巣としては乳癌の可能性が最も高く，Copelandらは腋窩リンパ節生検によって認められた転移性悪性腫瘍の原発巣のうち，乳癌が82.6％であったと報告している．一方，肺癌，食道癌の転移はきわめて少ない．女性の無痛性腋窩リンパ節腫脹を診た時は，十分な説明の後に乳房触診を行う配慮が必要である．

　癌リンパ節転移の診断には穿刺吸引細胞診が有用で，上皮性悪性腫瘍が判明した場合には，リンパ節生検を急がずに原発部位の発見に努め，専門診療科の指示を受ける．安易な癌リンパ節転移の生検は，腫瘍細胞の周辺組織への播種，解剖学的な変更により，リンパ節郭清の妨げになるからである．穿刺吸引細胞診は播種の危険性も低く，解剖学的な変更はない．現在はQuality of Life (QOL)を改善するための姑息的手術，姑息的化学療法が進歩し，down stageに成功した場合は根治的手術も可能である．

3 急性喉頭蓋炎・扁桃周囲膿瘍

　いずれの疾患も頸部リンパ節腫大より前に咽喉頭痛がある．発熱なども多くの場合認められ，周囲への炎症波及の結果，頸部リンパ節腫大が発生する．圧痛は急性炎症に伴うリンパ節腫脹に特徴的で，感染症を疑う．

　急性喉頭蓋炎は，小児(2～5歳程度)に多いが，成人例も見落としてはならない．先行する感冒様症状，特に嚥下困難を伴う強い咽頭痛を訴える．呼吸苦のため仰臥位となれない場合もある．本症は耳鼻咽喉科による診察が必須であり，喉頭ファイバーによる喉頭蓋の腫脹(thumb sign)は感度100％，特異度89.2％である．呼吸困難感があった場合は，耳鼻咽喉科コンサルトを躊躇して

はならない．重症の場合は気管挿管ではなく，気管切開で呼吸管理することになる．扁桃周囲膿瘍は急性扁桃腺炎に引き続き，激しい咽頭痛を特徴とする．頸部リンパ節は顎下部より頸部にかけての比較的高い位置のリンパ節を累々と触知し，圧痛は著しい．頸部に触れただけで痛みを訴えることがしばしばである．扁桃腺とその周囲の腫脹が高度になると唾液の嚥下も困難になり，声も変性する．扁桃周囲膿瘍では，抗菌薬と輸液による保存的治療よりも，膿汁の排泄を目的にした治療が重要であり，現実的には耳鼻咽喉科へコンサルトする．

4 結核性リンパ節炎

　肺外結核の代表疾患であり，無痛性の両側性腫脹であることが多い．特に頸部結核性リンパ節炎は起因菌の同定に困難を極める．厚生労働省の平成25年結核登録者情報調査年報集計結果によると，日本国内で年間2万人以上の新登録患者がおり，罹患率は高い水準で推移している．世界に目を向ければ，結核はHIV陽性患者での感染が問題となっている．

　結核性リンパ節炎は肺外結核の約30％を占め，頸部リンパ節に約70％出現するとされている．鎖骨上リンパ節腫脹を診た時も，結核性リンパ節炎を疑うべきである．結核性リンパ節炎のスクリーニング検査として，QFT検査（QuantiFERON TB-2G）はBCG接種の影響を受けないため，肺外結核の補助診断として有用である．

　診断はリンパ節生検であるが，他の疾患と違い，生検施行医に必ず結核性リンパ節炎の可能性を説明し，環境汚染に配慮することを忘れてはいけない．

5 HIV初期感染

　本邦ではHIV感染に関する啓蒙は欧米社会に比べて遜色のないものであるが，島国独自の文化背景により，遠慮，思いやりが結果を出せないというジレンマに陥っている．HIV感染はハイリスク性交渉の経験がある場合，リストには上位にランクされる．HIV初期感染におけるリンパ節腫大に関しては，鑑別診断に挙げられなかった場合は，悪性疾患とは違い再考されるチャンスがきわめて低い．HIV初期感染を含めた問診が有効手段である．ハイリスク性交渉の経験がある場合は，必要性と拒否できる権利の説明の後に，採血検査を施行する．この場合，リンパ節生検による病理診断は，合併することのあるKaposi肉腫の鑑別目的となる．

見逃すとどの程度危険か？

「悪性リンパ腫」の中で，非 Hodgkin リンパ腫が 90％以上を占める．aggressive lymphoma に属する場合，進行は月単位である．初期検索で想定されなく経過観察となった場合，2 カ月以上のブランクは臨床病期の進行が考えられる．結果として寛解率，無病生存率，全生存期間に影響を与える．

「癌リンパ節転移」は，一般臨床で遭遇するリンパ節腫大が癌リンパ節転移の場合は，初期検索で全身 CT は施行されている前提で考えると，原発癌の臨床病期は Stage Ⅳで揺るがない．しかし放置された場合，月単位での診断の遅れは，QOL を著しく低下させ，生存期間短縮につながる．

「急性喉頭蓋炎・扁桃周囲膿瘍」は，両疾患とも気道閉塞を起こす場合があり，耳鼻咽喉科コンサルトがなされない場合は，人工呼吸管理・気管切開・手術などの緊急処置が必要となることがある．

「結核性リンパ節炎」は，肺外結核であり，活動性肺結核がない場合は周囲への感染拡大は避けられる．しかし体内で播種した場合は臓器結核となり，感染して他臓器の機能低下につながり，全身状態悪化は明白であり，感染した表在リンパ節の自壊と同部位への二次感染が予想される．

「HIV 初期感染」は，HIV 初期感染をスクリーニング段階で想定しなかった場合は，治療の遅れは日和見感染の危険を増大させる．社会的影響については，患者さんのパートナーの HIV 感染の危険を増大させる．また，不特定多数の場合は二次被害が膨大となる．

まとめ

リンパ節腫脹を症状に持つ患者では，上気道閉塞の危険がある緊急症例と，HIV や結核など感染制御が必要な疾患の除外が必須である．

各疾患の除外ポイントを次ページにまとめた．

また，多くの炎症性疾患，非特異的リンパ節腫脹の中から，悪性腫瘍を拾い上げることが大切である．リンパ節腫脹を主訴として初期診療を受けた症例の 1.1％が悪性疾患で，初期診療から専門医に紹介された症例の中でも悪性疾患の割合は 17％という報告がある．1 つの結論で帰結せず，臨床経過を追跡することにより診断に達することを忘れてはならない．

各疾患の除外ポイント

❶ 悪性リンパ腫
無痛性リンパ節腫脹，弾性硬．
❷ 癌リンパ節転移
無痛性リンパ節腫脹，岩のように硬いリンパ節．
❸ 急性喉頭蓋炎・扁桃周囲膿瘍
有痛性リンパ節腫脹．
❹ 結核性リンパ節炎
両側性無痛性リンパ節腫脹，頸部リンパ節．
❺ HIV 初期感染
ハイリスク性交渉の既往．

パール

- パール1：局所リンパ節腫脹でも必ず全身(全身のリンパ節)を評価する．
- パール2：診断がつかない状況下で抗菌薬やステロイドを使用しない．
- パール3：リンパ節生検で診断がつかなくても継続して観察し，再生検を考慮する．

文献

1) 照屋勝治(編)：HIV 感染症とその合併症　診断と治療ハンドブック．国立国際医療センターエイズ治療・研究開発センター，2005

Question & Answer & Keyword

Q リンパ節腫脹でのリンパ節生検を施行するタイミングを教えてください．
A 年齢，症状などで悪性腫瘍を疑う場合，無駄に経過観察せず，結果判明に必要な日数を逆算しつつ，早期に生検を行う．

Keyword 悪性リンパ腫，癌リンパ節転移，結核性リンパ節炎，HIV 感染症，伝染性単核球症

（名取一彦・萩原將太郎）

9 黄疸

「黄疸」で"見逃してはならない疾患と病態"のリスト

❶肝不全
　(1)急性肝不全
　(2)慢性肝不全
❷感染症
　(1)胆道系への局所感染 → 急性閉塞性化膿性胆管炎
　(2)システミックな感染症の肝実質への波及 → 粟粒結核
　(3)肝胆道系感染なしにシステミックな感染症の表象として黄疸が
　　　生じる場合 → 敗血症
❸甲状腺クリーゼ
❹腫瘍性疾患の肝発症・肝浸潤
　(1)ATLの肝発症
　(2)Hodgkinリンパ腫
　(3)浸潤型肝内胆管癌
❺血球貪食症候群
❻閉塞性黄疸：
　悪性腫瘍による閉塞性黄疸 → 転移性を含む肝癌・肝内外胆管癌・膵頭部癌

　上記のリストは，2000年1月1日〜2015年5月28日の16年余の間に発表され，PubMedにて検索しえた論文629編のレビューに基づき作成した〔2015年5月29日閲覧，(fatal AND jaundice) OR (jaundice AND death) OR (fatal AND icter*) OR (icter* AND death) OR ("fatal jaundice" [MeSH]) OR ("fatal icterus" [MeSH])〕(小児科・産科領域の疾患・病態，さらに地域性の高い感染症などの疾患・病態は原則としてリストには加えなかった).

■ "見逃してはならない疾患・病態"の定義

"見逃してはならない疾患・病態"を，本稿では「放置すると患者が致死的な転帰をたどる疾患・病態」と定義し，黄疸を呈する疾患・病態リストの中から，さらに"見逃してはならない疾患・病態"を絞り込んでいくために有効な，黄疸以外の徴候・身体所見・検査所見を中心にまとめた．

■ 黄疸をわれわれ臨床医はどの程度検出できるのか？

黄疸は，血中ビリルビン値が上昇した際に観察される身体所見である．

ビリルビン値がどの程度上昇すると，われわれ臨床医が「黄疸」と認識できるのかに関する臨床研究[1]がある．患者ビリルビン値が3 mg/dl以上の場合における臨床医の「黄疸検出率」をみたこの研究によると，身体所見上黄疸がなければ，総ビリルビン値は3未満である可能性が高い．

「総ビリルビン3 mg/dl以上」（+LR＝2.5, −LR＝0.3）

■ 高ビリルビン血症のレベルから推測する背景疾患

さらに，総ビリルビン値のレベルで病態・疾患の推測，鑑別を行うこともできる．例えば，「40 mg/dl以上なら肝胆疾患単独ではなく，急性尿細管壊死ATN(acute tubular necrosis)を併せ持っている」などである．

表1に総ビリルビン値のレベルにより推測できる背景疾患について示した．注意すべきはいわゆる胆道系酵素(ALP［アルカリホスファターゼ］，LAP，γGTPなど)で，一般にビリルビンよりもALPのほうが胆道閉塞には鋭敏な指標であり，ビリルビン値はALPに比較すると立ち上がりもpeakoutも遅れることが多い．例えば，実際には原因としてのショック肝がすでに治まっていても，1週間程度はだらだらとビリルビン値が上がり続け，1週間後にやっと下がり始めるということがある．

肝細胞が動脈系と門脈系の両方から栄養される一方，胆管細胞が動脈系のみから栄養される点にも留意しておく必要がある．ショック肝でALPがALT，AST以上に増高する場合があるのはこのためである．

■ リスト疾患における黄疸以外の注目点

上述したとおり，黄疸患者で"見逃してはならない疾患"の診断のためには，黄疸以外の症状・身体所見・検査所見を組み合わせて考える必要がある．

表1　高ビリルビン血症のレベルから推測する背景疾患

総ビリルビン値(mg/dl)	鑑別疾患	
3〜6	直接ビリルビン優位	肝硬変，肝浸潤性疾患，肝炎など肝実質障害
	間接ビリルビン優位	Gilbert症候群(体質性黄疸)，溶血，心不全，甲状腺機能亢進症，輸血に伴うもの＊
10≦	上記黄疸原因に右心不全，肺梗塞，敗血症を合併 腫瘍性疾患の肝浸潤・肝発症	
20≦	慢性B型肝炎の急性増悪，急性アルコール性肝炎 悪性腫瘍による閉塞性黄疸，腫瘍性疾患の肝浸潤・肝発症	
40≦	上記原因疾患に腎機能障害が合併	

＊輸血量が多いと正常化が遅れる

表2に参考にすべき黄疸以外の症状を示した．

各疾患における除外ポイント

LR(尤度比)についてはコラム4(99ページ)参照．

1　肝不全

(1)急性肝不全

「動脈血アンモニア上昇」(+LR 1.3, -LR 0.4)[2]

「静脈血アンモニア上昇」(+LR 1.1, -LR 0.9)[3]

●急性肝不全

　急性肝不全とは，肝機能が正常の肝に肝障害が生じる，稀ではあるが致死的な病態で，臨床的には肝機能障害，凝固異常，脳症から多臓器不全に陥る[4]．

　2004〜2006年に発症したB型劇症肝炎(急性肝不全と同義)で肝移植を実施しなかった症例における救命率をみると[5]，急性型69.4%，亜急性型28.6%であり，2003年までと比較して改善はなく，内科治療の限界が示される一方，B型劇症肝炎における生体肝移植の累積生存率は1年78.2%，3年73.1%，5年73.1%，10年73.1%と，内科的治療単独と比較して良好である．移植に関していえば，近年ではドナー登録による死体肝移植も増加している．

表2 黄疸を呈する"見逃してはならない疾患"における黄疸以外の症状

	神経症状	出血傾向	発熱	腹痛	ショック	検査所見その他
急性肝不全	○	○				
慢性肝不全	○	○				(1)
急性閉塞性化膿性胆管炎	△		○	△	△	
甲状腺クリーゼ	○		○			(2)
敗血症	△		○(低体温のことも)		△	
粟粒結核	(3)	(4)	○			
肝内胆管癌浸潤型			△(時に)			
血球貪食症候群	△重症例	○	○			(5)
腫瘍性疾患の肝発症・肝浸潤(ATLの肝発症, Hodgkinリンパ腫)	△肝不全の症状として	△	△			(6)
悪性腫瘍(肝胆膵)			△(時に)			(7)

○：高頻度, △：低頻度
(1) 肝外性タンパク(γGlb)増加, 脾機能亢進による血球, 特に血小板減少
(2) 悪心・嘔吐・下痢などの消化器症状, 検査異常：T-Chol 低値・ALP 高値・ALT/AST 高値
(3) 粟粒結核は肺外多臓器病変を呈する可能性があり, 中枢神経に病巣が及ぶと, 意識障害や痙攣などの症状を呈しうる. また結核性髄膜炎ではSIADHによる低Na血症による意識障害がみられることがある. 平成9年の資料〔http://www1.mhlw.go.jp/toukei/kekkaku/tk0922-1_11.html 2015年12月20日閲覧, (財)結核予防会結核研究所 平成9年結核発生動向調査年報集計結果(概況)の公表について〕では, 全結核症例 42,715 例中粟粒結核 488 例(1.1%), 結核性髄膜炎 144 例(0.3%), 脳結核腫は頻度不明である.
(4) DIC合併の報告例が複数存在する.
(5) 肝脾腫, 検査異常：汎血球減少(少なくとも2系統以上の血球減少), 凝固異常, フェリチン高値・LDH 高値・血清可溶性IL-2受容体高値
(6) 全身倦怠感・食思不振, 検査異常：LDH 高値, ATLではHTLV-1・Ca 高値・フェリチン高値・血清可溶性IL-2受容体高値, Hodgkinリンパ腫では血清可溶性IL-2受容体高値・EBV陽性率30～50%
(7) 症状では黄疸が唯一である場合も多い. 検査異常：ALP, LAP, γGTPなど胆道系酵素上昇

● **急性肝不全の診断基準**(表3)

2011年に発表された厚生労働省研究班による急性肝不全の診断基準は, 以下のとおりである.

・初発症状出現より8週以内に高度の肝機能障害に基づいてプロトロンビン時間(PT)40%以下ないしINR 1.5以上を示すものを「急性肝不全」と診断する.

表3 急性肝不全・遅発性肝不全の分類

	PT≦40％ないし INR≧1.5	肝性昏睡Ⅱ度以上出現時期
昏睡型急性肝不全，急性型	症状初発より8週以内	10日以内
昏睡型急性肝不全，亜急性型	症状初発より8週以内	11～56日
遅発性肝不全	症状初発より57日～24週	

凝固異常・脳症発現が24週よりも後の場合が慢性肝不全

- 肝性脳症Ⅰ度までの症例を「急性肝不全非昏睡型」，初発症状出現から肝性昏睡Ⅱ度以上出現までの日数が10日以内の場合を「急性肝不全急性昏睡型」，11日以降56日以内を「急性肝不全亜急性昏睡型」とする．
- 40％以下のPT低下（あるいはINR 1.5以上）とⅡ度以上の肝性昏睡が，初発症状出現から57日（8週目）以降24週以内に生じた場合を「遅発性肝不全（LOHF＝late onset hepatic failure）」とする．

　急性肝不全診断の基準には含まれない「黄疸」が，rule inの端緒として重要である．また，注意すべきは「急性肝不全の定義を完全に満たす時には，すでに手遅れである」ということである．黄疸その他の肝機能障害に，①ワルファリン使用や嫌気性菌をカバーする抗菌薬使用を伴わない凝固異常（PT 40％以上，INR 1.5未満）や，②肝性脳症（MEMO 1）の両方，あるいはいずれか一方を合併した場合，「急性肝不全予備群」として対応すべきである．
　急性肝不全の際に生じる肝性脳症は，動脈血アンモニアが正常値であれば除外できることが多い[2]．ちなみに，肝硬変患者では肝性脳症とアンモニア値が必ずしも相関しない場合があるため，アンモニア値を肝硬変における肝性脳症診断の"sole golden standard"にすべきではない[6]．
　急性肝不全の原因疾患について**表4**に示した．原因としては，特にウイルス性（主にA,BとE），薬剤性が多いが，原因不明のものも多い．特にウイルス性ではHBVキャリアにおける免疫抑制療法後重症化例の予後が悪く，こうした患者に対する予防的抗ウイルス療法の重要性が強調されている．

MEMO 1　肝性脳症

「何となくいつもと違う」という家族のコメント，昼夜逆転などは，軽度の肝性脳症を示唆する．

表4 急性肝不全の原因

- 感染
  ウイルス性肝炎（日本では85%），A，B，E，サイトメガロ，ヘルペス，EB
- 血管原性
  移植患者に見られる血管閉塞病変，血栓・塞栓，Budd-Chiari症候群
- 中毒性肝障害
  薬剤性，アルコール
- HELLP（溶血，肝機能障害，血小板減少を呈する産婦の肝障害）／AFLP（急性妊娠期脂肪肝）
- Wilson病
- 自己免疫性肝炎，成人性Still病
- その他
  びまん性腫瘍浸潤，TTP

● 急性肝不全患者の予後判断指標

1. Child-Pugh score（MEMO 2）
2. MELD score（MEMO 3）[7]

がある．もともと，Child-Pugh scoreは腹水，静脈瘤破裂症例，アルコール肝硬変，C型肝硬変症例の長期予後予測に用いられ，MELDは米国における12歳以上の肝移植リスト優先順位決定に用いられてきた指標で，ICU患者の予後予測，短期（3カ月まで）予後予測にも有効とされる[8]．

● 薬剤性肝障害－原因薬剤として注意すべきものは？ 予後不良の因子は？

ここで急性肝不全の原因の1つ，薬剤性肝障害（DILI：drug induced liver

MEMO 2　Child-Pugh score

	1	2	3
肝性脳症	なし	軽度	時々2度以上の昏睡
腹水	なし	少量	中等量
ビリルビン値(mg/dl)	2.0>	2.0～3.0	3.0<
アルブミン値(g/dl)	3.5<	2.8～3.5	2.8>
PT(%)	70<	40～70	40>

MEMO 3　MELD score

MELDの計算は，下記を参照のこと．
http://optn.transplant.hrsa.gov/converge/resources/MeldPeldCalculator.asp?index=98（2015年6月20日閲覧）

injury)について述べる．DILI は，アセトアミノフェンによる肝障害のように一定量を超えると必ず肝障害が生じる用量依存性の場合と，用量に無関係に生じ予測が困難な idiosyncratic の場合とに分類される．DILI は，近年ますます増加傾向にあり，なかでも特に高頻度で結果が重篤になりうる薬剤として，Amoxicillin/clavulanate, INH, NSAIDs が挙げられる[9]．Zimmerman によれば，肝細胞障害型 DILI では総ビリルビン値が障害の程度，細胞死，肝細胞機能不全の反映であり，総ビリルビン値が 3 以上の肝細胞障害型症例では死亡率が 10％程度になるという[10]．

(2)慢性肝不全[11]

「脳症」（＋LR 17.5, －LR 0.7）

「脾腫」（＋LR 1.4, －LR 0.5）

「腹水」（＋LR 3.9, －LR 0.8）

＊「黄疸」（＋LR 14.2, －LR 0.9）

慢性肝不全は慢性肝炎や肝硬変など，基礎肝疾患を有する患者が病態進行の結果，肝不全状態に陥る場合を指し，「肝機能が正常の肝」に生じた「急性肝不全」とは全く異なるものである[12]．

上記は，golden standard を肝生検による組織像とした時の肝硬変についての確定診断に関するデータである．脳症は肝硬変を疑う有効な身体所見である．陰性尤度比（－LR）が 0.5 未満の身体所見は存在しない．

女性化乳房やくも状血管腫の診断率に関する臨床研究をみると，女性化乳房の感度 44％，くも状血管腫の感度 33％であり，所見がないからといって除外はできない[13]．また，くも状血管腫はアルコール性肝硬変では陽性率 50％，非アルコール性肝硬変では陽性率 27％であった．

2 感染症

(1)胆道系への局所感染 → 急性閉塞性化膿性胆管炎

急性胆管炎における Charcot の 3 徴, Reynolds の 5 徴

Longmire は，急性化膿性胆管炎を，悪寒戦慄を伴う間欠的発熱，右上腹部痛そして黄疸のいわゆる Charcot 3 徴のみのものと，この上に嗜眠または精神錯乱とショックをきたしたものに分類して，後者を急性閉塞性化膿性胆管炎（AOSC：acute obstructive suppurative cholangitis）と呼称した[14]．AOSC は早急な処置を施行しないと致死的になりうる病態である[15]．

表5 急性胆管炎の主訴(129例の来院時症状)　沖縄県立中部病院(2003～2006年)(カッコ内は%)

- 発熱＋腹痛＋黄疸　〔T-Bil＞2 mg/dl〕：Charcotの3徴　48(37.2)
- 発熱のみ　8(6.2)
  - →発熱＋意識障害　1(0.7)
  - →発熱＋嘔吐　1(0.7)
  - →発熱＋気分不良　4(3.1)
- 腹痛のみ　7(5.4)
  - →腹痛＋体重減少　1(0.7)
- 黄疸のみ　4(3.1)
- 発熱＋腹痛　18(13.9)
- 発熱＋黄疸　11(8.5)
  - →発熱＋黄疸＋意識障害　2(1.6)
  - →発熱＋黄疸＋呼吸苦　1(0.7)
  - →発熱＋黄疸＋消化管出血　1(0.7)
  - →発熱＋黄疸＋悪心嘔吐　3(2.3)
- 黄疸＋腹痛　14(10.7)
  - →黄疸＋腹痛＋消化管出血　1(0.7)
- 食思不振　1(0.7)
- 脱力　1(0.7)
- 気分不良　3(2.3)
- 来院時，発症時ショックバイタル　14(10.9)

ここでは＋LR，－LRについての臨床研究がある胆管閉塞について述べる．

●胆管閉塞[16]

「超音波内視鏡」(＋LR＝19.2，－LR＝0)(肝外胆管閉塞)

「MRCP」(＋LR＝17.4，－LR＝0.1)(肝外胆管閉塞)

「胆管拡張(50歳まで5 mm以上を拡張ととり，以後10歳ごとに1 mmずつ)」(＋LR＝8.1，－LR＝0.1)

胆管閉塞の検出は超音波内視鏡が最も優れている．超音波内視鏡は，総胆管内の結石・胆泥の存在や，腫瘍による総胆管の閉塞所見を非侵襲的に検出するツールとして非常に有効である．経験のある医師であれば閉塞の有無，総胆管結石の有無を数分で評価できる．

ちなみに，急性胆管炎では前述の，発熱＋腹痛＋黄疸というCharcotの3徴が有名であるが，急性胆管炎において3徴すべてがそろわないことがある点に注意したい．表5に筆者の所属施設での研究結果を示す．Charcotの3徴を満たす急性胆管炎は48例(37.2%)にとどまり，意識障害など，非特異的な症状が無視できないことに留意すべきである．

(2) システミックな感染症の肝実質への波及 → 粟粒結核[17]

「T-spot(HIV陽性でも陰性でも)」(－LR＝0.1)[18]

「PPD」(＋LR＝1.4，－LR＝0.3)

結核における肝病変は，粟粒結核に伴う肝結核と抗結核薬の副作用としての肝障害とに分けられる．結核自体のもたらす肝病変としては，肺結核や粟粒結核に伴うもの，granulomatous hepatitis，tuberculoma，膿瘍が挙げられる[19]．

粟粒結核は比較的稀で，米国では剖検例の研究で有病率0.8%というデータがある．特に肺病変がはっきりせず肝障害で発症する場合の粟粒結核診断は困難で，結核菌の血行播種が生じてから粟粒結節が肺に生じるまでに2週間程度かかるとされる．

粟粒結核が肝臓に及ぶことは比較的多く，その場合黄疸を含む肝機能異常を呈することが多い．そのため粟粒結核の診断は肝生検(陽性率70%)か骨髄生検による病理組織(散在する肉芽腫様病変が特徴的)と培養でなされる．黄疸の他，ALP/LAP/γGTPなどの胆道系酵素上昇を伴う胆汁うっ滞が83%，ALT・AST上昇が42%にみられたという報告[20]もある．

上記米国からの研究の判定基準は，10 mm以上の硬結で陽性を診断している．BCGが行われる日本でのPPDは疑陽性が多いが，非結核性抗酸菌症も疑陽性となる．

(3)肝胆道系の感染なしにシステミックな感染症の表象として黄疸が生じる場合 → 敗血症

敗血症では，胆管閉塞がないのに直接優位の高ビリルビン血症がみられることがあり，その範囲は2〜10 mg/dlである[21]．

エンドトキシン，特にリポポリサッカライド(LPS：lipopolysaccharide)がビリルビンや胆汁酸塩の合成・細胞外排出などの過程を阻害し，胆管閉塞なしの胆汁うっ滞や黄疸の原因になるといわれる[22,23]．LPSはビリルビンの肝細胞外への汲み出し(cMOATやMRP2による)は阻害するが，間接ビリルビン → 直接ビリルビンのグルクロン酸抱合過程には影響しない[24]といわれ，臨床的にも敗血症の際のビリルビン上昇は直接ビリルビン優位であることが多い．

システミックな感染症と黄疸の観点でみると，この他 *Clostridium perfringens* による溶血[25〜27]や，*Mycoplasma pneumonia*，Legionellaによる"cold agglutinin"を介した溶血[27]，また，cefotetan, ceftriaxone, piperacillinといった抗菌薬による溶血[28]が誘因となった高ビリルビン血症にも注意が必要である．

③ 甲状腺クリーゼ[29]

「TSH」(+LR = 13.1, −LR = 0.1)
「Free T4(FT4)」(+LR = 13.7, −LR = 0.2)
「頻脈」(+LR = 2.5, −LR = 0.4)

甲状腺クリーゼとは，甲状腺ホルモン作用過剰が原因の緊急治療を要する病

態である．基礎疾患としては Graves 病が 97％を占め，Graves 病患者の 20％がクリーゼで発症するといわれる．比較的稀で(0.2 人/100,000 人/年)，致死率は 10〜20％と高率である．発症の誘因としてはコンプライアンス不良，感染症，DKA（糖尿病性ケトアシドーシス）などが挙げられる[30]．

> **Case**
>
> **患者**：59 歳，男性．
> **主訴**：意識障害．
> **現病歴**：3 日前発熱，咳，咽頭痛で近医を受診し，「風邪」といわれ感冒薬を処方された．その後食思不振であった．当日寝室で家族が呼びかけても反応がないため，救急搬送となった．
> **既往歴**：特になし．
> **嗜好**：機会飲酒，タバコは吸わない．
> **バイタルサイン**：血圧 128/65 mmHg，脈拍数 136 回/分，体温 39.2℃，SpO$_2$ 100％(room air)，E3V4M5．
> **身体所見**：不穏で黄疸あり．
> **検査所見**：CXR＝66％ 胸水貯留，ALT＝14 U/l，AST＝32 U/l，ALP＝358 U/l ↑ Alb＝3.2 g/dl，T-Bil＝8.7 mg/dl，NH$_3$＝364 μg/dl，BS＝22 mg/dl，T-Chol＝48 mg/dl ↓，CPK＝298 U/l，CRP＝1.94 mg/dl．糖尿病の病歴なし．50％ glucose 2A 静注したが，意識障害改善なし．
> TSH＜0.1 μU/ml，FT3＞20 pg/ml，FT4＞8.8 ng/dl．
> **診断**：平田病を合併した甲状腺クリーゼ．
> ＊平田病（1970 年）は Insulin autoimmune syndrome ともいう．インスリン自己抗体が増加した病態で，一時 PTU が原因とされたが，未治療の Graves 病症例にも抗体が存在することが判明した．

日本内分泌学会は 2008 年に初めて甲状腺クリーゼの診断基準を発表したが，その後，全国疫学調査の結果を踏まえて，2012 年に改訂版をホームページ上で公開した[31]．診断基準上黄疸は，診断基準の必須項目である「消化器症状」の 1 つとして挙げられているが，その他の消化器症状としては，嘔気や嘔吐，下痢がある．

4 腫瘍性疾患の肝発症・肝浸潤

腫瘍性疾患の肝浸潤において特徴的なのは，ALP などの胆道系酵素上昇とともに，LDH 上昇がみられる場合が多いことである．

(1) ATL の肝発症

　成人 T 細胞白血病(ATL：adult T-cell leukemia)は human T-cell leukemia virus-1(HTLV-1)感染による T 細胞由来のリンパ増殖性疾患である．本邦の患者の約 70％は九州出身者である．2 ケタ台のビリルビン上昇，4 ケタ台の ALT，AST，ALP の上昇とともに LDH やフェリチンの異常高値を認める場合，本症を鑑別に挙げる必要がある．

　ATL における重症肝障害の機序としては[32)33)]，
- ATL 細胞の類洞から門脈域，小肝静脈に及ぶ広範な浸潤による肝細胞の虚血
- 肝実質に進入した ATL 細胞の肝細胞への直接障害
- 敗血症に伴うエンドトキシン血症(❷感染症(3)の「敗血症」の項参照)や血球貪食症候群などによる肝障害

などが挙げられる．

(2) Hodgkin リンパ腫[34)]

　古典的 Hodgkin リンパ腫混合細胞型や，結節性リンパ球優位型 Hodgkin リンパ腫など，低頻度ではあるが肝浸潤をきたすといわれる(3％未満)．

(3) 浸潤型肝内胆管癌

　胆管浸潤型胆管細胞癌では，各種画像検査においても，肝実質の不均一領域の存在のみで腫瘍性病変が見つからず，末梢胆管の拡張のみが所見の場合があり，十分な注意が必要である．

5　血球貪食症候群

　血球貪食症候群(HPS：hemophagocytic syndrome)は，感染症などを契機とした T 細胞およびマクロファージの異常活性化による TNF-α，IFN-γ などを中心としたサイトカインの過剰産生が原因で生じる病態である．過剰産生されたサイトカインが原因の発熱，汎血球減少，血管内皮炎による凝固能異常，ミトコンドリアの機能障害によるトランスアミナーゼの高値などがみられ，特に急性肝不全をはじめとする重要肝障害との鑑別が困難な場合が少なくない．注意すべきは肝生検病理で，HPS 単独では血球を貪食した異常細胞はみられるが，肝細胞の広範な壊死や肝内への炎症細胞の強い浸潤はみられないことが多いといわれる[35)]．

　特に肝機能障害を呈する患者が，発熱，著明な血小板減少や肝腫大を呈する場合，血球貪食症候群合併の可能性も考える必要がある．

6 閉塞性黄疸：悪性腫瘍による閉塞性黄疸 → 転移性を含む肝癌・肝内外胆管癌・膵頭部癌

併せて❷感染症(1)に示した「胆管閉塞」の項(90ページ)も参照いただきたい．

腹痛を伴わない無症候性黄疸の際には，これらが鑑別の筆頭となる．悪性腫瘍により徐々に生じた閉塞性黄疸においては，感染は必発ではない．

見逃すとどの程度危険か？

「肝不全」では，仮に適切に診断しても，急性肝不全の内科的治療のみ実施時の救命率は急性型49％，亜急性型24％，遅発性肝不全13％で，見逃すとほぼ全例死亡する[36]．

「感染症」では，急性閉塞性化膿性胆管炎は，見逃した場合，ほぼ全例が死の転帰をとりうる．ちなみに，内視鏡的胆道ドレナージを行った症例における死亡率は，軽症(Grade I)0％，重症(Grade III)13.4％と報告されている[37]．

「粟粒結核」では，見逃せば死の転帰をたどりうる．米国からの報告によると，粟粒結核と診断しえた症例の20％は，死後解剖によるものであった．

「敗血症」では，見逃して適切な治療が行われなければ死の転帰をとりうる[38,39]．

「甲状腺クリーゼ」では，見逃せば死の転帰をとりうる．

「腫瘍性疾患」では，ATL・Hodgkinリンパ腫・浸潤型肝内胆管癌のいずれも，診断がつかなければ死の転帰をとりうる．

「血球貪食症候群」では，活性化リンパ球による過剰なサイトカインにより生じる病態で，特発性と続発性がある本症は，適切な診断ができても予後不良である．

「閉塞性黄疸」では，悪性腫瘍による黄疸を適切に診断できなければ，感染，あるいは原疾患により死の転帰をとりうる．

まとめ

以上，黄疸を呈する患者で，"見逃してはならない疾患と病態"を中心に述べた．各疾患の除外ポイントを次ページにまとめた．

各疾患と病態の除外ポイント

❶肝不全
意識障害・出血傾向（凝固異常）を含む肝合成能異常・動脈血アンモニア高値がいずれもない．
ただし，肝性脳症・肝機能異常がすべてそろった段階では，救命は困難になることが多い．

❷感染症
- 急性閉塞性化膿性胆管炎 → 血液検査，腹部エコーや造影 CT・超音波内視鏡などの画像診断，適切に採取された血液培養や胆汁培養で，同疾患が除外できる．
- 粟粒結核 → 肝生検などによる高罹患部位の組織検査・培養・PCR で，同疾患が否定できる．
- 敗血症 → 抗菌薬非投与下の血液培養で，同疾患が除外できる．

❸甲状腺クリーゼ
発熱・意識障害・頻脈・心不全や消化器症状，TSH や FT4 異常により，診断される甲状腺中毒症の診断基準に妥当しない．

❹腫瘍性疾患
細胞診や組織診，造影 CT などによる画像所見，血液検査や骨髄穿刺の結果がいずれも合致しない．

❺血球貪食症候群
原発性の場合に認められる特徴的な遺伝子異常を呈さない．
発熱，脾腫，2 系統以上の血球減少，高トリグリセリド血症，低フィブリノーゲン血症，骨髄・リンパ節・脾臓にみられる特徴的な血球貪食細胞，高フェリチン血症，可溶性 IL-2 受容体上昇など，診断基準に合致するだけの異常を呈さない．

❻閉塞性黄疸
組織診や細胞診，画像診断のいずれもが，閉塞の原因としての悪性腫瘍の診断に合致しない．

パール

- パール 1：黄疸だけでの疾患リストは膨大なものになる．黄疸以外の追加的な身体所見や検査所見が「ない」ことを示すことで，critical な疾患，病態を除外することが重要となる．
- パール 2：急性閉塞性化膿性胆管炎除外には，胆汁うっ滞や胆管拡張が「存在しない」ことを示すことが必要となる．
- パール 3：黄疸の原因としての粟粒結核，ATL，Hodgkin リンパ腫，浸潤

型胆管細胞癌,血球貪食症候群を除外するのはしばしば困難で,常にこれらに「疑う目」をもって黄疸患者をみることが必要である.

文献

1) Hung OL, et al : Evaluation of the physician's ability to recognize the presence or absence of anemia, fever, and jaundice. Acad Emerg Med 7 : 146-156, 2000
2) Ong JP, et al : Correlation between ammonia levels and the severity of hepatic encephalopathy. Am J Med 114 : 188-193, 2003
3) Kundra A : Evaluation of plasma ammonia levels in patients with acute liver failure and chronic liver disease and its correlation with the severity of hepatic encephalopathy and clinical features of raised intracranial tension. Clin Biochem 38 : 696-699, 2005
4) Bernal W, et al : Acute liver failure. N Engl J Med 369 : 2525-2534, 2013
5) 日本肝移植研究会:肝移植症例登録報告.移植 41 : 599-608, 2006
6) Llach J, et al : Prognostic value of arterial pressure, endogenous vasoactive systems, and renal function in cirrhotic patients admitted to the hospital for the treatment of ascites. Gastroenterology 94 : 482-487, 1988
7) http://www.mayoclinic.org/medical-professionals/model-end-stage-liver-disease/meld-na-model(閲覧日 2016年2月5日)
8) Kumar R, et al : prospective derivation and validation of early dynamic model for predicting outcome in patients with acute liver failure. Gut 61 : 1068-1075, 2012
9) Leise MD, et al : Drug-induced liver injury. Mayo Clin Proc 89 : 95-106, 2014
10) Zimmerman HJ : Drug-Induced Liver Disease. *In* Hepatotoxicity ; The adverse effects of drugs and other chemicals on the liver, 1st ed. Appleton-Century-Crofts, New York, 1978
11) McGee SR: Likelihood Ratios, Confidence Intervals, and Pretest Probability. Evidence-Based Physical Diagnosis. 3rd ed, p651, Elsevier, 2012
12) Czaja AJ, et al : Clinical assessment of cirrhosis in severe chronic active liver disease ; specificity and sensitivity of physical and laboratory findings. Mayo Clin Proc 55 : 360-364, 1980
13) Cozzolino G, et al : Differential diagnosis between hepatic cirrhosis and chronic active hepatitis ; specificity and sensitivity of physical and laboratory findings in a series from the Mediterranean area. Am J Gastroenterol 78 : 442-445, 1983
14) Longmire WP : Suppurative Cholangitis. *In* Hardy JD (ed) : Critical Surgical Illness. pp397-424, Saunders, Philadelphia, 1971
15) 高田忠敬(編):急性胆管炎・胆囊炎の診療ガイドライン2013—第2版— TG13新基準掲載.医学図書出版,2013
16) Romagnuolo J, et al : Magnetic resonance cholangiopancreatography ; a meta-analysis of test performance in suspected biliary disease. Ann Intern Med 139 : 547-557, 2003
17) Richeldi L : An update on the diagnosis of tuberculosis infection. Am J Respir Crit Care Med 174 : 736-742, 2006
18) von Reyn CF, et al : Skin test reactions to Mycobacterium tuberculosis purified protein derivative and Mycobacterium avium sensitin among health care workers and medical students in the United States. Int J Tuberc Lung Dis 5 : 1122-1128, 2001
19) Sonika U, et al : Tuberculosis and liver disease ; management issues. Trop Gastroenterol 33 : 102-106, 2012

20) 細川和広, 他：劇症肝炎様の臨床経過をたどった粟粒結核の1剖検例. 感染症学雑誌 66：1288-1292, 1992
21) Tang BM, et al：Accuracy of procalcitonin for sepsis diagnosis in critically ill patients；systematic review and meta-analysis. Lancet Infect Dis 7：210-217, 2007
22) Pirovino M, et al：Preserved cytosolic and synthetic liver function in jaundice of severe extrahepatic infection. Gastroenterology 96：1589-1595, 1989
23) Bolder U, et al：Hepatocyte transport of bile acids and organic anions in endotoxemic rats；impaired uptake and secretion. Gastroenterology 112：214-225, 1997
24) Roelofsen H, et al：Decreased bilirubin transport in the perfused liver of endotoxemic rats. Gastroenterology 107：1075-1084, 1994
25) Bätge B, et al：Clostridial sepsis with massive intravascular hemolysis；rapid diagnosis and successful treatment. Intensive Care Med 18：488-490, 1992
26) Smith LD：Virulence factors of Clostridium perfringens. Rev Infect Dis 1：254-262, 1979
27) Berkowitz FE：Hemolysis and infection；categories and mechanisms of their interrelationship. Rev Infect Dis 13：1151-1162, 1991
28) Garratty G：Drug-induced immune hemolytic anemia. Hematology Am Soc Hematol Educ Program, pp73-79, 2009
29) de los Santos ET, et al：Sensitivity, specificity, and cost-effectiveness of the sensitive thyrotropin assay in the diagnosis of thyroid disease in ambulatory patients. Arch Intern Med 149：526-532, 1989
30) Akamizu T, et al：Diagnostic criteria and clinico-epidemiological features of thyroid storm based on a nationwide survey. Thyroid Apr 11, 2012 [Epub ahead of print]
31) http://www.japanthyroid.jp/doctor/img/crisis2.pdf（閲覧日　2016年2月5日）
32) Swerdlow SH, et al：WHO Classification of Tumours of Haematopoietic and Lymphoid Tissues. IARC Press, Lyon, 2008
33) 小澤栄介, 他：異なる病態によって急性肝不全を来した成人T細胞白血病（ATL）の3例. 肝臓 49：209-217, 2008
34) 中村栄男：Hodgkinリンパ腫未分化大細胞型リンパ腫の病理診断の実際. 国立研究開発法人　国立がん研究センターがん対策情報センター：がん診療画像レファレンスデータベース　http://cir.ncc.go.jp/pathology/02/pathology05.html（閲覧日　2016年2月5日）
35) 野崎昌俊, 他：血球貪食症候群を併発した劇症肝炎の1例. 肝臓 45：671-677, 2004
36) 難病情報センター website：難治性の肝炎のうち劇症肝炎（指定難病ではありません）http://www.nanbyou.or.jp/entry/242（閲覧日　2015年11月28日）
37) 千々岩一男：急性胆嚢炎・急性胆管炎の病態・診断・治療. 2010年度後期日本消化器外科学会教育集会シラバス. pp41-48
38) Lee JG：Diagnosis and management of acute cholangitis. Nat Rev Gastroenterol Hepatol 6：533-541, 2009
39) Rieder HL, et al：Tuberculosis diagnosed at death in the United States. Chest 100：678-681, 1991

※「総論」は上記文献1），「肝不全」は2〜8）と36），「薬剤性肝障害」は9）10），「慢性肝不全」は11〜13），「急性胆管炎」は14）15）37），「胆管閉塞」は16），「粟粒結核」は17〜20），「敗血症」は21〜28）と38）39），「甲状腺クリーゼ」は29〜31），「腫瘍性疾患」は32〜34），「血球貪食症候群」は35）に関連する.

Question & Answer & Keyword

Q 「急性胆管炎の急性期症状は，黄疸＋右上腹部痛＋発熱が典型的である」の真偽は？

A いわゆる Charcot の 3 徴を満たすのは半分以下であり，意識障害や食思不振など，非特異的症状のみの場合もあることに注意する．

Keyword 急性肝不全，閉塞性黄疸，甲状腺クリーゼ，敗血症，肝浸潤

（篠浦　丞）

コラム4 "likelihood ratio（＝LR）"について

個々の疾患は固有の「治療閾値」「検査閾値」を有する．

治療閾値

　目の前の患者が，特定の検査や身体所見などにより疾患・病態を絞り込まれる前の段階で，ある疾患に罹患している確率を「検査前確率」というが，ある疾患の検査前確率が，新たな検査や身体所見などの追加情報を用いることなく治療開始できるレベルにある時，「検査前確率が治療閾値を超えている」という．

検査閾値

　ある疾患の検査前確率が，新たな検査や身体所見などの追加情報を用いることなく診断を除外できるレベルにある時，「検査前確率が検査閾値未満である」という．

　実際には，疑っている疾患の検査前確率が，検査閾値は超えるが治療閾値は下回る（疾患を除外はできないが，さりとて確診して治療開始もできない）という場合が圧倒的である．そのため追加的な身体所見や検査によってその後の「検査後確率」が治療閾値を超えるか検査閾値を下回るような，有効な身体所見や検査を選択することが重要となる．例を挙げると，黄疸の患者をみて鑑別として急性肝不全を挙げた時に，さらにどのような身体所見や検査データがあれば急性肝不全の治療が開始できるのか，あるいは急性肝不全を除外できるのかを確実に知っておくことが重要なのである．

　ある身体所見や検査が陽性の時に，それが真陽性である確率が偽陽性である確率の何倍かを示したものを「陽性尤度比（positive likelihood ratio＝＋LR）」という．これは，その身体所見や検査が陽性の時に診断確定の可能性が何倍になるかを示したもの，といいかえることができる．また，ある身体所見や検査が陰性の時に，それが偽陰性である確率が真陰性である確率の何分の1かを示したものを「陰性尤度比（negative likelihood ratio＝−LR）」という．当然ながら−LRは小さいほど，0に近いほど，検査閾値を確実に下回り，確実に疾患を否定することができる．

　本稿では，黄疸患者を前にした時に"見逃してはならない疾患"のrule in/rule outを確実に行うために有効な，追加的身体所見や検査を，＋LRが10以上か，−LRが0.5未満のものとした．例として，「急性肝不全」の項（85ページ）における「アンモニア」をみていただきたい．「動脈血アンモニア上昇」の−LRは0.4（0.5以下）と，「動脈血アンモニア上昇」がなければ，黄疸の原因としての急性肝不全の可能性は1/2となる．

　なお，臨床研究が存在しなかったため，リストすべてのLRを検討することはできなかった．今後の知見の集積を待ちたい．

（篠浦　丞）

10 発疹

「発疹」で"見逃してはならない疾患"のリスト

❶ 乳房外 Paget 病
❷ 皮膚 T 細胞リンパ腫(CTCL)
❸ 薬剤性過敏症症候群(DIHS)
❹ 壊疽性膿皮症
❺ リケッチア感染症

　最初に表 1 をご覧いただきたい．本邦における多施設の大規模調査による皮膚疾患の頻度である．一般診療においても同様に遭遇するものとして参考にされたい．

　上記リストに特に皮膚疾患で"見逃してはならない疾患"を 5 つ示す．

　総合診療の場において必ず目にする「皮膚」であるが，一見"単なる湿疹"と思わせる病変が皮膚癌であったり，それが内臓病変を示唆する所見であったりする(MEMO 1)．また頭の先から足の先(爪)まで皮膚は範囲が広く，粘膜まで含めると多彩である．特に服で隠れた部位に皮疹があることもあり，詳細な診察を要する．

表 1　皮膚科外来における疾患の頻度

・その他の湿疹　　　　　19(%)	・手湿疹　　　　　　　　　　　3
・アトピー性皮膚炎　　　　10	・その他の皮膚良性腫瘍　　　　2
・足白癬　　　　　　　　　6	・円形脱毛症　　　　　　　　　2
・蕁麻疹・血管浮腫　　　　5	・帯状疱疹・疱疹後神経痛　　　2
・爪白癬　　　　　　　　　5	・皮膚潰瘍(糖尿病以外)　　　　2
・ウイルス性疣贅　　　　　4	・痒疹　　　　　　　　　　　　2
・乾癬　　　　　　　　　　4	・粉瘤　　　　　　　　　　　　2
・接触皮膚炎　　　　　　　4	・尋常性白斑　　　　　　　　　2
・ざ瘡　　　　　　　　　　4	・脂漏性角化症　　　　　　　　2
・脂漏性皮膚炎　　　　　　3	・薬疹・中毒疹　　　　　　　　1

各疾患についての除外ポイント

1　乳房外 Paget 病（図1）

　特に高齢者に多く見られる皮膚癌であり，わが国では60歳以上の男性に多く見られる．多くの患者が「湿疹」として加療を受けており，外陰部に多いことから大変相談を受けにくい．入院中の患者が清拭の際に，看護師などから指摘を受けて診断することも稀ではない．

　典型的な臨床像は，湿潤，びらんを伴う紅斑局面であるが，辺縁に脱色素斑，色素沈着を混じることが多く，軽度のかゆみを訴える場合が多い．

　表面に真菌感染が併発することもあり，抗真菌薬外用で一見良くなることや，湿疹として加療され短期間のステロイド外用で症状が軽快することも日常診療ではよく経験する．最終的な診断は皮膚生検以外にはないため，治りにくい「湿疹」病変があれば，皮膚科専門医に相談するべきであろう．

　外陰部以外に腋窩，肛囲，臍囲にも生じ，進行すると隆起して浸潤，硬結，

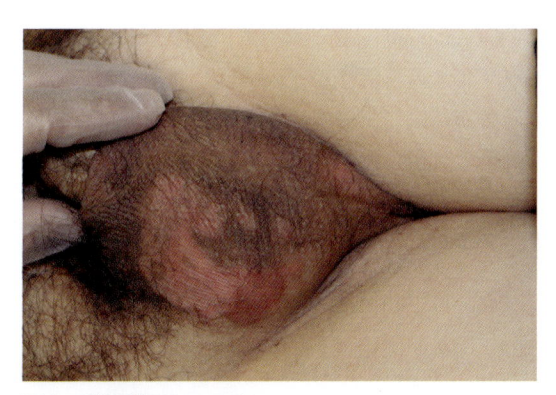

図1　乳房外 Paget 病
陰部の湿疹様病変は羞恥心もあり，なかなか診察に思い切ることができない．

MEMO 1　デルマドローム

　海外のテキストでは，cutaneous manifestations of internal malignant disease と分類されているが，本邦では内臓疾患と関連した発疹全般をデルマドロームと表現する．特に内臓悪性腫瘍の合併に関連したもの，内臓疾患と関連の深い発疹を習熟されたい．

結節を呈するようになる．この時点ですでに浸潤癌になっており，リンパ節，多臓器への転移を伴うことになる．

2 皮膚T細胞リンパ腫(CTCL)(図2)

広義のCTCL(cutaneous T-cell lymphoma)では菌状息肉症，Sézary症候群をはじめとして成人T細胞リンパ腫・白血病も含めたリンパ腫である．細胞表面マーカーなどの検査をすることで細かく分類することになるが，いずれのリンパ腫も多彩な皮膚症状を認める．紅皮症を伴うものもあれば，結節・腫瘤，丘疹，浸潤局面を見ることもある．

元来アトピー性皮膚炎，慢性湿疹，尋常性乾癬として治療を受けていた患者のうち，難治で皮膚生検を行うことで診断に至る例が多いが，末梢血血液検査において，目視法にて異型または異常リンパ球を確認したり，LDH，可溶性IL2-レセプターは病勢を反映したりする．出身地や家族歴を通して抗HTLV-1抗体を測定することも忘れてはならない．

3 薬剤性過敏症症候群(DIHS)

DIHS(drug-induced hypersensitivity syndrome)(MEMO 2)は，薬疹の中でも原因薬剤がある程度特定され，かつウイルスの再活性がその病態に関連するものである．薬剤を中止しても肝機能障害が持続し，皮膚症状も遷延する．皮疹の特徴は，初期には紅斑丘疹，多形紅斑で，後に融合し，紅皮症に移行することがある．顔面の浮腫，口囲の紅色丘疹，膿疱，小水疱，鱗屑は特徴的である．

原因薬として抗痙攣薬，サラゾスルファピリジン，アロプリノール，ミノサ

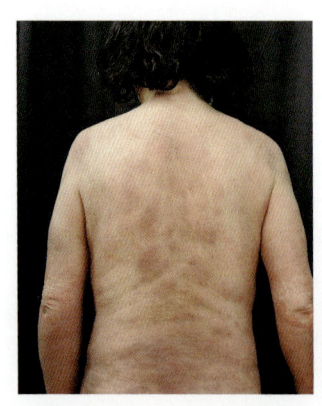

図2 皮膚T細胞リンパ腫(CTCL)
慢性湿疹として長期間加療歴あり．

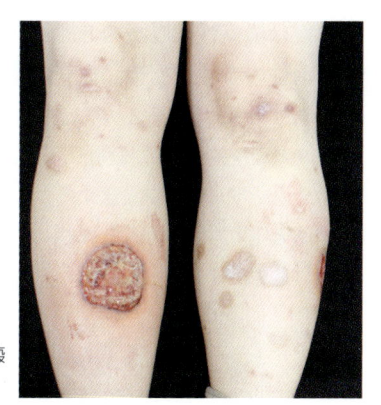

図3 壊疽性膿皮症
難治性の下腿潰瘍であり，過去にも同様の潰瘍があり，瘢痕が見られる．

イクリン，メキシレチン，ジアフェニルスルホンであることが多く，HHV-6の他，サイトメガロウイルス，HHV-7，EBウイルスなどの再活性化が認められる．

検査上の特徴として，白血球の増多，異型リンパ球の出現，好酸球増多などが挙げられる．

薬疹によく行われる薬剤誘発性リンパ球刺激試験(DLST：drug-induced lymphocyte stimulation)であるが，本疾患でも陽性率は高い．ただし興味あることに，病態が落ち着いてからのほうが陽性率は高くなるとされており，採血のタイミングには注意を要する．さらに原因薬の確定にパッチテストなどを行うが，その場合専門医にお任せするのがよいと思われる．

4 壊疽性膿皮症(図3)

下腿に好発する穿掘性の難治性潰瘍である．初期病変は痂皮を伴った紅斑であるが，急速に拡大し，不整形の穿掘性の潰瘍を形成する．潰瘍部からの細菌培養は通常陰性であり，貧血やCRPの上昇，赤沈の亢進が見られる．便潜血反応陽性から炎症性腸疾患を疑う契機となる．

MEMO 2 DIHS と DRESS

DIHSの病名は，欧米ではDRESS(drug rash with eosinophilia and systemic symptoms)という病名で報告されることが多い．この概念にHHV-6の再活性化の言及がないことから，より広い薬疹を包括することになる．

本症は潰瘍性大腸炎の5%，Crohn病の1%に出現すると言われている．

難治性の下腿潰瘍は，血管炎や下腿静脈瘤症候群やスポロトリコーシスなどを鑑別する必要があるが，忘れてはならない疾患の1つである．他にもMDS(骨髄異形成症候群)，骨髄腫，白血病などの血液疾患，大動脈炎症候群，関節リウマチなどの合併に留意する．

病態として，針反応と同様の好中球の過剰反応があるとされている．

5 リケッチア感染症

ここではツツガムシ病(図4)，日本紅斑熱を併せて述べることにする．両者は発症時期や皮膚症状にそれぞれの特徴を伴う．日本紅斑熱のほうが四肢に多く，刺し口が小さいとされているが，実臨床では皮疹から両者を区別するのは困難である．突然の発熱と頭痛を生じ，淡紅色斑(ばら疹)が体幹部に広がるのが特徴であるが，刺し口をくまなく探す必要があるのは言うまでもない．下着に隠れていたり，リンパ節の腫脹を手がかりにする．

検査所見としては，白血球の左方移動，CRP上昇，AST/ALT，LDH上昇，およびDIC(播種性血管内凝固症候群)の合併に留意する．診断の決め手は血清診断であるが，保健所を通して，しかるべき施設での検査が勧められ，かつ痂皮を含めたPCRによる遺伝子検出が有用である．流行状況も知ることになり，また本疾患は届け出伝染病でもあるので，行政との連絡が診断の近道になる．

見逃すとどの程度危険か？

「皮膚癌」においては進行すると，リンパ節の腫脹や内臓への転移，浸潤を

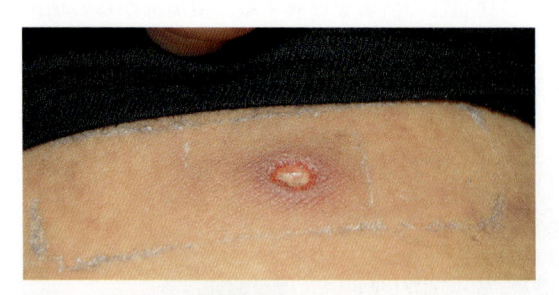

図4 ツツガムシの刺し口
左鼠径部にあり，絆創膏を貼付しており，診断に苦労した．

伴う．「薬剤性過敏症症候群」においては，被疑薬を中止しても肝機能障害が続くため，慎重な経過観察が必要である．「壊疽性膿皮症」においては針反応の病態にもあるように，不必要なデブリードマンがかえって潰瘍を広げることになる．「リケッチア感染症」においては，適切な抗菌薬(テトラサイクリン系抗菌薬)を使用しなければ DIC を合併するため，早急な診断と治療が必要である．

まとめ

各疾患の除外ポイントを以下にまとめた．

パール

● パール1：難治の湿疹様病変は，生検をしなければ確定はできない．

各疾患の除外ポイント

❶ 乳房外 Paget 病
湿疹様病変にして湿疹にあらず．

❷ 皮膚T細胞リンパ腫(CTCL)
上記同様．元来の治療で難治であればまずは生検を．

❸ 薬剤性過敏症症候群(DIHS)
薬剤中止をしても，肝機能障害が遷延．ウイルスの再活性が病態にあることを忘れない．

❹ 壊疽性膿皮症
単なる皮膚潰瘍ではないため，容易なデブリードマンは避ける．内臓疾患につながる所見がないかの確認を．

❺ リケッチア感染症
下着の中，隅々まで診察を怠らない．DIC の合併にも注意．

MEMO 3　悪性黒色腫

　　足の裏の黒色斑を見て，悪性黒色腫(メラノーマ)を疑う機会は多いが，実臨床で診断に苦慮するのは，色の黒くないメラノーマ，および粘膜や，爪下のメラノーマである．繰り返す爪囲炎ののちに抜爪を行い，それでも潰瘍が治らず，気がつくとリンパ節の腫大を伴っている amelanotic malignant melanoma の症例は後を絶たない．

- パール2：陰部を含めて隅々まで診察をして，乳房外 Paget 病，刺し口の有無を確認する．
- パール3：難治の皮膚疾患は迷わず皮膚科専門医に相談を．

文献

1) 萱島研一：高齢者の腫瘍性疾患．玉置邦彦（編）：最新皮膚科学大系 特別巻1―新生児・小児・高齢者の腫瘍性疾患．pp268-269，中山書店，2004
2) 藤山幹子：DIHSの臨床的特徴と診断基準．古江増隆（編）：診る・わかる・治す―皮膚科臨床アセット2 薬疹診療のフロントライン．pp111-115，中山書店，2011
3) 狩野葉子：消化器疾患と皮膚病変．玉置邦彦（編）：最新皮膚科学大系 第18巻―全身疾患と皮膚病変．pp71-73，中山書店，2002
4) 西岡 清：内臓病変を伴う皮膚症状．日本皮膚科学会雑誌 124：901-907，2014
5) 三橋善比古：内臓悪性腫瘍のデルマドローム．日本皮膚科学会雑誌 124：917-920，2014

Question & Answer & Keyword

Q 皮膚科で診る，意外な"皮膚"は？

A 頭の先からつま先まで体の表面で覆われているものすべてを，皮膚科では扱うことになる．

具体的には髪の毛から始まり，爪までを診ることになり，陰部，肛門周囲の診察も怠らないようにしている．

意外な部位として臍が挙げられるが，Sister Mary 結節をはじめ，子宮内膜症，悪性黒色腫（MEMO 3），ポリープ等が診断されることがある．

Keyword デルマドローム，粘膜

（古結英樹）

11 多尿・多飲

「多尿・多飲」で"見逃してはならない疾患"のリスト
1. 中枢性尿崩症
2. 腎性尿崩症
3. 糖尿病
4. シェーグレン(Sjögren)症候群
5. 心因性多飲症

　多尿・多飲を起こす機序として，①抗利尿ホルモンであるバゾプレッシン(AVP)がうまく機能していない，②高浸透圧物質による利尿，③飲水過多，の3つがある．上記①として中枢性尿崩症と腎性尿崩症，②として糖尿病，③としてシェーグレン(Sjögren)症候群と心因性多飲症が当てはまる．

　ちなみに「多尿」の定義であるが，1日3l以上の尿が出ることを言い，頻尿とは違うので注意が必要である．頻尿は尿路感染症や膀胱腫瘍などで膀胱粘膜が刺激されたり，子宮筋腫や前立腺肥大などで膀胱容量が減少すると起こるが，多尿と異なり1回あたりの尿量が少なく，1日の尿量としては正常と変わらない．正確に多尿と鑑別するには蓄尿が必要となる．

　以下，"見逃してはならない各疾患"の除外ポイントについて述べていく．

各疾患についての除外ポイント

1　中枢性尿崩症

　尿濃縮の調節は集合管で行われており，その際に中心的な役割を果たすのが下垂体後葉から分泌されるAVP(arginine vasopressin)である．そして，AVPが下垂体後葉から適切に分泌されないために多尿となるのが中枢性尿崩症である．中枢性尿崩症は急な発症が多く，口腔内に灼熱感を伴うため，冷水を好む

傾向が強いのが特徴である．

病因としては特発性，家族性，続発性に分けられる．約60％が続発性で，頭蓋咽頭腫や胚細胞腫などの原発性脳腫瘍，転移性脳腫瘍，サルコイドーシスや結核などの肉芽腫疾患，外傷，頭部術後などが原因となる．下垂体後葉だけでなく下垂体前葉の機能も低下していると，強力なAVP阻害作用がある糖質コルチコイドが分泌されないため，AVPが低下しているにもかかわらず多尿とならないことがある(仮面尿崩症)．

中枢性尿崩症を疑ったら外傷歴，手術歴，家族歴を聞き，頭痛や視野障害など，頭蓋内腫瘍による神経所見がないかどうかを確認する．尿崩症では口渇が強く出て多飲となるので，血清Naは正常からやや高値にとどまるが，視床下部の口渇中枢が障害されている場合や，高齢者や幼児など水分を自由に飲めない場合は，著明な高Na血症を呈する．診断には塩分負荷試験や水制限試験があり，下垂体MRIでは下垂体後葉でのAVPの貯蔵が消失するため，T1強調画像で後葉の輝度の低下が認められる．

2 腎性尿崩症

腎性尿崩症は腎臓でのAVPの反応が低下することで起こる．小児では遺伝性が，成人ではリチウムによる副作用が原因となることが多い．遺伝性のものとしてAVP V2受容体遺伝子や，アクアポリン2遺伝子の変異などがある．90％以上が伴性劣性遺伝で，女性は遺伝子変異があっても尿崩症が顕在化しないことが多いが，妊娠中，胎盤からAVP分解酵素が作られて，一過性に尿崩症となることがある(妊娠時一過性尿崩症)[1]．

リチウムは慢性的に使用すると，約10〜20％の患者に尿崩症が起こり，早期に中止しないと不可逆的となる[2]．他にも血清Caが11 mg/dl以上や，血清Kが3 mEq/l未満，低タンパク食でも腎性尿崩症となるが，中枢性尿崩症と比べて症状が軽く緩徐に進行することが多い．

診断にはAVP負荷試験があり，腎性尿崩症ではAVPの反応を認めないが，腎性尿崩症でなくても心因性多飲症などで多飲・多尿が長く続くとAVPの反応性が低下するので，病歴と総合して判断する．

3 糖尿病

糖尿病では尿中に糖が増え，近位尿細管で水分の再吸収が抑えられ多尿となる．尿が高浸透圧となり多尿となることを，尿崩症や心因性多飲症などは"水

利尿"と呼ぶことに対し，"浸透圧利尿"と呼ぶ．他にマンニトールや造影剤の使用でも尿の浸透圧が高まり，浸透圧利尿が起こる．浸透圧利尿では尿浸透圧が 300 mOsm/l を超えることが多い．

　2型糖尿病であれば緩徐にインスリン分泌能が低下するが，1型糖尿病では数日でインスリン分泌が枯渇して糖尿病性ケトアシドーシスになることがあり，見逃すと致命的になる．糖尿病性ケトアシドーシスは，上気道炎症状や消化器症状で来院することがあるが，口渇が強かったり，口臭にケトン臭があったら，糖尿病の既往がなくても1型糖尿病による糖尿病性ケトアシドーシスを鑑別に挙げたい．

4　シェーグレン(Sjögren)症候群

　シェーグレン症候群は日本に10万人以上いるとされており，男女比は1：14で女性が圧倒的に多い病気である．口腔内乾燥が強く，多飲から多尿となることがあるが，問診では「夜に，喉が渇いて目覚めることはないですか？」または，「乾いたものを食べる時に水がないと飲み込めないですか？」などと聞くと，口腔内乾燥の症状を直接とらえることができる．また唾液の分泌が低下すると齲歯(歯頸部が特徴的)が増えるので，歯科治療歴を問診で確認する．身体所見では眼球発赤や舌乳頭の萎縮，口唇炎，両側性の耳下腺の腫脹や関節炎，環状紅斑などの皮疹などを調べる．

　高齢者の口渇で最も頻度が多いのは薬剤性なので，抗コリン薬や利尿薬など，口渇を起こしやすい内服薬の確認も必要となる．また頭頸部癌の化学療法や放射線後でも口渇が出ることがあり，既往歴も確認する．他にも IgG4 関連疾患，HIV，HCV(C型肝炎)，GVHD(移植片対宿主病)，サルコイドーシス，アミロイドーシスなどもシェーグレン症候群に類似した症状が出ることがあり，鑑別を要する．またシェーグレン症候群などの器質的疾患がなくても，舌の焼けるような感じが閉経後の女性には起こりやすく(burning mouth syndrome, **MEMO 1**)，口渇感を伴うことがある[3]．

　シェーグレン症候群の診断には抗 SSA 抗体，抗 SSB 抗体や眼科医による評

MEMO 1　burning mouth syndrome

　口腔粘膜に異常を認めないのに慢性の灼熱感や疼痛が起こる疾患で，有病率は一般人口の 0.7% という報告がある．病因は明らかではないが，末梢神経障害や精神障害と関連があるとされている．

価，口唇腺生検が必要となる[4]．

5 心因性多飲症

　唾液量が半分になると口渇を感じ始めるが[5]，唾液量が正常でも多飲となるのが心因性多飲症で，統合失調症や強迫症などの精神疾患で多く認められる．心因性多飲症では，水の排泄能が正常でも 400〜600 ml/時以上の水分を摂り続けることにより低 Na 血症となる．また，食事を摂らずにビールだけを多量に飲んでいる人でも，同様に低 Na 血症となることがある (beer potomania)．いずれも，本人は飲水量を過小評価することがあるので，多尿で低 Na なら，精神科治療歴や飲酒量を周囲の人からも確認する．

見逃すとどの程度危険か？

　「中枢性尿崩症」は原因によって予後が違うが，脳腫瘍が原因となることがあり，頭部 MRI での評価が必要である．「腎性尿崩症」は薬剤性の場合，不可逆的になりうるので早期診断が求められる．「シェーグレン症候群」は基本的に症状に対して対症療法となるが，進行性の間質性肺炎や糸球体腎炎，神経障害が起こると，ステロイドや免疫抑制薬が必要となる．また，シェーグレン症候群の 2〜9％が悪性リンパ腫を合併し，フォローを要する[6]．「糖尿病」はさまざまな糖尿病に関連した合併症を起こさないように，早期診断が原則となる．「心因性多飲症」は重度の低 Na 血症となると，意識障害や痙攣が起こる．

まとめ

　多飲・多尿の患者では，リチウムや利尿薬などの内服薬を確認し，採血，尿検査を行い，低 Na 血症なら飲水過多を考え，尿浸透圧が高いなら糖尿病などの浸透圧利尿を考える．また，急に冷水を好むようになったら中枢性尿崩症を疑う．

　多飲・多尿のある患者には，脳腫瘍など基礎疾患が隠れている可能性があり，高齢者では夜間の尿の回数が増えると，睡眠障害や骨折のリスクが増えることが知られている[7]．多飲・多尿の患者を見かけたら，適切に評価することが求められる．

　各疾患の除外ポイントを次ページにまとめた．

各疾患の除外ポイント

❶ **中枢性尿崩症**：夜間のみ排尿がない．尿浸透圧が低い．
❷ **腎性尿崩症**：家族歴がない．リチウムを使用していない．高Ca血症や低K血症がない．
❸ **糖尿病**：高血糖がない．
❹ **シェーグレン症候群**：口や眼の乾きがない．
❺ **心因性多飲症**：精神疾患がない．尿浸透圧が高い．

パール

- パール1：急に冷水を好むようになったら中枢性尿崩症を疑う．
- パール2：リチウムは腎性尿崩症に注意する．
- パール3：口渇が強い上気道症状，消化器症状は，糖尿病性ケトアシドーシスも考慮する．

文献

1) Iwasaki Y, et al：Aggravation of subclinical diabetes insipidus during pregnancy. N Engl J Med 324：522-526, 1991
2) Bendz H, et al：Drug-induced diabetes insipidus；incidence, prevention and management. Drug Saf 21：449-456, 1999
3) 大久保昌和：Burning mouth syndrome；最近の研究動向と管理の推奨．日本口腔顔面痛学会雑誌 3：33-42, 2010
4) Shiboski SC, et al：American College of Rheumatology classification criteria for Sjögren's syndrome；a data-driven, expert consensus approach in the Sjögren's International Collaborative Clinical Alliance cohort. Arthritis Care Res 64：475-487, 2012
5) Glore RJ, et al：A patient with dry mouth. Clin Otolaryngol 34：358-363, 2009
6) Ramos-Casals M, et al：Primary Sjögren syndrome. BMJ 344：e3821, 2012
7) Temml C, et al：Nocturia is an age-independent risk factor for hip-fractures in men. Neurourol Urodyn 28：949-952, 2009

Question & Answer & Keyword

Q 多尿を訴える患者の鑑別ポイントは？
A 頻尿を除外し，病歴や身体所見，血糖，尿浸透圧，血清Naを参考にする．急な発症で冷水を好んで多飲している場合は，中枢性尿崩症を考える．

Keyword バゾプレッシン（AVP），浸透圧利尿，口渇

（笹木 晋）

12 失神

「失神」で"見逃してはならない疾患"のリスト
❶ 器質的心疾患による失神：大動脈弁狭窄症(AS)・心筋症
❷ 不整脈による失神：房室ブロック・洞不全症候群・心室性不整脈
❸ 肺血栓塞栓症(PTE)
❹ 急性胸部大動脈解離(AAD)
❺ 脳血管疾患

　失神を一過性の意識障害と定義すれば，鑑別にてんかんなども含まれる．これに対して，狭義の失神は一時的な脳全体の低灌流により意識を失い，短時間に完全に回復することである．失神で見逃してはならないのは，この狭義の失神に含まれる心血管系の疾患による失神である．てんかんによる意識消失であれば，狭義の失神をきたす疾患は除外できる．てんかんに特徴的と考えられるのは，既視感や幻覚・幻臭などの前兆を伴うことがある，痙攣を伴うこと(ただし，短時間の痙攣は心原性失神などでもありうる)，痙攣後の随伴症状で昏迷状態(20〜30秒以内であれば心原性失神でもありうる)や片麻痺が見られることがある，舌咬傷がある場合は舌側部にできる場合が多い(失神に伴う転倒による咬傷の場合は，舌前方の場合が多い)こと，などである．狭義の失神には，神経調節性失神や状況失神，自律神経の機能不全や薬剤による起立性低血圧によるものが含まれるが，これらの場合も心血管系疾患による失神は除外できる．これらは長時間の立位，起立直後(〜2分以内)や入浴時，食後(1時間以内)，疼痛などの誘発因子があること，倒れるというよりも座り込みやかがみ込むといった動作をとることがある，前兆として体の熱い感じや汗をかく，嘔気・嘔吐など自律神経が関与すると考えられる症状を伴うことがあるのが特徴である．その他，失神を起こしうる起立性低血圧については307ページを，一過性意識障害については47ページを参照のこと．

各疾患についての除外ポイント

1 器質的心疾患による失神：大動脈弁狭窄症（AS）・心筋症

　運動などで末梢血管抵抗が低下すると，健常であれば左室からの心拍出量が増加して血圧が保たれ，脳循環も保たれるが，大動脈弁狭窄症（AS：aortic stenosis）では，大動脈弁口が狭く固定されているために，一定以上の血液が駆出されずに1回拍出量が制限される．そのため，血圧が保たれずに脳循環が低下して失神に至る．閉塞性肥大型心筋症（HOCM：hypertrophic obstructive cardiomyopathy）では，肥厚した心室中隔と僧帽弁の収縮期前方運動によって左室流出路が閉塞することで，左室から十分な血液が駆出されずに失神に至る．やはり運動時に起こりやすい．これらでは，起立時に失神することもある．その他の心筋症では，低左心機能のために十分な心拍出量が保てずに失神に至る場合や，後述する不整脈が原因で失神することもある．

2 不整脈による失神：房室ブロック・洞不全症候群・心室性不整脈

　不整脈による失神は，極端な徐脈によって3〜4秒以上心拍出が途絶える場合か，極端な頻脈によって拡張期が短く，すなわち左室充満時間が短くなるために十分な心拍出が得られなくなって脳灌流が低下することで起こる．左室収縮能が低下している場合は，より失神しやすくなると考えられる．受診時，意識清明な状態での心電図が正常であることのみをもって，不整脈による失神は除外できない．また，急性冠症候群（ACS：acute coronary syndrome）によって不整脈を生じ，失神することもあるので注意が必要である．

　失神については，高リスク患者を同定するためにAmerican College of Emergency Physician（ACEP）のclinical policy [1,2]，San Francisco Syncope Rule（SFSR），Osservatorio Epidemiologico sulla Syncope nel Lazio（OESIL）risk score [3]，Evaluation of Guidelines in Syncope Study（EGSYS）[4]，Risk stratification Of Syncope in the Emergency department（ROSE）[5]，Boston Criteria [6]などさまざまなツールが提案されているが（表1），これらは器質的心疾患・不整脈を併せた心原性失神の可能性を予測することを目的としたものになっている．これらツールについての評価は，非常に有用であるとするものも

表1 失神で高リスク患者を検出するためのツール

	ACEP2001 Level B	ACEP2001 Level C	ACEP2007 Level B	OESIL	SFSR	EGSYS-U	ROSE	Boston rule
年齢		≥=60	高齢者で併存疾患がある(暦年齢で決定されるのではなく、患者毎に判断)	>65		>64+1		
既往	心不全 心室性不整脈	冠動脈疾患 先天性心疾患	心不全・冠動脈疾患・器質的心疾患	心血管疾患	心不全			心疾患の既往
家族歴		予期しない突然死						予期しない突然死
失神の状況・症状 — 素因・誘発因子						失神を誘発する因子がない +1 失神を誘発する因子がある -1		
失神の状況・症状 — 前兆				前兆がない		前兆がない +1 かすみ目がある -1 自律神経症状(悪心嘔吐)が前兆にある -1		
失神の状況・症状 — 胸痛・息切れなど	胸痛などACSを示唆する症状がある				息切れ	失神の前の動悸 +3	胸痛がある	急性冠症候群の症状・徴候
失神の状況・症状 — 失神時の状況		若年者の運動中、明らかな予後良好な失神ではない				運動中か臥位での失神 +2		
失神の状況・症状 — 回復期の症状						回復期に自律神経症状がある -1		
身体所見	心不全、弁膜症を示唆する所見						直腸診で便潜血陽性	血管内容量低下(脱水や消化管出血) 中枢神経イベント
バイタルサイン等					収縮期<90 mmHg		心拍数≦50回/min SO_2≦94% (room air)	救急室でバイタルサインの異常が存在する
心電図	不整脈、QT延長、Bundle Branch Block		心電図異常(虚血、調律異常、有意な伝導障害)	心電図異常	心電図異常	心電図異常/心疾患(既往症含む) +3	III誘導以外のQ波	伝導障害
検査			Ht<30(もしわかれば)		Ht<30%		BNP≧300 pg/ml Hb<9 g/dl	
判断	上記のいずれかがあれば、入院	上記のいずれかがあれば、入院を考慮	上記のいずれかがあれば、入院	上記の2つ以上があれば高リスク	上記のいずれかがあれば高リスク	スコアの合計が1以上で心原性の可能性が高く、-2未満で非心原性の可能性が高い	上記のいずれかがあれば、高リスク	上記のいずれかがあれば、高リスク

(文献1~7より筆者作成)

あるが，逆に疑問視する研究もある．Giorgio らは，SFSR，OESIL，EGSYS などと救急医の臨床判断とをメタ・アナリシスで比較して，救急医の臨床判断はこれらのツールよりも感度が高く，特異度も劣らないとした[7]．このことから，これらのツールを厳密に適用することには問題があるかもしれない．しかし，ここでいう臨床判断とは「救急医が入院適応とした患者」を高リスクに分類することであり，救急医の判断にもこれらのツールで採用されている病歴や所見が参考にされていることは明らかであって，表2 に挙げたような項目について検討し，総合的にリスクを判断することが妥当であると考える．

　心原性失神を除外するためには，これらに該当しないことがポイントと言え，まとめると，

- 心疾患（心不全・冠動脈疾患・器質的心疾患）の既往がないこと，
- 予期しない突然死の家族歴がないこと，
- 胸痛・息切れなど，急性冠症候群や動悸などの不整脈を示唆する症状がないこと，
- 他の失神の機序が特定できること（神経調節性，起立性低血圧などの特徴がある），
- 運動中や臥位での失神ではないこと（特に若年者），
- バイタルサインに異常がないこと，心電図異常（MEMO 1．特に QTc 延長には要注意）がないこと，
- 身体診察で心不全を示唆する所見がないこと，異常な心雑音がないこと，頸動脈波の立ち上がりが小さくないこと（AS に対する陰性尤度比 0.64，95% CI；0.34〜0.99），

MEMO 1　失神の鑑別で「異常」とされる心電図所見

1. 非洞調律（ペースメーカーリズムを含む）
2. 洞性徐脈 ≦ 40/分
3. 完全左脚ブロック
4. δ波（Wolff-Parkinson-White 症候群）
5. QRS 幅の増大（>120 msec）
6. QTc 延長（>450 msec）
7. Brugada 型
8. 急性または慢性の虚血を示唆する Q/ST/T 変化

〈参考文献〉
Sun BC, et al and, for the Consortium to Standardize ED Syncope Risk Stratification Reporting : Standardized reporting guidelines for emergency department syncope risk-stratification research. Academic Emergency Medicine 19 : 694-702, 2012

表2 SHOES BeCoME Vit A(Shoes become Vit A "靴がビタミンAになる")

Sudden Death	突然死の家族歴
Heart Disease	心疾患の既往, 有病
Others	他の診断(は, らしくない)
Exercise	運動中の発症
Supine	臥位での発症
Becoming old	高齢
Congestion	心不全の所見
Murmur	心雑音
ECG abnormality	心電図異常
Vital sign	バイタルサインの異常
ACS (Chest pain, dyspnea)	急性冠症候群の徴候
※「Others(他の診断)」の特徴の憶え方	
Aura	前兆
Blurred vision	かすみ目
Convulsion	痙攣
Disorientation, **D**uration	昏迷, 長すぎる意識障害
Elongation of posture	長時間の同じ姿勢
Food	食後
Getting pain (predisposing, precipitating factor)	疼痛(などの増悪, 誘発因子)
Hot feeling, **N**ausea, **V**omiting	暑く感じる, 悪心・嘔吐などの自律神経症状

などから判断する. このうち, 異常な心雑音とは主として中等度以上のASか, HOCM(肥大型心筋症)〔僧帽弁逆流症：mitral regurgitation(MR)を伴うことが多い〕など重大な弁膜症の存在を示唆し, 具体的には, 大きな雑音(重度のMRに対する階層尤度比はLevine II度までなら 0.19, 95% CI；0.11〜0.33), 汎収縮期雑音(重大な弁膜症に対する陰性尤度比 0.19, 95% CI；0.08〜0.43), スリルを伴う雑音(重大な弁膜症に対する陰性尤度比 0.73, 95% CI；0.58〜0.93), 右鎖骨へ放散する雑音(ASに対する陰性尤度比 0.29, 95% CI；0.12〜0.57)をいう[8]. 年齢については, 60〜65歳以上を高リスクとするものもあるが, 他のリスク因子がなければ年齢のみでは必ずしも高リスクとはならないとする報告もあり[9], 既往歴なども考慮に入れて判断するべきというACEP(2007年)のclinical policyの考え方が妥当と思われる.

3 肺血栓塞栓症(PTE)

PTE(pulmonary thromboembolism)の14〜22%で失神を認めるという. PTEで肺動脈が広汎に閉塞すると, 肺血流が減少して左心系への血流が減少すること

に併せて，急激な右室負荷で右室が拡張し，心囊内圧の上昇や心室間相互作用により心拍出量が減少すると考えられる．これらの変化は急速に起こるために，脳循環の低下をきたして失神すると考えられる．

PTEを除外するためのポイントは，検査前確率が中等度以下であること(Wellsスコアが2点未満で低い，2〜6点で中等度)に加えて，D-dimerが正常であること(尤度比0.95% CI；0〜0.06)である[8]．

4　急性胸部大動脈解離(AAD)

AAD(acute aortic dissection)で失神を認める機序には，血管迷走神経反射の関与や，冠動脈が解離することでACSをきたす場合，これらの結果として不整脈をきたす場合の他，心タンポナーデをきたして急激にショックに陥った場合などが考えられる．AADの13%で失神を合併したとする報告がある[10]．Zhanらは，361例のAADのうち51例(14%)で当初違う診断がなされたと言い，18例(5%)で失神を認め，失神がある場合には違う診断がされやすかったとしている[11]．

一般的にはAADを除外するためのポイントは，突然の胸痛がないこと(LR-0.3, 95% CI；0.2〜0.5, ただし，失神を主訴とする場合，胸痛が弱いかないこともあるので注意)，大動脈または縦隔の拡大がないこと(LR- 0.3, 95% CI；0.2〜0.4)，高血圧の病歴がないこと(LR- 0.5, 95% CI；0.3〜0.7, ただし，若年でMarfan様体型の場合は該当しない)，末梢動脈で脈拍の消失がないこと(LR- 0.7, 95% CI；0.6〜0.9)，両上肢の血圧，または脈拍の左右差がないことである[8]．

5　脳血管疾患

失神は，一時的な脳全体の低灌流が原因であり，脳の局所的な一過性虚血である一過性脳虚血発作(TIA：transient ischemic attack)では，通常失神は起こさない．ただし，椎骨・脳底動脈系の虚血が起こる場合や両側内頸動脈閉塞など，稀な病態では失神しうるとされる．前者をきたすのは椎骨・脳底動脈の循環不全に加えて鎖骨下動脈や頸動脈に狭窄があることで，鎖骨下動脈盗血症候群を起こす場合である．上肢の運動で誘発される失神を起こすのが特徴的である．頸椎による椎骨動脈の圧迫や頸動脈洞過敏症候群は，頭部の回転や後屈，頸部の圧迫などを誘因として失神する．さらに，くも膜下出血61例を検討し，26%で失神を起こしていたとする報告がある[12]．失神か失神前兆を主訴に救急外来を受診し，頭部CTを撮像した236例で，頭部CTで急性異常を認めたの

は 6.4%（頭蓋内出血 7 例，脳梗塞 4 例，頭蓋内占拠性病変 3 例，頭蓋骨骨折 1 例）であったという報告があり，これによると頭部 CT の異常を予見する因子は，神経学的欠損（p = 0.003），60 歳以上（p = 0.011），頭部外傷の存在（p = 0.026）であったという[13]．したがって，失神でルーチンに頭部 CT を撮影することは推奨されないのであるが，上記の場合，特に神経学的欠損がある場合には CT を考慮すべきである．これらに該当しない場合で，さらに頭痛がない，嘔吐がない，遷延するめまい感や意識障害がないことが脳血管障害の除外のポイントと考えられるが，逆に脳血管障害以外の失神でも 5% に 24 時間以内に消失する神経学的欠損が認められたとする報告もあり[14]，失神患者での MRI を含めた頭部画像診断の適応についてはさらなる研究が待たれる．

見逃すとどの程度危険か？

失神患者のうち，心原性失神の場合は最も予後が悪く 5 年生存率が 55% 程度と言われる（図1）[15]．特に「AS」は失神が出現してからの予後は治療しなければ 3 年程度で，突然死が多いとされる．

「PTE」で失神をきたす場合は，広範囲の塞栓をきたしていることが多く，ショックや心停止をきたす可能性が高く，予後も悪いとされる．

「AAD」の院内死亡のリスク因子には，Stanford 分類の type A であること，低血圧を伴うこと，腎機能障害，虚血性合併症等と並んで失神を起こしたことが挙げられている（オッズ比 8.24，95% CI：1.25～33.85）[16]が，これは心タンポナーデや脳卒中の合併が多いことに由来しているとする報告[10]もあるので，これらの検索が重要である．

「脳血管疾患」である鎖骨下動脈盗血症候群は，大動脈炎症候群などに伴うことがあり，これは腎動脈病変，大動脈病変，虚血性心疾患，大動脈弁逆流などを生じると予後は不良となることもあるが，早期発見と適切な治療により予後は改善する．くも膜下出血をはじめとする頭蓋内出血や，頭蓋内占拠性病変（脳腫瘍など）は，範囲や部位によって予後は異なるが，一般的に治療が遅れれば生命予後は不良である．

まとめ

失神ではてんかんと神経調節性失神を鑑別し，心原性失神を見逃さないこと

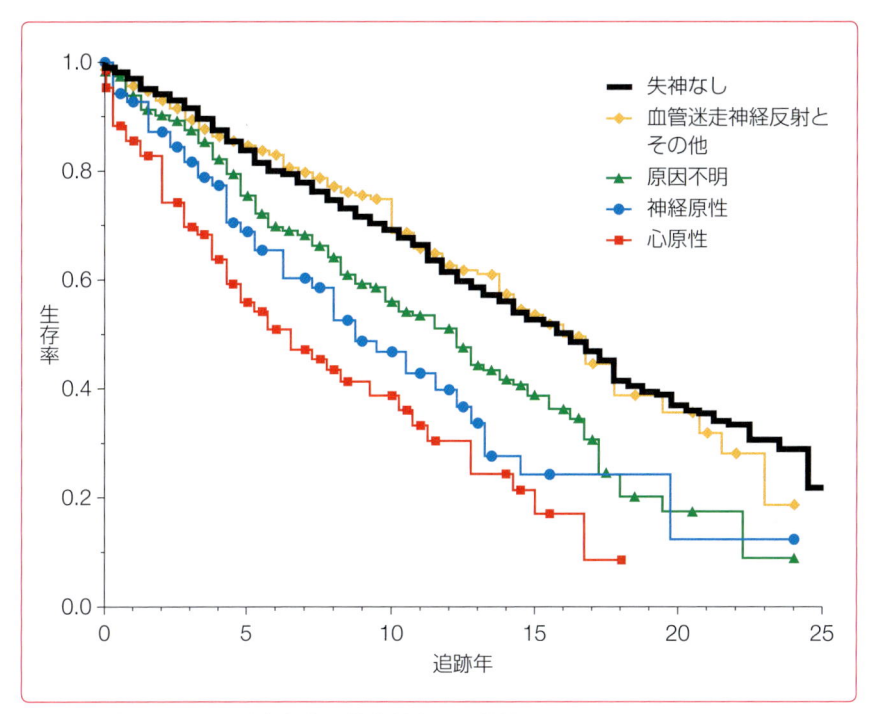

図1 失神患者の原因別生存率，非失神者との比較
(Soteriades ES, et al：Incidence and prognosis of syncope. N Engl J Med 347：878-885, 2002 より引用，改変)

が重要である．
　次ページに各疾患の除外ポイントをまとめた．

パール

- パール1：てんかんでは前兆や(長い)痙攣，流涎がみられることがある．舌咬傷がある場合は位置にも注意．
- パール2：起立時，入浴時，食後，排尿後，疼痛などの神経調節性失神や状況失神ではないか，病歴で確認．
- パール3："らしくない"場合，心原性失神のリスク(表2)がないかを確認する．

各疾患の除外ポイント

❶ 器質的心疾患による失神
心雑音がない，心不全の徴候がない，心エコーで異常がない．

❷ 不整脈による失神
心電図異常がない，運動中や臥位での失神でない，突然死の家族歴がない，心疾患の既往がない．

❸ 肺血栓塞栓症(PTE)
Wellsスコアが6点以下で，迅速ELISA法によるD-dimerが正常であること．

❹ 急性胸部大動脈解離(AAD)
突然の胸痛がない，胸部X線やCTで大動脈または縦隔の拡大がない，高血圧の病歴がなくMarfan様体型でもない，末梢動脈で脈拍の消失がない，両上肢の血圧・脈拍の左右差がないこと．

❺ 脳血管疾患(頭部CTに異常を認める)
神経学的欠損がない，60歳未満である，頭部外傷がない，頭痛・嘔気がない，遷延する意識障害がない．

文献

1) Huff JS, et al : Clinical policy ; critical issues in the evaluation and management of adult patients presenting to the emergency department with syncope. Ann Emerg Med 49 : 431-444, 2007
2) American College of Emergency Physicians : Clinical policy ; critical issues in the evaluation and management of patients presenting with syncope. Ann Emerg Med 37 : 771-776, 2001
3) Colivicchi F : Development and prospective validation of a risk stratification system for patients with syncope in the emergency department ; the OESIL risk score. Eur Heart J 24 : 811-819, 2003
4) Del Rosso A, et al : Clinical predictors of cardiac syncope at initial evaluation in patients referred urgently to a general hospital ; the EGSYS score. Heart 94 : 1620-1626, 2008
5) Reed MJ, et al : The ROSE (risk stratification of syncope in the emergency department) study. J Am Coll Cardiol 55 : 713-721, 2010
6) Grossman SA, et al : Predicting adverse outcomes in syncope. J Emerg Med 33 : 233-239, 2007
7) Costantino G, et al : Syncope risk stratification tools vs clinical judgment ; an individual patient data meta-analysis. Am J Med 127 : 1126, e13-25, 2014
8) Simel DL, et al : The Rational Clinical Examination ; Evidence-Based Clinical Diagnosis. McGraw-Hill, New York, 2008
9) Grossman SA, et al : Can elderly patients without risk factors be discharged home when presenting to the emergency department with syncope? Arch Gerontol Geriatr 58 : 110-114, 2014

10) Nallamothu BK, et al : Syncope in acute aortic dissection ; diagnostic, prognostic, and clinical implications. Am J Med 113 : 468-471, 2002
11) Zhan S, et al : Misdiagnosis of aortic dissection ; experience of 361 patients. J Clin Hypertens 14 : 256-260, 2012
12) Seet CM : Clinical presentation of patients with subarachnoid haemorrhage at a local emergency department. Singapore Med J 40 : 383-385, 1999
13) Mitsunaga MM, et al : Journal Club ; Head CT scans in the emergency department for syncope and dizziness. Am J Roentgenol 204 : 24-28, 2015
14) Ryan DJ, et al : Syncope causes transient focal neurological symptoms. QJM 108 : 711-718, 2015
15) Soteriades ES, et al : Incidence and prognosis of syncope. N Engl J Med 347 : 878-885, 2002
16) Zhang J, et al : Risk factors for hospital death in patients with acute aortic dissection. Heart, Lung Circ 24 : 348-353, 2015

Question & Answer & Keyword

Q 失神患者の病歴を聴取する時に，気をつけることは何でしょうか．

A てんかんや神経調節性失神，状況失神の診断もそうですが，痙攣していたか，どのような姿勢であったか，どのくらいの時間意識がなかったかなど，本人が答えられない情報があります（認知症などで答えられないことも）．実際に失神したのを見ていた人がいれば，その人に状況を聞くべきです．高齢者が入所施設で失神した場合など，見ていた人とは別の人が付き添って来院することがありますが，必要な情報を知っているとは限りません．できるだけ目撃者に来院してもらうことも重要です．

Keyword 心原性失神，てんかん，神経調節性失神

（澤村匡史）

痛み

13 頭痛

「頭痛」で"見逃してはならない疾患"のリスト
❶ くも膜下出血(SAH)
❷ 脳出血
❸ 髄膜炎
❹ 側頭動脈炎
❺ 急性閉塞隅角性緑内障

　頭痛は一般病院での外来初診の約10%に見られるcommon diseaseである．特発性の原因による頭痛を一次性頭痛，器質的疾患や原因のはっきりしている頭痛を二次性頭痛という．

　プライマリ・ケア医に求められていることは，身体的に"軽症"と判断されそうな患者のなかから二次性頭痛を鑑別できることで，これこそが頭痛マスターへの第一歩である．特にくも膜下出血は，日本でも米国でも救急領域での「訴訟ランキングベスト5」に必ず入る疾患である．見逃すと致死的になる疾患が多くあるため，その疾患を除外するにはより慎重でありたい(図1)[1]．

各疾患についての除外ポイント

1　くも膜下出血(以下SAH)

●疫学事項
　人口10万対約20人/年，男女比1：2，ER受診の頭痛の1〜4%とされる．
　主にWills動脈輪の囊状動脈瘤の破裂により起こる．
●症状
　突発する激しい頭痛を主訴に現れるのは，SAH患者の約80%とされる．ただし軽い頭痛に加えてめまい，嘔気・嘔吐，意識消失などの症状で現れる場合

表1 SNOOP4

Systematic symptoms/disease：全身症状・全身性疾患

Neurological symptoms/signs：神経学的異常・徴候

Onset sudden：突然の頭痛

Onset after older 50 years：50歳以上の初発頭痛

Pattern change：以前と異なる頭痛の性状
  ❶ Progressive headache with loss of headache-free periods；高頻度
  ❷ Precipitated by Valsalva maneuver；Valsalva法で誘発される
  ❸ Postural aggravation；立位や臥位で悪化
  ❹ Papilledema；乳頭浮腫（視覚障害や複視を伴う）

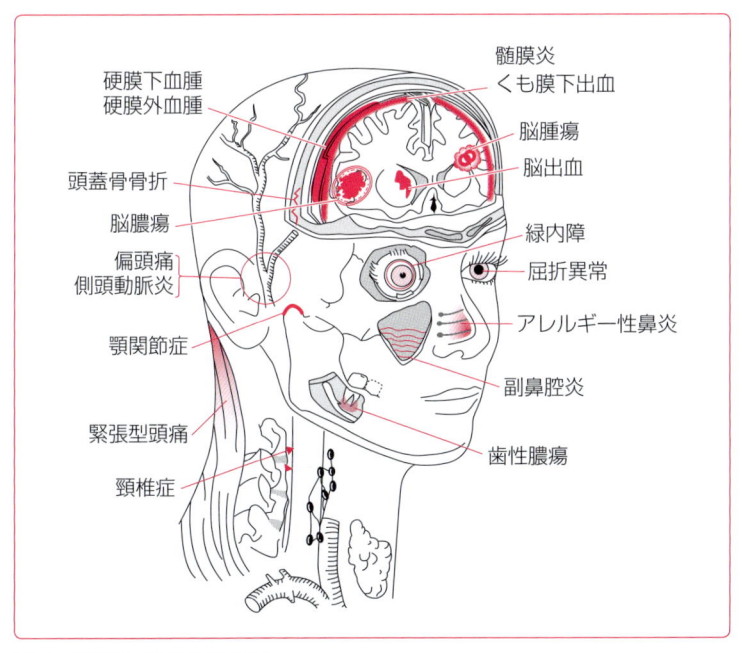

図1 頭痛の鑑別診断の図
(Collins DR：Differential Diagnosis in Primary Care, 5th ed. Philadelphia, Lippincott Williams & Wilkins, 2011 より改変)

　もある．突然の頭痛に項部硬直や痙攣などの症状が見られると，よりSAHを疑いやすくなる．局所神経症状は伴わないこともある．
　10〜50％にSAHに先行する数週間に警告頭痛があるとされ，24時間以内に

消失する．

●フィジカル所見
- 項部硬直は 21～86% に見られ，感度 59%，特異度 94% である．
- 髄膜刺激症状は発症数時間以内では認めないこともある．
- その他，高血圧やうっ血乳頭が見られることがある．

●主要検査所見
- 単純 CT：発症 6 時間以内は感度 100% であるが，24 時間経過すると感度 90% 以下，数日経過すると感度は 75% 以下に低下（ヘモグロビンが代謝されるため）．特異度は約 90～100% といわれるが，Hb 10 g/dl 以下，Ht 30% 以下の貧血で見逃しがある．また minor leak では全く所見のないものもある．
- 腰椎穿刺：CT で疑わしいが確信が持てない，もしくは SAH が疑われるが CT 所見陰性の際に行われる[2]．
- CT 所見陰性＋腰椎穿刺陰性 → 感度 100%，特異度 67%．
- CT 所見陰性でも腰椎穿刺をする必要あり．

2 脳出血（非外傷性）

●疫学事項
- 人口 10 万人あたり 16～33 人である．
- 原因としては，高血圧（オッズ比 3.9），糖尿病（オッズ比 2.2），タバコ，アミロイドアンギオパチー，動脈瘤，塞栓後の出血，敗血症性塞栓，脳腫瘍，出血・凝固異常，髄膜炎・脳炎，モヤモヤ病，血管炎，薬剤性などが挙がる．
- リスクファクターは年齢，アルコール多飲，LDL 低値，低 TG 血症などが挙がる．

●症状
- 脳出血の規模によるが，頭痛，嘔吐，意識障害などが見られる．
- 痙攣は 4～29% に見られる．

●フィジカル所見
脳出血の規模によるが，神経脱落症状が見られる．

●主要検査所見
頭部 CT・頭部 MRI は，出血の大きさのチェックを行う．

3 髄膜炎（細菌性）

●疫学事項
世界で年間120万人発症，ほぼ13万5,000人が毎年亡くなる．

●症状
項部硬直，発熱，意識障害(古典的3徴)がそろうのは約3分の2であるが，95％以上の髄膜炎患者に上記2つ以上の症状があり，99～100％の髄膜炎患者に少なくとも1つ症状がある．

15歳以上で上記3徴がすべてなければ，感度ほぼ100％で，髄膜炎を否定できる．

頭痛は約半数にしか見られないが，意識障害は約75％に見られる．その他，嘔気・嘔吐，羞明，神経局所所見，痙攣など．

●フィジカル所見
- jolt accentuation：感度97～100％．
- 項部硬直：感度30～84％，特異度68～95％．
- Kernig/Bruzinski徴候：感度5～61％，特異度98％．
- neck flexion test：感度81％，特異度39％．

●主要検査所見
- 血液検査・血液培養：血液検査で髄膜炎に特異的な所見なし．
- 細菌性髄膜炎の半数は血液培養で起因菌が判明，陽性率は未治療で70～80％，抗菌薬投与後で50％低下．
- 髄液検査，髄液培養：抗菌薬投与前の検査が望ましいが，抗菌薬投与後24時間以内であれば，髄液細胞数とタンパク，糖は影響を受けない．
- 髄液培養の細菌検出率は70～85％，抗菌薬投与後は50％以下(ただし脳ヘルニア徴候，Cheyne-Stokes呼吸，固定した眼球偏位，乳頭浮腫があれば，髄液検査禁忌!)．
- ラテックス凝集検査は迅速診断に有用，髄液PCRの感度は91～98％，特異度は96～98％．
- 頭部CT：脳ヘルニア徴候を疑う時のみ施行．

4 側頭動脈炎

●疫学事項
- 大動脈弓部(外頸動脈に多い)など，中～大同血管の炎症性疾患．
- 50歳以上に見られ，白人に多く，男性：女性＝1：2～3．

- リウマチ性多発筋痛症の約 15％ に側頭動脈炎，側頭動脈炎の約 60％ にリウマチ性多発筋痛症．

●症状
- 頭痛，発熱，正球性正色素性貧血，疲労感，体重減少など．
- 顎跛行と失明は特異的所見．

●フィジカル所見
- 顎跛行の陽性尤度比は 4.2，複視は 3.4，数珠状の側頭動脈は 4.6，側頭動脈の脈拍消失は 2.7，側頭動脈の圧痛 2.6．

●主要検査所見
- 赤血球沈降速度（ESR）は感度 96％．
- ESR＞100 mm/時 → 陽性尤度比 1.9．
- 側頭動脈生検の感度 85％，特異度 100％．

5 急性閉塞隅角性緑内障

●疫学事項
- 失明の原因の 2 番目．アジア地域で 75％ を占める．
- 急性閉塞隅角性緑内障の家族歴，60 歳以上，女性，遠視，網膜剥離，アジア人などがリスクファクターとして挙がる．

●症状
視野障害，光を当てると halo が見える，嘔気・嘔吐．

●フィジカル所見
視野障害，瞳孔の評価（散瞳傾向），結膜の充血．

●主要検査所見
眼圧の上昇，前房のチェック，眼底検査，隅角鏡検査．

見逃すとどの程度危険か？

- 「くも膜下出血（SAH）」は，致死率約 50％，社会復帰率約 50％．
- 「脳出血（非外傷性）」は，麻痺，痙攣，出血の範囲によっては致死的．
- 「髄膜炎（細菌性）」は，致死率 5〜20％，後遺症は 10〜30％．
- 「側頭動脈炎」は，生命予後には影響ないが，失明．
- 「急性閉塞隅角性緑内障」は，生命予後には影響ないが，失明．

まとめ

- 「くも膜下出血(SAH)」,「脳出血」,「髄膜炎」,「側頭動脈炎」,「急性閉塞隅角性緑内障」,「その他(椎骨脳底動脈解離,静脈洞血栓症,海綿静脈洞血栓症,頭蓋内圧亢進症,CO中毒,脳腫瘍・脳膿瘍などの疾患)」を鑑別に挙げる.
- SNOOP4のチェックを行う[3].
- SNOOP4の引っかかる症例では,バイタルサインのチェックと頭部CTなど,画像検査を考慮する必要がある.
- 頭痛以外の症状(視野障害やめまい,意識状態の変化,顎跛行など)にも目を向ける必要あり.
  各疾患の除外ポイントを下記にまとめた.

各疾患の除外ポイント

病名	部位	発症	頭痛の性状	時間	増悪因子	徴候	身体診察
くも膜下出血(SAH)	後頭部〜側頭部	突然	今までにない痛み	持続	血圧を上げる行為	嘔気・嘔吐,頸部痛,意識障害,痙攣	高血圧,髄膜刺激症状,巣症状,うっ血乳頭
脳出血	出血部位による	突然	今までにない痛み	持続	血圧を上げる行為	嘔気・嘔吐,意識障害,痙攣,麻痺	高血圧,巣症状
髄膜炎	全般	徐々に	頭重感	徐々に悪化	(光で悪化することも)	発熱,項部硬直,意識障害,痙攣,皮疹	発熱,うっ血乳頭,項部硬直,皮疹,側頭動脈の拍動減少
側頭動脈炎	後頭部〜側頭部	徐々に	拍動性	持続性もしくは間欠性	咀嚼	視野障害,顎跛行,発熱	発熱,50歳以上,側頭動脈の圧痛
急性閉塞隅角性緑内障	眼球の奥	突然	目の奥を押されるような痛み	持続	散瞳効果のある薬剤で悪化	視野障害	視野障害,瞳孔の評価(散瞳傾向),結膜の充血,眼圧上昇

パール

- **パール1**：二次性頭痛の鑑別に目を向けるために，問診や身体診察で二次性頭痛を疑う患者を選別し，その患者に速やかに必要な検査を行う．
- **パール2**：頭痛患者で"突発"，"最悪"，"悪化"のサインが1つでもあれば，精査必要！
- **パール3**：二次性頭痛には，生命予後に影響する疾患，生命予後を変えないが視野障害に影響を与える疾患が多く隠れている．

文献

1) Collins DR：Differential Diagnosis in Primary Care, 5th ed. Philadelphia, Lippincott Williams & Wilkins, 2011
2) Perry JJ, et al：Is the combination of negative computed tomography result and negative lumbar puncture result sufficient to rule out subarachnoid hemorrhage? Ann Emerg Med 51：707-713, 2008
3) Dodick DW：Pearls；headache. Semin Neurol 30：74-81, 2010

参考文献

- Friedman BW, et al：Headache emergencies；diagnosis and management. Neurol Clin 30：43-59, 2012
- Singh A, et al：Management strategies for acute headache in the emergency department. Emerg Med Pract 14：1-23, 2012

Question & Answer & Keyword

Q どのような頭痛の時にCT検査を考慮しますか？

A 二次性頭痛を疑う時には，全例検査が必要である．二次性頭痛を疑うポイントとして，①突然の頭痛，②今まで経験したことがない頭痛，③いつもと違う頭痛，④頻度と程度が悪化していく頭痛，⑤55歳(40歳)以降に初発の頭痛，⑥神経症状を有する頭痛，⑦癌や免疫不全の病態を有する患者の頭痛，⑧精神症状を有する患者の頭痛，⑨発熱・項部硬直・髄膜刺激症状を有する頭痛のうち，1つ以上あれば二次性頭痛を疑い，積極的に画像検査や腰椎穿刺などの精査を行う．その他に画像検査を行う例として，バイタルサインに異常を認める患者(特に血圧が高い)，治療に反応しない頭痛や，画像検査を行わない限り良性の非器質性疾患であることに納得しない不安な患者，などが挙げられる．

Keyword 二次性頭痛，頭部CT，腰椎穿刺

（伊藤有紀子・林　寛之）

14 胸痛

「胸痛」で"見逃してはならない疾患"のリスト
❶ 急性冠症候群(ACS)
❷ 大動脈解離
❸ 肺塞栓
❹ 緊張性気胸
❺ 特発性食道破裂

　胸痛は，日常診療でよく遭遇する主訴の1つである．救急搬送患者のうち，胸痛を主訴とする者は6％という．患者は胸痛と表現しないことがある．背部痛，呼吸苦，心窩部痛，嚥下痛などさまざま．非典型例が多い．診断がつかない場合も，より悪い場合を想定して対処することが大事である．不定愁訴のように思えても，患者の訴えに耳を傾ける．胸痛にはkiller diseaseが隠れていることを肝に銘じておきたい．

各疾患についての除外ポイント

1　急性冠症候群(ACS)[1]

● 疫学事項

　わが国の急性心筋梗塞の発症率は，30〜40人/10万人/年．米国では，死亡率は男性121人/10万人，女性67人/10万人である．日本では，男性36人/10万人，女性18人/10万人と，米国に比べてはるかに低い．女性では同年代で比較すると，閉経前後で3倍発症率が増える．

● 病歴における除外ポイント

　前胸部の痛みや漠然とした不快感や圧迫感を訴える．持続時間は5分以上で，随伴症状としては冷汗や嘔気・嘔吐がある．冷汗は尤度比(LR)が2.0で，

ACS(acute coronary syndrome)の可能性を高める(図1)．両肩への放散痛のLRは9.7と高い．呼吸性変化のある胸痛(LR：0.2)，鋭い刺すような痛み(LR：0.3)，体位による痛みの変化(LR：0.3)は，ACSの可能性を低下させる．

● 身体所見における除外ポイント

橈骨動脈の触知や冷汗の有無を確認する．低血圧(収縮期血圧80 mmHg未満)は3.1，聴診でのⅢ音聴取は3.2，crackleの聴取は3.1と，それぞれLRが高く，ACSの可能性を高める．触診で再現される胸痛の陰性LRは，0.2〜0.4である．

● 除外のための検査の適応と除外ポイント

心電図で新たなST上昇があれば，ACSの可能性を高める(LR：5.7〜54)．その他，新たな伝導障害の出現やT波の変化もLRは高い．正常な心電図はACSの可能性を低下させるが(LR：0.1〜0.3)，否定はできない．CK-MBやトロポニンTなどの心筋マーカーも診断に有用であるが，発症後数時間しないと上昇しない．経時的変化を追うことで陰性的中率が上昇する．

2 大動脈解離[1]

● 疫学事項

一般集団における発症率は2.6〜3.5人/10万人/年と推定されている．急性大動脈解離の国際レジストリでは，65％が男性であり，平均年齢は63歳であった．大動脈解離を呈する女性は男性より高齢である．

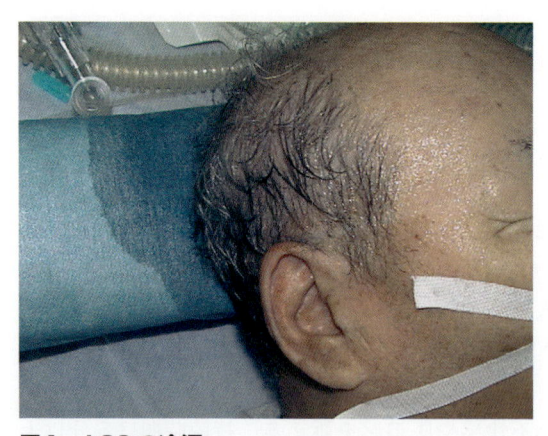

図1 ACSの冷汗
冷汗は上肢でまず確かめる．ひどくなると全身に出る．

● 病歴における除外ポイント

突然発症の胸痛は最も感度の高い所見であり，突然発症の胸痛がなければ陰性 LR は 0.3 となる．

● 身体所見における除外ポイント

左右の血圧差の陽性 LR は 5.7 である．神経学的局在所見の出現頻度は低いが，LR は 6.6～33 と高い．

● 除外のための検査の適応と除外ポイント

胸部 X 線で縦隔拡大や大動脈の輪郭の異常がない場合は，陰性 LR は 0.3 となるが，胸部 X 線が正常でも否定はできない．①大動脈痛，②脈拍の欠如・血圧の左右差，③ X 線で上縦隔拡大(図2)，の3つの所見がそろえば，陽性 LR は 66 となる[2]．造影 CT は感度特異度ともに高い．また，D-dimer が 0.5 μg/ml 以上の感度は 90% 以上である[3]．

3 肺塞栓[1]

● 疫学事項

2006 年の本邦の調査では，発生率 6 人 /10 万人 / 年，米国は 50 人/10 万人 / 年と，米国の約 8 分の 1 ということになる．特に女性では，年齢の増加とともに上昇する．

● 病歴における除外ポイント

典型的症状は胸痛，呼吸困難，頻脈，頻呼吸であるが，典型的な症状がなく

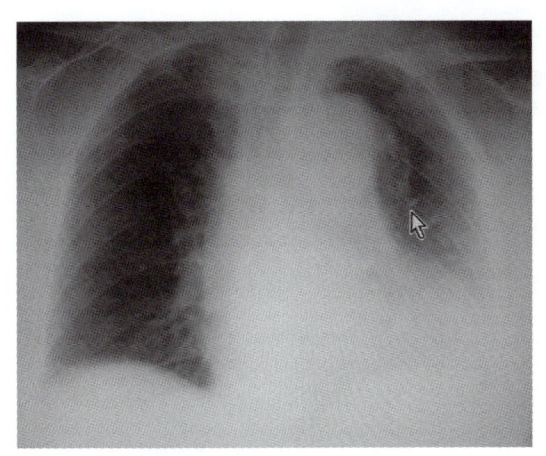

図2　大動脈解離の胸部 X 線
上縦隔が拡大している．

ても除外できない．Wellsクライテリア(MEMO 1)を用いると，危険群は低・中等度・高に分けられ，低危険群でD-dimerが陰性であれば，肺塞栓を除外できる．

●身体所見における除外ポイント

頸静脈怒張や下肢の腫脹(図3)，聴診でⅡ音の亢進，ラ音の聴取などがあるが，どれも特異的ではない．

●除外のための検査の適応と除外ポイント

除外できなければ造影CTを行い，肺動脈血栓や深部静脈血栓症の有無を調べる．

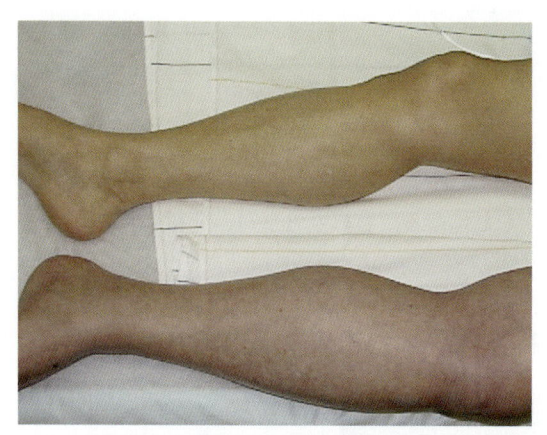

図3 深部静脈血栓症の下腿腫脹
肺塞栓の原因として深部静脈血栓症がある．左下腿に異常所見がある．下腿腫脹，色調変化，把握痛，表在静脈拡張．

MEMO 1　Wellsクライテリア

以下の7つの項目のうち，該当項目の合計スコアを用いて肺塞栓症の確率を予測する．

①深部静脈血栓症の疑い3点，②肺塞栓症以外の診断が当てはまらない3点，③心拍数>100 bpm 1.5点，④4週間以内の手術もしくは臥床1.5点，⑤深部静脈血栓症もしくは肺塞栓症の既往1.5点，⑥血痰1点，⑦活動性の悪性腫瘍1点．

低危険群は合計スコアが0～2点，中等度危険群は3～6点，高危険群は>6点である．

4 緊張性気胸[4)]

●疫学事項

外傷性ショックでは出血性ショックが90％以上を占める．緊張性気胸と心タンポナーデ，神経原性ショックが残りを占める．人工呼吸中の圧外傷で起こる気胸から緊張性気胸に移行することは稀であり，多くはその前に気づく．

●病歴における除外ポイント

外傷性緊張性気胸は高エネルギー事故で起こる．または胸部外傷で起こる．頭部単独外傷や下肢単独外傷では起こらない．受傷機転が不明な時は除外できない．

●身体所見による除外ポイント

胸痛，呼吸苦は共通所見である．50〜75％で頻脈・片側呼吸音減弱を認める．SpO_2の低下や気管偏位（図4），低血圧は25％以下，10％以下の所見としてはチアノーゼや意識レベル低下，打診で鼓音，患側胸郭運動低下がある．

●除外のための検査の適応と除外ポイント

緊張性気胸の診断は，病歴や身体所見で行う．X線やCTに頼らない．

5 特発性食道破裂[5)]

●疫学事項

発生率は3.1人/100万人/年と，稀である．

●病歴における除外ポイント

40％に大量飲酒，41％に胃十二指腸潰瘍の既往がある．83％に疼痛，79％に

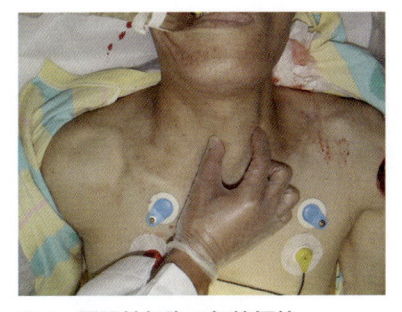

図4 緊張性気胸の気管偏位
図は外傷性緊張気胸の死亡例．気管が左方偏位している．軽度気管偏位は，胸骨切痕直上で触診する．

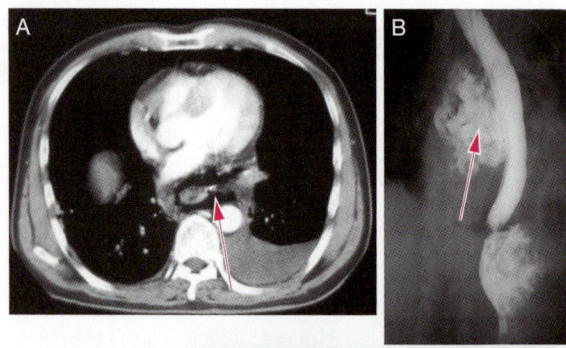

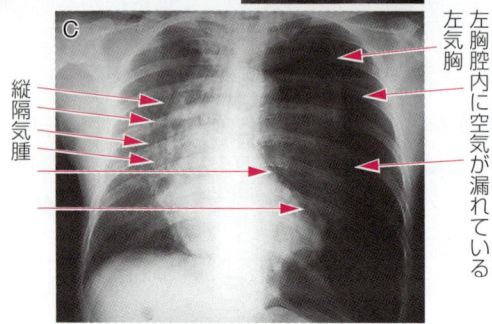

図5 特発性食道破裂
A：矢印は，食道周囲の遊離ガス．
B：矢印は，食道造影で縦隔内へ造影剤の流出を認める．
C：胸部X線で気胸を認める．

嘔吐を認める．

- **身体所見による除外ポイント**

    呼吸苦やショック状態は32～39％に認める．

- **除外のための検査の適応と除外ポイント**

    胸部X線で縦隔気腫は27％，胸水は60％に認める．食道造影を行っても10～38％に偽陰性がある．疑わしければ胸部CTを行う(図5)．

見逃すとどの程度危険か？

「ACS」の患者を見逃して帰宅させた場合，心肺停止となることもある．Door to balloon timeは90分以内を目標としている．早期診断・早期治療が必要である．

「大動脈解離」発症から1時間ごとに死亡率が1～2%増加していく．最初の24時間で約33%の患者が死亡し，48時間で50%に達する．

「肺塞栓」は致死的となりうるので，早期診断し，専門医にコンサルトをする必要がある．

「緊張性気胸」は身体所見で診断がつき次第，脱気を行わなければならない．X線やCTを撮っていると心肺停止に至ることがある．

「特発性食道破裂」は心筋梗塞と誤診され，対応が遅れると縦隔炎を合併し，敗血症となり，死に至る．

まとめ

各疾患の除外ポイントを下記にまとめた．

各疾患の除外ポイント

	病歴	身体所見	検査
急性冠症候群（ACS）	両肩への放散痛はLR 9.7．冷汗はLR 2.0．呼吸性変化のある胸痛はLR 0.2，刺すような痛みはLR 0.3．	収縮期血圧80 mmHg未満はLR 3.1，聴診でのⅢ音聴取は3.2，crackleの聴取は3.1．	心電図で新たなST上昇LR 5.7～54．正常な心電図はLR 0.1～0.3だが，否定はできない．
大動脈解離	突然発症の胸痛がなければ，陰性LRは0.3となる．	左右上肢の血圧差の陽性LR 5.7．神経学的局在所見LR 6.6～33．	①大動脈痛，②脈拍の欠如・血圧の左右差，③X線で上縦隔拡大，の3つの所見がそろえばLR 66．
肺塞栓	Wellsクライテリアで危険群を低・中等度・高に分ける．	特異的な身体所見はない．	Wellsクライテリア低危険群でD-dimerが陰性であれば，肺塞栓を除外できる．
緊張性気胸	受傷機転が不明な時は除外できない．	50～75%で頻脈・片側呼吸音減弱を認める．25%以下でSpO$_2$低下・気管偏位・低血圧．	X線やCTに頼らない．
特発性食道破裂	79%に嘔吐，83%に疼痛，40%に大量飲酒．	32～39%に呼吸苦やショック状態．	胸部X線で縦隔気腫27%，胸水60%．食道造影偽陰性10～38%．疑わしければ胸部CT．

パール

- **パール1**：①動脈痛，②脈拍の欠如・血圧の左右差，③X線で上縦隔拡大，の3つの所見がそろえば，大動脈解離．
- **パール2**：呼吸性変化のある胸痛，刺すような痛み，正常な心電図は，ACSの可能性を低下させるが，否定はできない．
- **パール3**：Wellsクライテリアと D-dimer が陰性で，肺塞栓を除外する．

文献

1) Darid L Simel, 他（編），竹本毅（訳）：論理的診察の技術—エビデンスに基づく診断のノウハウ．pp463-480, pp565-580, pp663-678, 日経BP社，2010
2) von Kodolitsch, et al：Clinical prediction of acute aortic dissection. Arch Intern Med 160：2977-2982, 2000
3) Shimony A, et al：Meta-analysis of usefulness of d-dimer to diagnose acute aortic dissection. Am J Cardiol 107：1227-1234, 2011
4) Leigh-Smith S, et al：Tension pneumothorax-time for a re-think? Emerg Med J 22：8-16, 2005
5) Tonolini M, et al：Spontaneous esophageal perforation(Boerhaave syndrome)；diagnosis with CT-esophagography. J Emerg Trauma Shock 6：58-60, 2013

Question & Answer & Keyword

Q 胸痛の症状が軽そうであれば，ゆっくり病歴を聴取してもいいですか？

A 一見症状が軽そうでも，胸痛がある場合は，致死的胸痛を否定できるまでは重症として対応する．来院10分以内に，バイタルサイン測定，モニター，心電図12誘導を行う．

Keyword 致死的胸痛，陽性尤度比，陰性尤度比

（今 明秀）

15 腹痛

「腹痛」で"見逃してはならない疾患"のリスト
1. 非閉塞性腸管虚血（NOMI）
2. S状結腸穿孔
3. 腹部大動脈瘤切迫破裂
4. 急性虫垂炎
5. 絞扼性腸閉塞

　腹痛は，多くの方が「難しい」と感じている分野ではないか？　理由として臓器や疾患が多岐にわたることが挙げられる．そのせいか腹痛に対して病歴や身体所見から診断しようという意識が希薄で，すぐにCTが撮影される傾向にある．事実，臨床情報なしでもかなりの診断が可能で，それならば診察などはもう止めて，CTだけでいいのではないか？　そんなふうに考えたくもなってしまう．

　ところが実際は，CTで容易に診断できる疾患は病歴聴取や診察でもそれと推察できることが多く，逆に臨床診断が難しい疾患ほどCTでの判別も難しい．両者は必ずしも相補的ではない．腹痛のバイブルとして有名な『Cope's Early Diagnosis of the Acute Abdomen』[1]にある以下の一文がまさにこれを言い当てている．

　「Radiologic or ultrasonic examinations, CT, and the vast array of laboratory tests available to all of us today will not compensate for a poor or incomplete history and physical examination.」

　ここではCTをもってしても見逃しがちな，しかし臨床所見からは推測可能な疾患を挙げた．

各疾患についての除外ポイント

1　非閉塞性腸管虚血(NOMI)

　主幹動脈の閉塞なしに小腸もしくは大腸が広範囲に虚血となる病態．壊死に至れば急速に敗血症が進んで，意識障害・呼吸不全・アシドーシスを伴う"原因不明の重症敗血症"として，ICUにとどまってしまうことも珍しくない．

● 病歴における除外ポイント

　高齢や動脈硬化，透析などがベースになければ，そもそも否定的である．痛みの程度は強く持続的なので，以前からあった痛み，あるいは明らかな間欠痛は否定的と言える．

● 身体所見における除外ポイント

　痛みの割には有意な腹部所見が全くないことが最大の特長といえる(圧痛/反跳痛/筋性防御がない)．明らかな所見がある場合には，他疾患か，すでに壊死しているかのいずれかを考える．

● 除外のための検査の適応と除外ポイント

　「血管疾患のリスク」「突然始まった強い持続腹痛」「腹部所見陰性」の3つがそろえば否定しなくてはならないので，腹部CT(単純/造影)を撮影する．上腸間膜動脈閉塞ならば動脈が造影されない像が確認できるが，NOMI(non-occlusive mesenteric ischemia)では血管は造影されるので，画像的に虚血の指摘が困難である(図1)．また，腸管壁に造影効果を認めることは虚血の否定にはならないので注意を要する[2]．壊死に至っていれば門脈ガス像などの副所見を認めることがある．

2　S状結腸穿孔

　典型的な下部消化管穿孔は"汎発性腹膜炎"を呈するので，診断は容易だ．一方で，下部消化管穿孔の好発部位であるS状結腸では，穿孔がはじめ間膜内にとどまり，この時点では腹膜炎にはならないので，初診で度々見逃される．

● 病歴における除外ポイント

　典型的には高齢者の突然の左下腹部痛で，排便後の発症が多い．同様の痛みが以前から繰り返しある場合は否定的である．初期は消化器症状が出にくいので，吐き気や下痢が強い場合も否定的となる．穿孔が間膜内でとどまっている

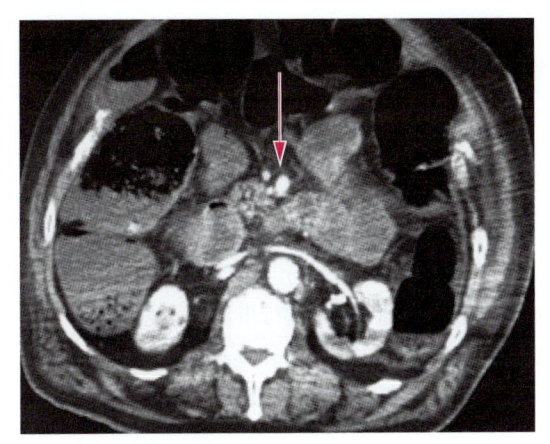

図1　NOMIの症例の造影CT
上腸間膜動脈本幹は造影されている(矢印)が，手術所見では回腸および結腸が壊死していた．

間は，思いのほか全身状態は良い．
●**身体所見における除外ポイント**
　反跳痛がない場合が問題となる．発症が急であり，痛み以外の症状がなく，圧痛点が局在しているならば否定はできない．
●**除外のための検査の適応と除外ポイント**
　リスク例の左下腹部痛で，他疾患が否定的ならば念頭に置くべきである．CTで結腸間膜内へのエアを認めれば診断となるが，読影は時に困難で，遊離の腹腔内ガス像は早期には認めないことが多い．

3　腹部大動脈瘤切迫破裂

　おそらく，大動脈瘤は腰背部痛で見逃してはならない疾患の1つであるので，腹痛としては少し視点を変える．動脈瘤には"切迫破裂"という病態がある．壁の一部に裂け目ができているが，まだ周囲に出血していない状態で，見過ごすと早期の破裂をきたす可能性が高い．
●**病歴における除外ポイント**
　血管疾患なので"突然発症"となる．以前からある痛みや，繰り返す(以前にも感じたことのある)痛みは否定的となる．痛み以外の症状は伴わない．
●**身体所見における除外ポイント**
　「突然の強い腹痛」「拍動性腫瘤」「ショック」がそろえば，その時点で「破

裂性腹部大動脈瘤」と判断するが，切迫破裂ではバイタルサインは正常である．
●除外のための検査の適応と除外ポイント

切迫破裂では画像的に破裂の所見はないので，CTで診断することはできない．破裂が危惧されるサイズ（>55 mm以上）の瘤があり，どう考えても他に説明できる疾患がない場合に疑う．

4　急性虫垂炎

昔も今もこれからも，腹痛疾患で最も見逃されるのは虫垂炎である．上述の❶～❸は比較的数の少ない疾患なので典型例を外さないことが大事だが，虫垂炎は数が多いので，非典型例をいかに見逃さないかが問題となる．
●病歴における除外ポイント

最も有効な除外ポイントは，虫垂切除術の既往である．一般的な病歴は「腹痛 → 嘔吐 → 痛みが右下腹部に移動」の順になるが，特に腹痛と嘔吐はこの順の場合が多く，逆であった場合は否定的となる．
●身体所見における除外ポイント

虫垂があるべき部位（右下腹部）をどんなに押しても圧痛がないならば，否定的となる．感度を下げる因子としては，肥満，妊婦，精神疾患，虫垂の位置異常などがある．
●除外のための検査の適応と除外ポイント

検査としては，身体所見と検査所見を組み合わせた Alvarado（MANTRELS）score（表1）が有名だが，感度は70％程度[3]なので否定には不十分である．正常虫垂が画像的に示せれば否定的と言える．虫垂炎の感度は超音波で70～90％，CTで95％程度なので，検査で否定できない虫垂炎に遭遇する確率は決して低くない．

5　絞扼性腸閉塞

緊急手術が必要なのに保存治療が継続されて"hospital delay"となる典型的な疾患である．
●病歴における除外ポイント

癒着性腸閉塞との鑑別が問題となる．絞扼では腹痛は持続痛なので，明らかな間欠痛である時には否定的である．癒着性として保存治療をしているにもかかわらず，痛みが消失しない場合も要注意である．

表1　Alvarado(MANTRELS) score：6点以上で虫垂炎を疑う

Migration of pain(痛みの部位が右下腹部へ移動)	1点
Anorexia	1点
Nausea / Vomiting	1点
Tenderness in right iliac fossa	2点
Rebound tenderness	1点
Elevated temperature(37.3℃以上)	1点
Leukocytosis(白血球＞10,000/μl)	2点
Shift the left(多核白血球＞75％)	1点

● 身体所見における除外ポイント

　腸閉塞では腸蠕動のタイミングで痛みが強くなる．癒着性では蠕動がおさまっている時は痛みが消失しているのに比べて，絞扼の場合は痛みが消失しない．反跳痛を伴うことも多い．治療のために胃管を挿入すると，癒着性の場合には黄～褐色の大量排液があるが，絞扼では緑色か透明の胃液様で，量も少ないことが多い．

● 除外のための検査の適応と除外ポイント

　CTで閉塞部位が1カ所に特定できれば絞扼性は否定的だが，腸管の全長を追って評価するのは時に困難である．腸管壁に造影効果があるからといって，虚血は否定できない[2]．

見逃すとどの程度危険か？

　「非閉塞性腸管虚血」の死亡率は70％程度[4]，見逃せば救命は絶望的．

　「S状結腸穿孔」は腹腔内へ穿孔すれば30％程度の死亡率がある．

　なお，診断前に便秘と称して浣腸が施行されているケースを散見するが，穿孔を助長する可能性がある．

　「腹部大動脈瘤切迫破裂」は，破裂すると2分の1は(生きて)病院にたどり着かず，病院にたどり着いて治療が開始されても救命率は50％程度．

　「急性虫垂炎」は見逃して穿孔へ至った場合，入院期間の延長や複数回の処置，創部の整容性の低下などにつながる．

　「絞扼性腸閉塞」は見逃すと腸壊死となる．腸壊死の範囲が多ければ致死的となる．

各疾患の除外ポイント

❶非閉塞性腸管虚血（NOMI）
重篤な基礎疾患（透析中など）がないこと，突然発症ではないこと．

❷S状結腸穿孔
高齢やADL低下が基礎状態にないこと，突然発症ではないこと．

❸腹部大動脈瘤切迫破裂
最近新たに発現した痛みではないこと，繰り返しの受診歴がないこと，突然発症ではないこと．

❹急性虫垂炎
右下腹部に圧痛があるかぎり，そうではないと判明するまでは，虫垂炎は鑑別から外さないほうがよい．

❺絞扼性腸閉塞
痛みは明らかな間欠痛であること，嘔吐やドレナージによって症状が改善すること．

その他，腹痛を訴えてCTを撮影しても腹部に有意な所見が見当たらない場合，腹部疾患が原因でない可能性がある．臨床で時折経験するのは胸膜炎（膿胸）で，この場合，少量の胸水を認めることが多い．

まとめ

"見逃してはならない腹痛"とは，要するに緊急手術をすべき症例のことで，時に検査で除外することは困難だ．Clifton K. Merdor著『A Little Book of Doctor's Rules』[5]には「An acute surgical abdomen is when a good surgeon says it is an acute surgical abdomen. There is no other test for it.」とある．

各疾患の除外ポイントを上記にまとめた．

パール

- パール1：訳のわからないアシドーシスは，腸壊死を疑え！
- パール2：フリーエアが見えないことは，消化管穿孔の否定にはならない．
- パール3：虫垂がある限り虫垂炎は疑う．

文献

1) William Silen, et al (ed)：Cope's Early Diagnosis of the Acute Abdomen 22ed. p7, Oxford University Press, New York, 2010
2) Wiesner W, et al：Small bowel ischemia caused by strangulation in complicated small

bowel obstruction. CT findings in 20 cases with histopathological correlation. JBR-BTR 94：309-314, 2011
3) McKay R, et al：The use of the clinical scoring system by Alvarado in the decision to perform computed tomography for acute appendicitis in the ED. Am J Emerg Med 25：489-493, 2007
4) Bassiouny HS：Nonocclusive mesenteric ischemia. Surg Clin North Am 77：319-326, 1997
5) Clifton K Meador：A Little Book of Doctors' Rules. p103, Hanley & Belfus, Philadelphia, 1992

Question & Answer & Keyword

Q 腹痛を診察する際には，痛みの様子がわかりにくくなるため，鎮痛薬の使用は避けたほうがよいか？

A 鎮痛薬を使用すること自体が診断や治療の遅れにつながることはない．ただし，痛みが一時的に良くなったことをもって"治療"としてはいけない．また，腹痛に頻用されているブチルスコポラミン（ブスコパン®）は，薬理作用としての鎮痛効果はないので，注意が必要である．

Keyword 非閉塞性腸管虚血，下部消化管穿孔，腹部大動脈瘤，急性虫垂炎，絞扼性腸閉塞

（窪田忠夫）

コラム5 「直感」と「ひらめき」の違いについて教えてください

　英語では「直感」は intuition，「ひらめき」は insight と表現される．日常的表現では両者は混同されて使用されることが多いが，認知科学では区別されている．

　直感は「特に理由や根拠がなく」ある判断や意思決定を行うことであり，ひらめきは「きちんとした理由や根拠があって」ある判断や意思決定を行うことである．豊富な臨床経験に基づく「ひらめき」による推論は，直感的推論と分析的推論をバランスよく統合した推論によって行われるので，これは洞察的推論（insightful reasoning）となる（図1）． （徳田安春）

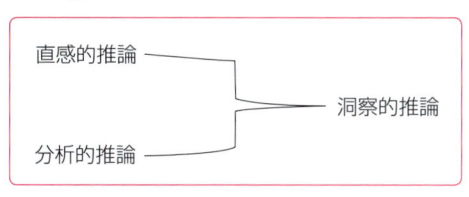

図1　臨床推論のプロセス

16 咽頭痛

「咽頭痛」で"見逃してはならない疾患"のリスト
1. 急性喉頭蓋炎
2. 後咽頭膿瘍
3. 扁桃周囲膿瘍
4. Lemierre 症候群
5. Ludwig angina

　咽頭痛はよくある症状である．ウイルス性上気道炎(インフルエンザを含む)，伝染性単核球症，連鎖球菌性咽頭炎などの頻度が多い．しかしながら，咽頭痛を訴える患者が"見逃してはならないキラー疾患"のこともある．咽頭の近くには生命維持に重要な気道(図1)や血管構造が存在するからだ．

各疾患についての除外ポイント

1　急性喉頭蓋炎

　喉頭蓋の炎症により喉頭蓋の急激な腫脹をきたすので，気道閉塞を起こすおそれがある．原因としてはインフルエンザ菌などの細菌感染が多いが，化学物質による報告もある．小児に多かったが最近では成人や高齢者のケースが増えてきている．
　症状は，発熱，咽頭痛，嚥下痛，流涎，声の変化，呼吸困難など．
　フィジカル所見では，重症感，トライポッド体位(座位で前傾し開口流涎しながら頸部伸展)，舌骨部の圧痛，聴診で上気道ストライダー(吸気時喘鳴)などを認める．「咽頭痛の割に咽頭発赤がない」というのは重要な所見ではあるが，舌圧子で咽頭を観察しようとすると気道閉塞をもたらすことがあり，この疾患を疑った場合には舌圧子は使用しないほうが安全である．

咽頭痛　147

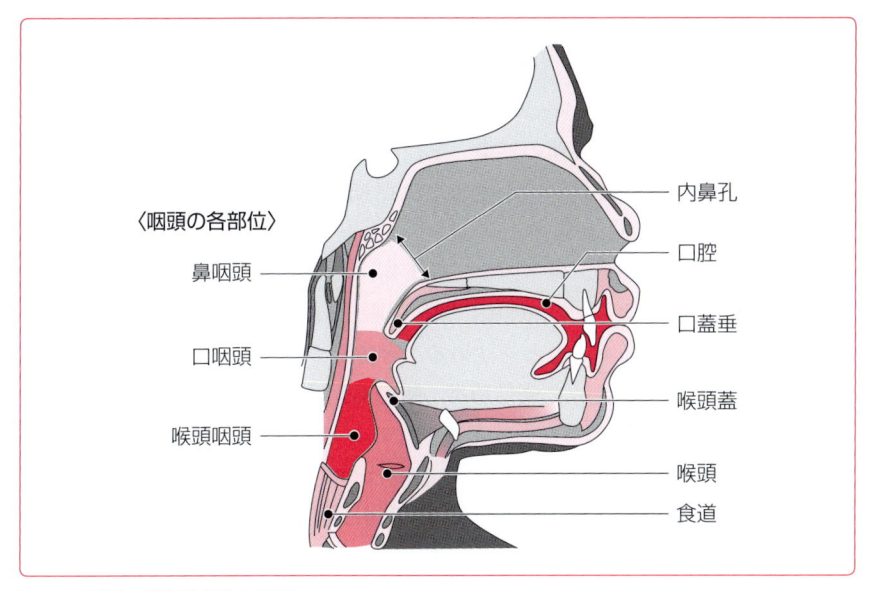

図1　咽頭・喉頭付近の解剖

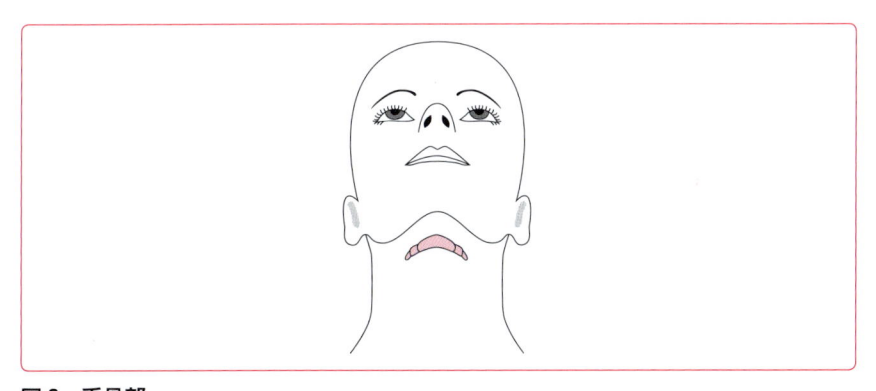

図2　舌骨部

　検査では，単純X線頸部側面写真(感度81%，特異度95%)[1]や頸部CT，エコー(アルファベットPサイン)がある．ただし，検査前確率が高く気道閉塞のおそれがある場合には，検査より気道確保(できれば耳鼻科医に任せる)を優先させる．初期にはストライダーがなくても否定できない．
　除外ポイントは，声の変化と嚥下痛がないこと，および舌骨部(図2)の圧痛(やさしく行う)がないこと，などである[2]．

2　後咽頭膿瘍

　咽頭後部の軟部組織スペースに膿瘍ができるもので，咽後膿瘍とも呼ばれる．好気性菌または嫌気性菌の感染，または混合感染が主な原因である．外傷性のケースもある．5歳以下の小児または免疫不全者(ステロイド投与・糖尿病・HIV感染症)に生じることが多い．

　症状は，発熱，咽頭痛，嚥下困難，嚥下痛，流涎，呼吸困難など．

　フィジカル所見では，後咽頭腫脹，頸部腫脹，項部硬直，頸部リンパ節腫脹，聴診で上気道ストライダーなどを認める．合併症が重要であり，上気道閉塞，縦隔炎(下降性壊死性縦隔炎)，誤嚥性肺炎，肺膿瘍，膿胸などをきたすことがある．

　検査では，単純X線頸部側面写真は正常のことが多く，頸部造影CT，頸部(口腔内)エコーがある．頸部造影CTの感度は高く，陰性的中率は100%[3]．細菌学的診断検査のため，抗菌薬投与前に，吸引針生検による培養を提出する．

　除外ポイントは，嚥下痛・後咽頭腫脹・頸部腫脹がないことであるが，免疫不全者などの危険因子がある場合には，造影CTを考慮する．

3　扁桃周囲膿瘍

　咽頭炎や扁桃腺炎からの波及で起こる．20～30歳代の若年成人に多く，また咽頭炎が好発する冬に多い．両側性は稀である．

　症状は，発熱，咽頭痛，嚥下困難，嚥下痛，トリスムス(顎筋肉群のスパスム)による開口障害と熱いポテトを食べながら発するような声(ホットポテトボイス)，流涎，嫌気性口臭などがある．

　フィジカル所見では，口蓋垂の偏位と非対称性な軟口蓋，軟口蓋の前方突出を認める．確定診断には，吸引針生検または頸部造影CT，頸部(または口腔内)エコー．

　除外ポイントは，開口障害・ホットポテトボイス・口蓋垂や軟口蓋の非対称性のすべてがないこと．紛らわしい疾患として扁桃周囲蜂窩織炎があるが，この鑑別は検査で行う．

4　Lemierre症候群

　咽頭炎や口腔内感染症の炎症が波及して，化膿性血栓性内頸静脈炎を起こすもの．敗血症性肺塞栓症をきたす．起炎菌はFusobacteriumが多い．若年成人に多い．

症状としては，咽頭痛の後1週間以内に，悪寒や高熱，咳，呼吸困難，胸膜痛をきたす．

フィジカル所見では，重症感，内頸静脈付近の頸部(胸鎖乳突筋)の腫脹と圧痛，呼吸音でcrackle(肺病変が大きい時)，胸膜摩擦音(膿胸合併時)などを認める．

画像診断は，頸部エコーと胸部単純X線写真に加えて，頸部〜胸部造影CT．血液培養検査は必須である．

除外ポイントは，頸部(胸鎖乳突筋)の腫脹・圧痛がないこと，呼吸器症状と胸部画像の異常がないこと，などである．

5 Ludwig angina

口底蜂窩織炎とも呼ばれる．咽頭〜口腔内の炎症が，下顎〜頤〜舌下の軟部組織に波及して生じる．齲歯が原因となることもある．

症状は，発熱，咽頭痛，顎下腫脹，発赤，開口障害，嚥下困難，嚥下痛，呼吸困難など．

フィジカル所見では，下顎〜頤〜舌下の軟部組織の腫脹と圧痛を認める．

頸部エコー，頸部CTなどが補助診断に有用である．

下顎〜頤〜舌下の軟部組織の腫脹と圧痛がなければ除外する．

見逃すとどの程度危険か？

「急性喉頭蓋炎」を見逃すと，上気道閉塞・窒息のおそれがある．

「後咽頭膿瘍」「扁桃周囲膿瘍」「Ludwig angina」も同様に上気道閉塞のリスクがある．「後咽頭膿瘍」や「Ludwig angina」では，下降性に感染が波及して縦隔炎をきたすことがあり，敗血症のおそれがある．

「Lemierre症候群」では，肺膿瘍や膿胸をきたすおそれがある．

まとめ

各疾患の除外ポイントを次ページにまとめた．

その他，咽頭痛という訴えにもかかわらず咽頭病変がない場合には，急性冠症候群や亜急性甲状腺炎などによる関連痛などがある．また，嗄声や腫脹が慢性的に増悪する時には，咽頭，喉頭部の悪性腫瘍(扁平上皮癌や悪性リンパ腫)なども考える．

各疾患の除外ポイント

❶急性喉頭蓋炎
声の変化・嚥下痛・舌骨部圧痛がないこと．

❷後咽頭膿瘍
嚥下痛・後咽頭腫脹・頸部腫脹がないこと．

❸扁桃周囲膿瘍
開口障害・ホットポテトボイス・口蓋垂や軟口蓋の非対称性がないこと．

❹Lemierre 症候群
頸部（胸鎖乳突筋）の腫脹・圧痛・呼吸器症状がないこと．

❺Ludwig angina
下顎〜頤〜舌下の軟部組織の腫脹と圧痛がないこと．

パール

- パール1：喉頭蓋炎の除外には，舌骨部をやさしく触診して圧痛がないことを確認する．
- パール2：咽頭付近の膿瘍・蜂窩織炎の除外には，腫脹・圧痛がないことを確認する．
- パール3：Lemierre 症候群の除外には，頸部・呼吸器の所見がないことを確認する．

文献

1) Fujiwara T, et al : Diagnostic accuracy of lateral neck radiography in ruling out supraglottitis ; a prospective observational study. Emerg Med J 2014 Aug 20. pii : emermed-2013-203340. doi : 10.1136/emermed-2013-203340［Epub ahead of print］
2) Ehara H : Tenderness over the hyoid bone can indicate epiglottitis in adults. J Am Board Fam Med 19 : 517-520, 2006
3) Freling N, et al : Prediction of deep neck abscesses by contrast-enhanced computerized tomography in 76 clinically suspect consecutive patients. Laryngoscope 119 : 1745-1752, 2009

Question & Answer & Keyword

Q Lemierre 症候群の感染ルートは？

A 図のように，内頸静脈は咽頭や扁桃の組織に隣接しており，咽頭炎，扁桃炎，扁桃周囲炎，歯性上顎洞炎などから感染が直接波及することが多い．

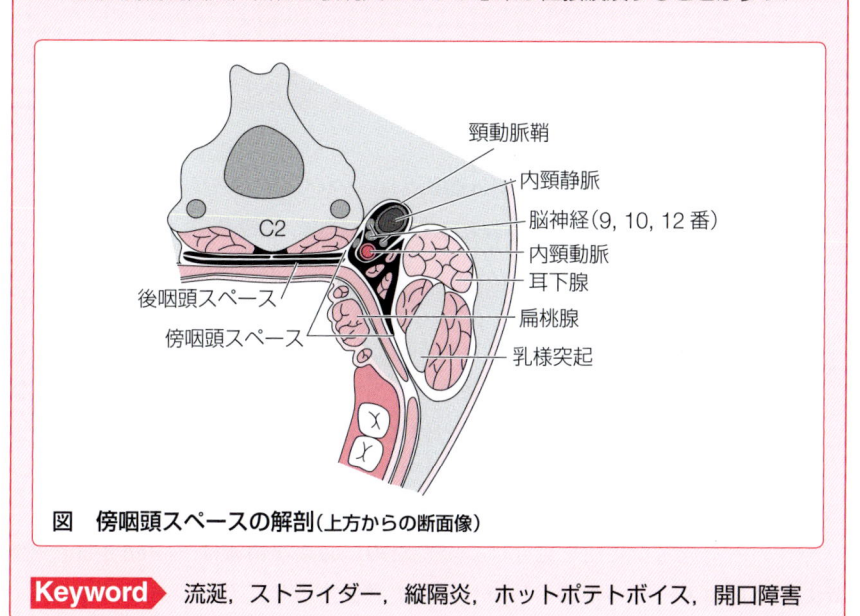

図 傍咽頭スペースの解剖（上方からの断面像）

Keyword 流涎，ストライダー，縦隔炎，ホットポテトボイス，開口障害

（徳田安春）

17 腰背部痛

「腰背部痛」で"見逃してはならない疾患"のリスト
❶ 大動脈解離，大動脈瘤(切迫)破裂
❷ 脊椎感染症(化膿性脊椎炎，硬膜外膿瘍)
❸ 脊髄圧迫症候群(悪性腫瘍，硬膜外膿瘍，硬膜外血腫，椎間板ヘルニア)
❹ 胸腰椎骨折

　腰背部痛は非常にコモンな訴えであり，全体の85％程度は診断名がつかない筋骨格系の腰痛であるとされ，そのほとんどが4〜6週間程度で自然軽快していく．しかし，そんな腰背部痛の約5％は，致死的疾患であるとされている．
　そういった危険な腰痛を見分けていくために必要な情報は，"Red Flag（赤旗徴候）"と呼ばれ，その症例の持つリスクを評価するのに有用である．
　Red Flagとなる病歴，所見は表1[1,2]のとおりである．
　各疾患ごとの下記説明で，上記のRed Flagがどういった疾患と関与してくるか，注目してほしい．

各疾患についての除外ポイント

1　大動脈解離，大動脈瘤(切迫)破裂

●病歴における除外ポイント
　突発発症の腰背部痛を主訴とした患者を診る場合には，上記を最優先に除外する．背部痛であれば解離を，腰痛であれば下行大動脈の解離や大動脈瘤の(切迫)破裂は除外しなければならない．意識的に診察しても，大動脈解離の初回診察では40％ほどが誤診されるとされ，必ずしも典型的な訴えをしないことが多くある．

表1 Red Flag（赤旗徴候）

〈病歴〉	〈身体所見〉
・突然に発症した腰痛 ・発症年齢が20歳以下，あるいは50歳以上 ・胸痛 ・6週間以上継続する腰痛 ・外傷の機転 ・発熱，悪寒，寝汗 ・予期されない体重減少 ・十分な鎮痛薬によっても改善しない腰痛 ・癌の既往 ・免疫抑制患者 ・菌血症の原因となる手技 ・静注乱用	・発熱 ・低血圧 ・極端な高血圧 ・顔面蒼白 ・腹部の拍動性腫瘤 ・血圧左右差 ・棘突起叩打痛 ・局所神経学所見 ・急性の尿閉

(Winters ME, et al：Back pain emergencies. Med Clin North Am 90：505-523, 2006, Koes BW：Diagnosis and treatment of low back pain. BMJ 332：1430-1434, 2006 より)

　まず確認すべきなのは，糖尿病や高血圧などの血管リスク，大動脈瘤の既往などである．典型的には，突然発症で，体動によって症状が変化しない腰痛で疑う．痛みの性状は，解離では持続する激痛，張り裂けるような痛みが典型的だが，50%程度しか当てはまらず，軽微な訴えで来院することがある．
　大動脈瘤の破裂では，腹痛よりも腰痛を主訴に来院することが多い．

● 身体所見における除外ポイント

　解離では典型的には高血圧となるが，25%以上の患者では収縮期血圧90 mmHg以下であり，絶対ではない．大動脈瘤の破裂をきたしている場合には，末梢冷汗著明で低血圧のショックバイタルとなる．解離では両側上肢で20 mmHg以上の血圧差があると有意と考えるが，全体の40%程度である．バイタルサインを含め，身体所見のみでこれらの疾患を否定することは困難である．

● 除外のための検査の適応と除外ポイント

　確定診断を行うためには，胸腹部造影CTがスタンダードである．造影CTではほぼ100%，大動脈瘤と解離は診断可能である．解離では，胸部単純X線写真での縦隔拡大での感度・特異度は64%，86%で，除外には不十分である．疑った場合にはCTが最も推奨される．

2 脊椎感染症（化膿性脊椎炎，硬膜外膿瘍）

●病歴における除外ポイント

　発熱を伴う腰痛では，脊椎感染症を鑑別に挙げる．ステロイド使用歴，糖尿病などの易感染リスクがあるか，まず評価する．脊椎感染症では持続的に背部痛を自覚し，安静時の痛みを伴う．また，他の疾患での敗血症に伴って発症することが知られ，先行する敗血症がなかったか，カテーテルなど血流感染をきたす病歴がなかったかも重要である．

●身体所見における除外ポイント

　化膿性脊椎炎である場合には，20％以下でしか神経学的異常所見がない．また，無熱性の化膿性脊椎炎も多く存在し，無熱であることで，この疾患を否定することもできない．

　硬膜外膿瘍では，腰背部痛，発熱，神経学的異常が3徴であるが，それをすべて満たすのは全体の20％以下とされる．典型的には脊椎の叩打痛を認め，35％以上の患者で膀胱直腸障害をきたす．

●除外のための検査の適応と除外ポイント

　画像検査ではMRIが第一選択となる．化膿性脊椎炎でも硬膜外膿瘍でも，血液培養は必須で，培養では70％程度で陽性になり，抗菌薬の選択に役立つ．

3 脊髄圧迫症候群（悪性腫瘍，硬膜外膿瘍，硬膜外血腫，椎間板ヘルニア）

●病歴における除外ポイント

　症候群であり，悪性腫瘍，硬膜外膿瘍，硬膜外血腫，椎間板ヘルニアのいずれの疾患でも，脊髄圧迫症候群は起こりうる．

　このうち85％程度が悪性腫瘍，その他膿瘍，血腫，椎間板ヘルニアによる脊髄圧迫によって症状が出現する．原発腫瘍としては，乳癌，前立腺癌，肺癌が各15～20％と多くなっている．

　最多である腫瘍によるものについて述べる．腫瘍による腰痛では，安静時痛（夜間など），原因不明の体重減少，時間と鎮痛薬では改善しない腰痛が特徴的である．腰痛が継続し，その後神経学的な症状が出現してくる．神経学的な症状としては，両側の下肢筋力低下が全体の60～85％に見られる．

●身体所見における除外ポイント

　両側下肢筋力低下に加え，肛門や会陰部周囲の感覚障害，膀胱直腸障害は必ずチェックする．これらの所見があれば，強く脊髄圧迫を疑う．

●除外のための検査の適応と除外ポイント

　脊髄圧迫症候群を疑う場合は，画像検査としてはMRIが第一選択である．もしMRIの禁忌（閉所恐怖症など）があれば，ミエログラフィが選択される．

4　胸腰椎骨折

●病歴における除外ポイント

　外傷の機転があったかどうかが最も重要である．打撲した，尻もちをついたなどの病歴はもちろん，潜在的に骨粗鬆症が多い高齢者では，軽微な外傷機転でも骨折をきたしうることに注意が必要である．聴取するのは，骨粗鬆症のリスク（既往，ステロイド使用歴など），体動時の疼痛の悪化があるかどうかなどである．

●身体所見における除外ポイント

　脊椎の叩打痛を認める．視診上，表皮の擦過や打撲痕など確認する．好発部位としては，胸腰椎移行部付近が典型的である．

●除外のための検査の適応と除外ポイント

　単純X線写真でも診断できることが多いが，CTではより確実に診断が可能である．

見逃すとどの程度危険か？

　「大動脈瘤破裂」では，治療的介入を行っても，50％程度が死亡する．解離では最初の24時間で，1時間ごとに死亡率が1～3％ずつ上昇する．

　「脊椎感染症」では，治療が遅れた場合には敗血症の増悪をきたし，膿瘍で脊髄圧迫症候群をきたしていた場合には，永続的な神経障害を残すことがある．

　「脊髄圧迫症候群」により尿閉や便秘などの膀胱直腸障害をきたしている場合には，oncologic emergencyであり，緊急での対応が必要になる．脊髄圧迫による神経学的異常が出現してから，48時間以内に除圧が施行された場合に良好な改善が得られる可能性が高いとされ，見逃した場合には，神経学的異常が永続してしまう可能性が高くなる．

　「胸腰椎骨折」を見逃した場合には，安静を保たないことによる脊椎変形が進行したり，脊椎変形による脊髄圧迫をきたし，神経学的な後遺症を残すことがある．

各疾患の除外ポイント

❶ 大動脈解離，大動脈瘤(切迫)破裂
動作に伴わない突然発症，体動に伴わない激痛，両上肢血圧左右差．

❷ 脊椎感染症
体動に伴わない自発痛，発熱や炎症反応上昇などの感染徴候．

❸ 脊髄圧迫症候群
下肢の神経学的異常所見(筋力低下など，特に対麻痺)，膀胱直腸障害，悪性腫瘍の既往．

まとめ

各疾患の除外ポイントを上記にまとめた．

パール

- パール1：まずは内因性疾患による腰痛の可能性を考える．それらは時として致命的になったり，後遺症を残しうる．
- パール2：Red Flagを意識して診察する．
- パール3："見逃してはならない疾患"を想定する場合には，CT，MRIを検討する．自施設で撮像できない場合には，そういった検査が施行可能な施設に搬送する．

文献

1) Winters ME, et al：Back pain emergencies. Med Clin North Am 90：505-523, 2006
2) Koes BW：Diagnosis and treatment of low back pain. BMJ 332：1430-1434, 2006

Question & Answer & Keyword

Q 腰背部痛で確認すべき項目は？

A ①病歴として：外傷の機転の有無，発症形式(突然発症か否か)，発熱の有無，膀胱直腸障害の有無．
②患者要因として：動脈硬化リスクの有無(高血圧，糖尿病，喫煙歴など)，担癌患者か否か，感染リスクの有無(糖尿病，ステロイド使用歴)，外傷であれば骨粗鬆症のリスク．
上記は最低限確認する．

Keyword 安静時痛，感染リスク，悪性腫瘍既往

(田中裕之・石松伸一)

コラム6 較正サイクル(re-calibration cycle)とは？

"見逃してはならない疾患"を見逃していたかどうかを確認する作業が，生涯学習として重要であり，Croskerry氏の提唱する「re-calibration cycle(較正サイクル)」または「feedback sanction(フィードバック制裁)」がお勧めである(図)．これは，救急や初診外来などの現場で患者さんを診察して，その担当医が自分で臨床的判断を下した患者のその後のアウトカムを積極的に情報収集するというものである．入院させたら入院後どうなったか．たとえば1週間に1回まとめて診察，回診に行くとか，あるいは時間がなければ電子カルテを見てその後の状態をフォローする，あるいは外来に回したらその後外来でどうなったかを，外来担当の医師に聞いたりするものである．calibrationの維持だけだと「自分の判断は全部正しかった」となり，自身の成長がスローとなるおそれがある．

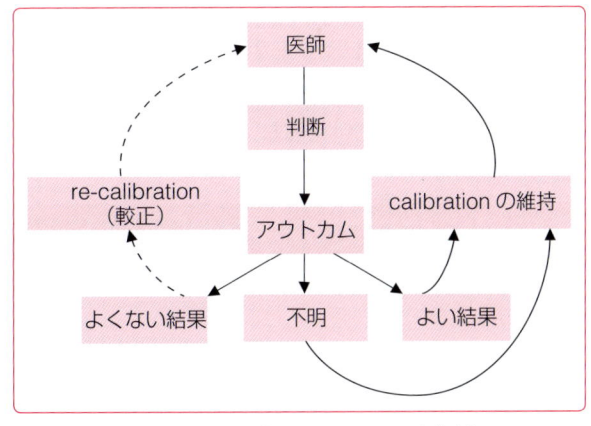

図 re-calibration cycle(較正サイクル)またはfeedback sanction(フィードバック制裁)
(Croskerry P：The feedback sanction. Acad Emerg Med 7：1232-1238, 2000 より)

(徳田安春)

18 関節痛・筋肉痛

「関節痛・筋肉痛」で"見逃してはならない疾患"のリスト

〈緊急性が高く見逃してはならない疾患〉
❶ 心筋梗塞
❷ 化膿性関節炎(感染性心内膜炎)
❸ リウマチ性多発筋痛症と巨細胞性動脈炎
〈診断の一歩先にまで踏み込みたい疾患〉
❹ 皮膚筋炎と悪性腫瘍
〈実は灯台もと暗し＝医原性でありうる疾患〉
❺ 低K血症

　"痛い"という訴えがあれば，全身の診察を習慣としたい．患者さんは「一番痛いところだけ」を伝えているのかもしれない．単関節炎だと思ったら心雑音が聴取されて細菌性心内膜炎だった，顎関節症と思ったら胸痛もあり心筋梗塞だった場合などでは，ヒヤリとする．こうした"nearly≒見逃し"には，苦い思い出がたくさんある．自験例の反省を込めて，"予後に左右する危険な見逃し""指摘されるとカッコ悪い見逃し"のトップ5をリストアップさせて頂いた．

各疾患についての除外ポイント

1　心筋梗塞

　胸痛を主訴としていれば心筋梗塞を鑑別に挙げることは容易である．しかし，顎が痛い，肩が痛い，肘が痛いと，"胸以外の痛み"を主訴とした場合の心筋梗塞は，うっかり見逃すと予後を左右しかねない．心筋梗塞と放散痛については，腕，肩について報告されている(表1)[1]．心臓は左に位置するも，両腕または右腕への放散痛に診断的価値があることは興味深い．しかし，放散痛の陰

表1 心筋梗塞と放散痛

疼痛の放散部位	陽性尤度比	陰性尤度比
両腕	9.7	0.64
右腕	7.3	0.62
左腕	2.2	0.60
右肩	2.2	0.90

(Panju AA, et al : Is this patient having a myocardial infarction? JAMA 280 : 1256-1263, 1998 より改変)

表2 TIMIリスクスコア(3ABCDE)

Age	65歳以上
Angina	24時間以内に2回以上の狭心症状あり
Aspirin	7日以内のアスピリン使用
Biomarker	心筋マーカー(CK-MBまたは心筋特異的トロポニン)の上昇
Cardiac risk≧3 points	3つ以上の冠危険因子(冠動脈疾患家族歴, 高血圧, 高コレステロール血症, 糖尿病, 現在も喫煙中)
Diagnosis of coronary artery disease	既知の有意な50%以上の冠動脈狭窄の既往
ECG change	心電図における0.5mm以上のST偏位あり

性尤度比は表1のようになっており，放散痛がないだけでは心筋梗塞の除外は難しい．

　周知のとおり，ワンポイントのみで心筋梗塞の除外を試みることは不可能に近い．なかでも，非ST上昇型心筋梗塞または不安定狭心症における緊急性の判断はより難しい．客観的な指標である心電図や高感度心筋トロポニン検査が初回に陰性だった場合は，難問中の難問となる．文献上はTIMIリスクスコア(表2)が2時間後に0点であれば，非ST上昇型心筋梗塞または不安定狭心症は99.1～99.3％で虚血性心疾患を除外できるという報告はあるものの[2,3]，一方で，TIMIリスクスコアの感度は83.6％だったという前向き試験の結果もある[4]．やはり，実臨床では「慎重に疑い続ける姿勢」が求められ，ガイドラインでも，胸痛や心電図や血清学的マーカーなどの変化について，6～12時間以上経過観察することを推奨している[5]．

2 化膿性関節炎(感染性心内膜炎)

　急性単関節炎を診たら反射的に除外したいけれども除外は非常に難しい疾患，それが化膿性関節炎である．治療が遅れると関節破壊をきたすことや，さらに，小～多関節炎の場合は感染性心内膜炎が潜んでいることもありうるため，常に念頭に置き続けることが求められる．大多数は血行性感染であり，**表3**[6]のようなリスクがあれば，疑わざるをえない．ただし，残念ながら身体所見での"除外"は困難かもしれない．炎症の四大徴候(腫脹，発赤，熱感，圧痛)の感度は発赤が13～54%で(**表4**)[7]，それ以外では90%を超えているものの，"発赤のみ"は珍しいからだ．

　そこで，検査・関節穿刺への期待が高まる．しかし，検査による除外も難しい．まず，グラム染色・培養の感度は100%ではないため，陰性でも化膿性関節炎の完全な除外にはつながらない．グラム染色が陰性だからと安心すると，非淋菌性の約25%，淋菌性の90%を見逃してしまう(**表5**)[8]．そのため，①抗菌薬投与前に関節穿刺を行うこと，②関節液の培養と血液の培養を提出すること(**表6**)[9]，③淋菌を考慮し，尿道や子宮頸部，咽頭の培養も同時に行うことで，感度を上げる工夫をすることが多い．もちろん，関節液のグラム染色や培養が陽性であれば診断につながる．また，痛風の可能性が強くても感染症が合併する例もしばしば経験されるため，穿刺は役立つ．結核による関節炎には，結核性関節炎(**表7, 8**)[10][11]と反応性関節炎で，罹患関節から結核が培養されることはないPoncet病がある．髄膜炎を疑ったら腰椎穿刺をするように，可能な限り関節炎を疑ったら関節穿刺をしたい．なお，穿刺の相対的な禁忌として

表3　化膿性関節炎と病歴

リスク	陽性尤度比	陰性尤度比
80歳以上	3.5	0.86
糖尿病	2.7	0.93
関節リウマチ	2.5	0.45
最近の関節手術歴	6.9	0.78
人工関節(膝・股関節)	3.1	0.73
皮膚感染症，皮膚潰瘍	2.8	0.77

(Kaandorp CJ, et al : Risk factors for septic arthritis in patients with joint disease ; a prospective study. Arthritis Rheum 38 : 1819, 1995 より)

表4　化膿性関節炎と身体診察

症状	感度
自動痛	100%
可動域制限	92%
関節液貯留	92%
関節痛	62〜100%
関節腫脹	45〜100%
軸負荷により誘発される疼痛	36%
発汗	34〜54%
熱感(37.5℃)	18〜92%
発赤	13〜54%

(Carpenter CR, et al : Evidence-based diagnostics ; adult septic arthritis. Acad Emerg Med 18 : 781-796, 2011 より)

表5　関節液における培養・グラム染色の感度

起因菌	抗菌薬投与	培養 感度(%)	培養 特異度(%)	グラム染色 感度(%)	グラム染色 特異度(%)
非淋菌性	なし	75〜95%	90%	50〜75%	きわめて高い
非淋菌性	あり	きわめて低い	低い		
淋菌性	なし	10〜50%		<10%	

(Swan A, et al : The value of synovial fluid assays in the diagnosis of joint disease ; a literature survery. Ann Rheum 61 : 493-498, 2002 より)

表6　化膿性関節炎　関節液培養＋血液培養の感度

検体	感度
血液培養のみ	12.6%
関節液培養のみ	32.6%
血液培養＋関節液培養	54.8%

(Ryan MJ, et al：Bacterial joint infections in England and Wales； analysis of bacterial isolates over a four year period. Br J Rheumatol 36：370-373, 1997 より)

表7 結核性関節炎の検査の感度(ADA>31 units/*l*)

感度(%)	特異度(%)
83.3%	96.7%

(Foocharoen C, et al : Synovial fluid adenosine deaminase activity to diagnose tuberculous septic arthritis. Southeast Asian J Trop Med Public Health 42:331, 2011 より)

表8 関節液と結核診断

検査	関節液(感度)	滑膜組織(感度)	関節液＋滑膜組織(感度)
結核 PCR	74%	61%	78%
結核培養	39%	26%	43%
Ziehl-Neelsen 染色	17%	9%	22%

(Negi SS, et al : Comparison of various microbiological tests including polymerase chain reaction for the diagnosis of osteoarticular tuberculosis. Indian J Med Microbiol 23:245-248, 2005 より)

は，人工関節，穿刺部位の感染症，重篤な血液凝固障害などが知られている．

まとめると，感染症を疑わない経過(過度の運動や外傷のエピソードがある，安静やクーリングで改善した，X 線で明らかな骨折がある，抗菌薬を使用せずとも NSAIDs で劇的な改善を認めた，など)がなければ，化膿性関節炎を常に念頭に置き，抗菌薬も併用することが多いと思われる．

3 リウマチ性多発筋痛症と巨細胞性動脈炎

リウマチ性多発筋痛症は五十肩，寝たきり，不明熱の原因として，診断・治療されることの多い疾患である．このリウマチ性多発筋痛症では 15％に巨細胞性動脈炎が合併し，巨細胞性動脈炎の 50％にリウマチ性多発筋痛症が合併するといわれている．巨細胞性動脈炎が合併すると，不十分な治療や診断の遅れは失明につながるリスクがあるため，リウマチ性多発筋痛症の診断時／加療時には，セットで巨細胞性動脈炎を疑いたい．

巨細胞性動脈炎の除外について文献を検索すると，新しい頭痛，顎跛行，側頭動脈異常の 3 項目のすべてがなければ，陰性尤度比 0.0 で否定できるという報告が見つかる[12]．一方で，巨細胞性動脈炎の 40％は咳嗽などの非典型的な所見を初期症状として発症する，という報告も存在する[13]．実際は，1 回の診察のみで判断することなく，経時的に評価し続ける姿勢が重要になる．身体診

察では，側頭動脈の診察に注目したい．これは，米国リウマチ学会の分類基準（①50歳以上に発病する，②新たな頭痛，③側頭動脈異常，④血沈が50 mm/時以上に促進する，⑤動脈生検の異常の，5項目中3項目以上を満たすと感度93.5％，特異度91.2％）の1つに含まれており，感度を高めるコツとして次のようなことが知られている．それは，側頭動脈に沿った圧痛あるいは脈拍減弱の有無を診察するのに最も適した部位は，側頭部ではなく耳珠のすぐ前方という点だ[14]．また，浅側頭動脈と同じく，外頸動脈の枝である後耳介動脈に虚血症状を認めることもあるため，耳介前部のみならず，耳介後部にも手を伸ばして触れることも大切だといわれている．

　検査では血沈が比較的役立つかもしれない．正常な血沈における陰性尤度比は0.2という報告もあり(表9)[15]，新たな頭痛を主訴とした高齢者であっても，血沈が正常であれば，巨細胞性動脈炎の可能性は低いと判断できるかもしれないからだ．ただし，背景にリウマチ性多発筋痛症がある場合は，ベースとして血沈が上昇している場合も多く，側頭動脈ドップラー検査や頭部のMRI検査などの画像に手掛かりを求めることもある．巨細胞性動脈炎を強く疑えば疑うほど失明のリスクを下げるために，早期のステロイド加療が望まれ，一方で，ステロイド加療後の画像検査は，感度が著しく低下するのは[16]悩ましい問題でもある．

4　皮膚筋炎と悪性腫瘍

　皮膚筋炎・多発筋炎はその診断・治療のみならず，悪性腫瘍のスクリーニングまで意識したい．皮膚筋炎の平均24％，多発筋炎の平均10.2％に悪性腫瘍を合併するとされ，そのリスクは**表10**[17]のように報告されている．皮膚筋炎・多発筋炎・封入体筋炎における悪性腫瘍の標準化罹患比は，発症1年未満：4.6，1～3年未満：3.4，3～5年未満：2.2，5年以上：1.6とされており[18]，

表9　巨細胞性動脈炎と血沈

	陽性尤度比	陰性尤度比
ESR＞100 mm/時	1.9(1.1～3.3)	0.8(0.68～0.95)
ESR＞50 mm/時	1.2(1.0～1.4)	0.35(0.18～0.67)
ESRが異常	1.1(1.0～1.2)	0.2(0.08～0.51)

(Smetana GW, et al：Does this patient have temporal arteritis? JAMA 287：92-101, 2002 より改変)

表10 皮膚筋炎・多発筋炎と悪性腫瘍

リスクが高い	リスクが低い
高齢発症	熱
男性＞女性	間質性肺炎
治療抵抗性	Raynaud 症状
皮膚症状が強い(皮膚潰瘍・壊死)	関節炎
重度の筋力低下(誤嚥性肺炎，呼吸筋の筋力低下)	心合併症
C4 低値	抗核抗体陽性
炎症反応(血沈，CRP)上昇	リンパ球減少症
腫瘍マーカー(CA125，CA19-9)	Jo-1 陽性

(Zahr ZA, et al：Malignancy in myositis. Curr Rheumatol Rep 13：208-215, 2011 より)

　皮膚筋炎・多発筋炎診断後から最低 3〜5 年は，年齢相当の悪性腫瘍の定期スクリーニングを毎年行うことが多い．近年では，悪性腫瘍と特異抗体との関連も指摘されている．成人の皮膚筋炎における悪性腫瘍関連の抗体である抗 p155/140 抗体＝抗 TIF1-γ 抗体(感度 78％，特異度 89％，陽性尤度比 6.8，陰性尤度比 0.25)が本邦でも 2016 年より測定できるようになっている[19]．

5　低 K 血症

　大腿の筋肉痛と後頸部痛の訴えがあれば，採血での K 値の確認が助けになることがある．低 K 血症の症状としての筋肉痛は，次の 2 つのパターンが知られている．1 つ目は，"下肢の近位筋から始まり上行する弛緩性麻痺"である．成人男性では周期性四肢麻痺，高齢者では医原性(利尿薬，甘草などの漢方，インスリンなど)，として経験されるかもしれない．もう 1 つは，"後頸部痛"である．そのため，「頸が痛い」という訴えでは，嘔吐や下痢のエピソード，心不全や浮腫，こむらがえりの加療歴について確認したい．実臨床では，K 値と甲状腺機能をセットで採血する．低 K 血症は，血清 K 値 3.5 mEq/l 以下と定義されてはいるものの，血清 K 値 2.5 mmol/l 以下まで無症状ともいわれている[20]．

見逃すとどの程度危険か？

「心筋梗塞」については188ページを参照のこと．

「化膿性関節炎」は，致死率は約11%[21]，複数関節の関節炎では致死率50%という報告もある[22]．

「巨細胞性動脈炎」は，無治療では20%が一過性または完全な失明に至る．一過性黒内障は50%が失明につながる症状であるため，特に注意したいエピソードだ[23]．

「低K血症」は，血清K値が3.0 mEq/l 未満で横紋筋融解症，2.5 mEq/l 未満で呼吸筋麻痺や重症不整脈を合併する．ジギタリス併用下では不整脈のリスクが増大する[24]．

まとめ

各疾患の除外ポイントを下記にまとめた．

パール

● パール1：両肩の痛み＞右肩の痛み＞左肩の痛みの順に，心筋梗塞が疑わしい．

各疾患の除外ポイント

❶ 心筋梗塞
6〜12時間は経過観察をする．心電図の判読や心エコーの技術を磨く．迷う前に相談，専門医との良好な関係を築く．

❷ 化膿性関節炎（感染性心内膜炎）
除外が非常に難しいことがポイント．NSAIDs のみで症状と炎症反応の改善（偽痛風，痛風）のように，抗菌薬の使用なしで改善すれば除外は可能かもしれないが，合併例に注意．

❸ リウマチ性多発筋痛症と巨細胞性動脈炎
例外はあるものの，炎症反応の上昇がないこと．

❹ 皮膚筋炎と悪性腫瘍
3〜5年の年齢相当のスクリーニングで悪性腫瘍がないこと．

❺ 低K血症
採血でK値が正常であること．

- ●パール2：化膿性関節炎を疑ったら，非淋菌性，淋菌性＋クラミジア（反応性関節炎），感染性心内膜炎，結核の評価をセットで行う．
- ●パール3：大腿の筋肉痛と後頸部痛では，Kに注意．
- ●パール4：リウマチ性多発筋痛症と巨細胞性動脈炎は，セットで疑い続ける．
- ●パール5：皮膚筋炎では，診断時に悪性腫瘍のスクリーニングまで行う．

文献

1) Panju AA, et al : The rational clinical examination ; Is this patient having a myocardial infarction? JAMA 280：1256-1263, 1998
2) Than M, et al : 2-Hour accelerated diagnostic protocol to assess patients with chest pain symptoms using contemporary troponins as the only biomarker ; the ADAPT trial. J Am Coll Cardiol 59：2091-2098, 2012
3) Than M, et al ; A 2-h diagnostic protocol to assess patients with chest pain symptoms in the Asia-Pacific region（ASPECT）; a prospective observational validation study. Lancet 377：1077-1084, 2011
4) Mahler SA, et al : Performance of the 2-hour accelerated diagnostic protocol within the American College of Radiology Imaging Network PA 4005 cohort. Acad Emerg Med 22：452-460, 2015
5) Wright RS, et al : 2011 ACCF/AHA focused update incorporated into the ACC/AHA 2007 Guidelines for the Management of Patients with Unstable Angina/Non-ST-Elevation Myocardial Infarction ; a report of the American College of Cardiology Foundation/American Heart Association Task Force on Practice Guidelines developed in collaboration with the American Academy of Family Physicians, Society for Cardiovascular Angiography and Interventions, and the Society of Thoracic Surgeons. J Am Coll Cardiol 57：e215-367, 2011
6) Kaandorp CJ, et al : Risk factors for septic arthritis in patients with joint disease ; a prospective study. Arthritis Rheum 38：1819-1825, 1995
7) Carpenter CR, et al : Evidence-based diagnostics ; adult septic arthritis. Acad Emerg Med 18：781-796, 2011
8) Swan A, et al : The value of synovial fluid assays in the diagnosis of joint disease ; a literature survey. Ann Rheum Dis 61：493-498, 2002
9) Ryan MJ, et al : Bacterial joint infections in England and Wales ; analysis of bacterial isolates over a four year period. Br J Rheumatol 36：370-373, 1997
10) Foocharoen C, et al : Synovial fluid adenosine deaminase activity to diagnose tuberculous septic arthritis. Southeast Asian J Trop Med Public Health 42：331, 2011
11) Negi SS, et al : Comparison of various microbiological tests including polymerase chain reaction for the diagnosis of osteoarticular tuberculosis. Indian J Med Microbiol 23：245-248, 2005
12) Vilaseca J, et al : Clinical usefulness of temporal artery biopsy. Ann Rheum Dis 46：282-285, 1987.
13) Hellmann DB : Temporal arteritis ; a cough, toothache, and tongue infarction. JAMA 287：2996-3000, 2002.

14) Jane M：Sapira's Art and Science of Bedside Diagnosis, 4th ed. Chapter 18, p382, Lippincott Williams & Welkins, 2009
15) Smetana GW, et al：Does this patient have temporal arteritis? JAMA 287：92-101, 2002
16) Hauenstein C, et al：Effects of early corticosteroid treatment on magnetic resonance imaging and ultrasonography findings in giant cell arteritis. Rheumatology(Oxford) 51：1999-2003, 2012
17) Zahr ZA, et al：Malignancy in myositis. Curr Rheumatol Rep 13：208-215, 2011
18) Buchbinder R, et al：Incidence of malignant disease in biopsy-proven inflammatory myopathy；a population-based cohort study. Ann intern Med 134：1087-1095, 2001
19) Trallero-Araguás E, et al：Usefulness of anti-p155 autoantibody for diagnosing cancer-associated dermatomyositis；a systematic review and meta-analysis. Arthritis Rheam 64：523-532, 2012
20) Rose BD, et al：Clinical Physiology of Acid-Base and Electrolyte Disorders, 5th ed. p836, McGraw-Hill, New York, 2000
21) Mathews CJ, et al：Bacterial septic arthritis in adults. Lancet 375：846-855, 2010
22) Gupta MN, et al：A prospective 2-year study of 75 patients with adult-onset septic arthritis. Rheumatology(Oxford) 40：24-30, 2001
23) Salvarani C, et al：Clinical features of polymyalgia rheumatica and giant cell arteritis. Nat Rev Rheumatol 8：509-521, 2012
24) Gennari FJ：Hypokalemia. N Engl J Med 339：451-458, 1998

Question & Answer & Keyword

Q 関節痛・筋肉痛を主訴とした患者さんを診察する時に，心掛けることは？

A 全身を診察すること．患者さんは，「一番痛いところだけ」を訴えているのかもしれません．単関節炎だと思ったら心雑音もあって細菌性心内膜炎だった，顎関節症と思ったら胸痛もあって心筋梗塞だった時などは，ヒヤリとします．

Keyword 放散痛，関節穿刺，後頸部痛，耳珠

（陶山恭博）

胸部症状

19 咳・痰

「咳・痰」で"見逃してはならない疾患"のリスト
❶ 肺結核
❷ 肺癌
❸ 肺塞栓
❹ 心不全
❺ 間質性肺炎
❻ その他：緊張性気胸，縦隔腫瘍・縦隔リンパ節腫脹(悪性リンパ腫含む)，気管支腫瘍，気管支結核，気道異物．

　咳・痰を主訴として来院し，確率は低くても見逃すと致死的なことになる疾患には，どのようなものがあるだろうか？　一般細菌による肺炎に関してはコモンな疾患であり，検査前確率は低く設定することはできず，想定しない人はいないであろう．しかし，咳・痰という主訴のなかでは頻度が決して高くない疾患でも，見逃すことで重篤になるとか社会的な問題となる疾患があり，見逃せない．そこには一般的に稀な疾患という側面だけではなく，よくある疾患でも，主訴が咳・痰にはなりにくいコモンな疾患にも配慮する必要があり，特にそこに足をすくわれることになる．大穴に当てはまる疾患は多くはないので，油断しがちである．特に咳・痰は，外来で最もよくある主訴の1つであり，その多くは風邪(ウイルス性上気道感染症)であることを考えると，より警戒態勢は敷きにくい．

各疾患についての除外ポイント

1 肺結核

●病歴における除外ポイント

　微熱，寝汗，体重減少の有無を確認する．特に結核曝露歴を(中国や東南アジアへの渡航歴の有無なども)確認する．一次結核(primary TB)の場合は微熱などの発熱が最もよくある症状(70％程度)とされるが，成人・高齢者で見かける再燃(reactivation TB)では半数以上で咳，体重減少，倦怠感，微熱・寝汗があるとされる．しかし，結核を除外することができる病歴は基本的には存在しない．日本は結核が多いので，慢性咳嗽(3週間以上の咳)など結核の可能性を考えた場合には，病歴のみで除外することはできないという姿勢が重要である．

●身体所見における除外ポイント

　通常肺炎を起こしにくい上肺野のcrackleの有無に注目するが，はっきりしないことが多い．

●除外のための検査の適応と除外ポイント

　日本は結核が多い国であり，慢性咳嗽(3週間以上)では積極的に胸部X線を撮るようにする．浸潤影を認めた場合には，喀痰塗抹検査・培養検査を提出する．培養検査の感度が悪いため，8時間以上あけた検体を3回提出する(3連痰：うち1回にはPCRをつける)．培養・PCR陰性でも結核は除外できないため，これらが陰性でも，治療適応がある検査前確率などを常に考えながら診療する．

2 肺癌

●病歴における除外ポイント

　血痰，体重減少，喫煙歴やアスベスト曝露の有無を確認する．そのなかでも感度の高い病歴としては，喫煙歴が全肺癌の90％以上に見られるとされる．体重減少，息切れでも50％程度である．血痰は肺癌では25〜50％で認められるとされるが，その最も多い原因は気管支炎によるものである．

●身体所見における除外ポイント

　るい痩，リンパ節腫脹(特に鎖骨上)，ばち指，転移の所見(骨転移をきたしやすい癌の1つであり，骨痛の有無など)を確認する．

●除外のための検査の適応と除外ポイント
　体重減少に加え喫煙などのリスク因子があり，咳・痰でも特に血痰がある場合には，積極的に胸部X線やCT検査により腫瘤影の有無などを確認する必要がある．喀痰細胞診は感度は良くないため，3回程度提出する．はっきりしなければ気管支鏡などのための呼吸器内科コンサルトを検討する．腫瘍マーカーは診断のためにはとらない．

3　肺塞栓

●病歴における除外ポイント
　胸痛(胸膜痛)と呼吸困難・血痰・リスク因子(骨盤〜下肢骨折，寝たきり，過去4週間以内の手術歴，癌の既往，深部静脈血栓症や肺塞栓の既往など)を確認する．特に病歴では突然発症かどうかを入念に聞くようにする．
●身体所見における除外ポイント
　肺音は清のことが多い．わずかな酸素飽和度の低下や，頻脈・頻呼吸に注目する．また，深部静脈血栓症の存在を示唆する片側性下肢浮腫や触診での痛みの有無を確認する．
●除外のための検査の適応と除外ポイント
　病歴・身体所見では，Wellsクライテリア(表1)に注目して検査前確率を設定し，検査の適応と種類を検討する[1]．身体所見上，下肢の腫脹などがはっきりしなければ，下肢エコーで深部静脈血栓症の有無を確認する．血栓スコアが2点未満であれば，肺塞栓の確率は1%程度で，検査前確率は低いとされる．スコアが2〜6点であれば，肺塞栓の確率は16%程度で検査前確率は中等度，7点以上であれば肺塞栓の確率は37%程度で検査前確率は高い，と判断される．4点以下であれば検査前確率は低く，D-dimerが陰性であれば除外してもよいとされるが，5点以上では検査前確率が高く，D-dimer陰性でも否定はできないため，肺造影CTが必要とされる．

4　心不全

●病歴における除外ポイント
　心疾患の既往やリスク因子(高血圧，糖尿病，虚血性心疾患，心房細動など)・起坐呼吸・発作性夜間呼吸困難・浮腫・胸痛や動悸・体重増加の有無を確認する．
●身体所見における除外ポイント
　肺音で両側のholo inspiratory crackle，心雑音やgallop(S3)，不整脈，頸静

表1 Wells クライテリア

- 深部静脈血栓症の症状や所見あり　3点
- 肺塞栓以外の診断は考えにくい　3点
- 心拍数＞100回/分　1.5点
- 過去4週間以内の長期臥床や手術歴　1.5点
- 血痰あり　1点
- 癌の既往　1点

表2 Framingham 項目

Framingham 大項目	Framingham 小項目
発作性夜間呼吸困難	下腿浮腫
頸静脈怒張	夜間咳嗽
肺ラ音	労作性呼吸困難
心拡大	肝腫大
X線で急性肺水腫の所見	胸水貯留
Ⅲ音	肺活量減少
	頻脈（＞120回/分）

脈怒張，浮腫，四肢末梢の冷感を確認する．特にS3は心不全として特異度が高い所見である．

●除外のための検査の適応と除外ポイント

　心不全の診断に絶対的な検査所見はなく，臨床判断が重要であることを忘れないようにする．心不全の臨床判断にはFramingham項目があり(表2)，それに注目して判断する．大項目2つ以上もしくは大項目1つの場合には，小項目も参考にして判断される．心不全を考えた場合には，胸部X線，心電図(ECG)，心エコー，BNP(脳性ナトリウム利尿ポリペプチド)などを検討するが，これらで100％除外できるわけではなく，最終的には臨床判断になる．

　BNPに関しては急性の呼吸困難の場合，＞400 pg/mlなら心原性心不全，400〜100 pg/mlの場合は非心原性心不全(肺性心など)，＜100 pg/mlならば心不全なしともいわれるが，現時点では感度は高いが，特異度は低いというのが利用方法としては適切であろう．急性の呼吸困難の場合，＜50 pg/mlなら96％の精度で心不全を除外できるというものがあり参考にはなるが[2]，1つの所見にすぎない．いわゆる慢性の咳で来られるような場合，つまり，慢性心不全ではNYHA(MEMO 1)Ⅲ度以上であれば，BNPは100 pg/ml以上はある印象があるが，エビデンスはない．

> **MEMO 1　NYHA(New York Heart Association)分類**
>
> Ⅰ度：心疾患はあるが身体活動に制限はない．
>   日常的な身体活動では著しい疲労，動悸，呼吸困難あるいは狭心痛を生じない．
> Ⅱ度：軽度の身体活動の制限がある．安静時には無症状．
>   日常的な身体活動で疲労，動悸，呼吸困難あるいは狭心痛を生じる．
> Ⅲ度：高度な身体活動の制限がある．安静時には無症状．
>   日常的な身体活動以下の労作で疲労，動悸，呼吸困難あるいは狭心痛を生じる．
> Ⅳ度：心疾患のためいかなる身体活動も制限される．

5　間質性肺炎

●病歴における除外ポイント

　喫煙歴やアスベスト・粉塵への曝露歴，膠原病既往，胸部への放射線療法，徐々に発症する労作性息切れや運動耐容能低下がないかを確認する．膠原病の病歴としては，関節痛，Raynaud症状，筋痛，筋力低下などに注目する．

●身体所見における除外ポイント

　ベルクロラ音やばち指の有無を確認する．また膠原病に関連したものとして，関節炎やRaynaud症状，筋力低下(特に近位筋)などに注目する．

●除外のための検査の適応と除外ポイント

　総合診療医としては二次的に来ている間質性肺炎ではないかに注目し，検査を検討する．つまり，リウマチやSLE(全身性エリテマトーデス)，皮膚筋炎といった間質性肺炎をきたしうる膠原病疾患を疑う病歴や身体所見がある場合には，胸部X線やCT，呼吸機能検査(拡散能含む)などを施行し，膠原病を疑う自己抗体(ANA，リウマトイド因子，抗CCP抗体，Jo-1抗体，Scl-70抗体など)の検査を検討する．血管炎やサルコイドーシスなどを疑う場合には，ANCA(抗好中球細胞質抗体)やACE(アンジオテンシン転換酵素)も検討する．

見逃すとどの程度危険か？

　見逃すと短期間で重篤な状態となり致死的な経過をたどる可能性がある疾患としては，「肺塞栓」や「心不全」があるであろう．「心不全」に関しては，頻度は高くはないが，急性僧帽弁閉鎖不全症による急性心不全ではより短時間で

各疾患の除外ポイント

1. **肺結核**
   曝露歴と3連痰陰性を確認（1回は PCR もつける）．
2. **肺癌**
   喫煙歴と胸部画像陰性を確認．
3. **肺塞栓**
   Wells クライテリアと D-dimer 陰性を確認．
4. **心不全**
   臥位での呼吸困難，体重増加，むくみがないこと．
5. **間質性肺炎**
   全身全霊をこめて聴いた肺の聴診で crackle がないこと．

の増悪の結果となりうる．

また，「肺結核」に関しては感染対策の側面からも，診断が遅れることで曝露者が増えることになり，社会的な損失は大きい．

「肺癌」に関しては数週間の診断の遅れが治療や予後に影響を与えることは少ないが，見逃した時のインパクトは大きい．

まとめ

各疾患の除外ポイントを上記にまとめた．

パール

- パール1：誰かが「結核かもしれない」と言ったら，それは結核疑いとして対応するしかない．
- パール2：肺塞栓は診断が難しいため，「自分たちはかなり多くの肺塞栓症を見逃している」と思うくらいがちょうどよい．
- パール3：心不全は臨床判断が大切．間質性肺炎という時は二次性の病歴・身体所見の確認に全力を注ぐ．

文献

1) Arne van Belle, et al：Effectiveness of managing suspected pulmonary embolism using an algorithm combining clinical probability, D-dimer testing, and computed

tomography. JAMA 295：172-179, 2006
2) Maisel AS, et al：Rapid measurement of B-type natriuretic peptide in the emergency diagnosis of heart failure. N Engl J Med 347：161, 2002

Question & Answer & Keyword

Q 細菌性肺炎でも特に見逃してはならないものはありますか？

A ただの細菌性肺炎ではない"overwhelming pneumonia（激烈肺炎症候群）"を知っておくことは大切です．
　細菌性肺炎はよく見かけますが，初診時はそれほど重篤感がなくても，その後急速進行性の経過となり，数日の経過で致死的な壊死性肺炎の病像を呈する肺炎があります．頻度は多くありませんが，見逃してはいけない疾患群の1つで，この疾患を知り想起できれば，迅速に対応できる可能性が高い印象です．これは"overwhelming pneumonia"と呼ばれています．起因菌としては，やはり肺炎球菌が多いのですが，A群溶連菌，黄色ブドウ球菌（特にインフルエンザ後），クレブシエラ，レジオネラ，緑膿菌などの特に非発酵菌に属するグラム陰性桿菌による肺炎が，このような経過をたどることがあります．あまりにも激烈すぎて初期は肺炎とは思わない「原因不明のショック」として扱われていることも多いです．病歴では咳・痰はあることが多いですが，低酸素の割に肺炎像が初期にはっきりしない場合があります．壊死を反映した血痰の有無や通常の肺炎にしては，急速進行性の病歴に注目するとよいでしょう[1]．

Keyword 3連痰，D-dimer，Framingham大項目，BNP，急性僧帽弁閉鎖不全症

文献
1) Segreti J, et al：Overwhelming pneumonia. Dis Mon 33：1-59, 1987

（岸田直樹）

20 呼吸困難

「呼吸困難」で"見逃してはならない疾患"のリスト
1. 緊張性気胸
2. 肺塞栓
3. うっ血性心不全
4. 気管支喘息重積発作
5. 間質性肺炎急性増悪

　呼吸困難は救急室でしばしば遭遇する主訴であり，見逃すと致死的な状態になりうる重篤な疾患の初発症状のことがある．

　ここでは臨床の現場で経験する可能性があり，内科救急において学んでおくべき疾患に焦点を当てて，診断のプロセスと，除外に必要な所見や検査などについて述べる．

各疾患についての除外ポイント

1 緊張性気胸

●病歴におけるポイント
　呼吸困難を感じる前に突然に片側の胸痛が見られることが多く，胸痛がない場合には，気胸以外の呼吸困難をきたしうる疾患も広く鑑別に挙げる．血痰や咳嗽は一般に認めない[1]．

●身体所見におけるポイント
　バイタルサインでは3徴と呼ばれるショック・140/分以上の頻脈・中心性チアノーゼのうちの2つ以上を満たすと，90％以上の感度で緊張性気胸が疑われる．身体所見で頸静脈の持続性の怒張がなく，胸部聴診所見で左右差がない場合には，除外できる可能性が高い．

● 除外のための検査の適応と除外ポイント

突然の胸痛から始まり進行性の呼吸困難を示した患者において，身体所見で呼吸音に左右差があれば，速やかに胸部X線単純写真を撮影する．X線写真で臓側胸膜が同定されず虚脱した肺も認めず，縦隔の偏位を認めなければ除外できる．

2 肺塞栓

● 病歴におけるポイント

肥満・不動状態・特に腺癌の担癌患者・整形外科および産婦人科手術などの過凝固状態を背景とした患者で，突然の意識障害・胸痛・血痰などの主訴で，血圧の低下と高度の低酸素血症を認める場合に疑う[2]．

● 身体所見におけるポイント

閉塞性ショック(MEMO 1)をきたすので，頸静脈の怒張・Ⅱ音の亢進・片側性の下肢の腫脹などが見られる．

● 除外のための検査の適応と除外ポイント

過凝固危険因子を持った患者において，心電図での洞性頻脈，右軸偏位，新たな右脚ブロックなどが多く見られ，$S_1Q_3V_3$は，特異度は高いが，感度は15％以下と低い．また血液ガスでⅠ型の呼吸不全を示し，炭酸ガス分圧は通常30 mmHg台が多い．胸部X線写真では所見に乏しいのが特徴．胸部造影CTで区域枝レベルまでの肺動脈に欠損像があるか評価する．特に造影CTで欠損像がない場合にはほぼ否定できるが，末梢肺動脈血栓の除外は困難で，必要な場合はDual-energy CTか肺動脈造影が必要となる．

3 うっ血性心不全

● 病歴におけるポイント

高血圧・睡眠時無呼吸症候群，さらに弁膜症・虚血性疾患の既往および塩分負荷などを確認する．最近の体重の増加，起坐呼吸，夜間発作性呼吸困難，泡沫状の喀痰などが特徴的な症状である[3]．

MEMO 1　閉塞性ショック

ショックは原因別に敗血症性，心原性，容量減少性，閉塞性，分布性，神経原性などに分類される．閉塞性ショックの原因疾患は，具体的には緊張性気胸・肺塞栓・心タンポナーデなどが挙げられる．

●身体所見におけるポイント

頸静脈の怒張，肺野での wheeze および coarse crackles の聴取，心音での S3 および gallop の聴取，下腿の浮腫などが典型的な所見である．

●除外のための検査の適応と除外ポイント

体重増加を伴う，喘鳴のある呼吸困難，夜間発作性呼吸困難の患者で疑い，心電図で ST の変化などの虚血性変化の有無を確認し，胸部単純 X 線写真で心拡大・血流の再分布・下肺野での Kerley's B line などに着目する．心エコーでは収縮能のみならず，拡張障害の評価も大切であることを忘れてはならない．

4 気管支喘息重積発作(MEMO 2)

●病歴におけるポイント

気候の変化，風邪が遷延する，朝方に咳嗽や発作性に呼吸困難が見られる患者では，喘息を疑う[4]．若年の女性の肥満は喘息の危険因子であるが，一般に現病歴において体重増加がある場合には，心不全が重要な鑑別となる．

●身体所見におけるポイント

頸静脈の呼気時の怒張・胸部での喘鳴などが，典型的な所見である．

●除外のための検査の適応と除外ポイント

高齢者の喘鳴を伴う呼吸困難で最も重要な鑑別疾患が，うっ血性心不全であり，胸部単純 X 線写真が鑑別に最も有用である．

5 間質性肺炎急性増悪

●病歴におけるポイント

喫煙歴や進行性の労作時呼吸困難，特に罹病期間に注目し，乾性咳嗽も確認する．中年女性では膠原病などが背景にないかを確認することも大切である．

●身体所見におけるポイント

慢性の経過であれば，頸部での中斜角筋の発達，ばち指，さらに両側肺底部で fine crackles を聴取する．

●除外のための検査の適応と除外ポイント

肺機能で拘束性障害や拡散能の低下などを評価し，胸部 X 線写真で下肺野

MEMO 2　重積発作

気管支喘息で高度の呼吸不全があり，非侵襲的陽圧換気や人工呼吸管理が必要となるような重篤な発作を指す．

の網状陰影や容量減少の評価をする．また，以上の所見を踏まえて高分解能CTを撮影して，陰影の分布を評価して鑑別も進める[5]．びまん性の陰影を呈する日和見感染症や癌性リンパ管症，過敏性肺炎などの鑑別に，気管支肺胞洗浄が有用である．ARDS（急性呼吸窮迫症候群）との鑑別のための血液検査などでの臓器不全の評価は必須となる．

見逃すとどの程度危険か？

「緊張性気胸」はショックが進行し，患側の胸腔の空気が心臓を圧迫し，致死的になる．

「肺塞栓」は，急性右心不全が一気に進行し，閉塞性ショックとなり，致命的となる．

「うっ血性心不全」は，収縮能が40％未満の患者などでは，特に呼吸不全が急速に進行し，人工呼吸管理になるリスクがあり，心筋梗塞の見落としは致死的になる．

「気管支喘息重積発作」は，病歴から疑って迅速に気管支拡張薬と抗炎症薬，酸素療法を開始しないと，高度の気管支攣縮による気道窒息で，呼吸停止または心肺停止に至ることがある．

「間質性肺炎急性増悪」は，呼吸困難が急速に進行し，人工呼吸管理が必要となり，予後と照らし合わせると，倫理的に挿管するか否かの話し合いが必要となる．

まとめ

各疾患の除外ポイントを次ページにまとめた．

パール

- パール1：呼吸困難を訴えた患者において，日頃の呼吸困難の程度を確認．
- パール2：臨床経過をしっかりと踏まえて鑑別する．
- パール3：致死的な疾患を念頭に置いて診断と治療を進めていく．

各疾患の除外ポイント

	呼吸困難	咳嗽	胸痛	血圧	頸静脈	呼吸補助筋	胸部聴診	浮腫
❶緊張性気胸	進行性	乾性	突然で初発症状	低下	常に怒張	基礎疾患による	患側の呼吸音が低下	通常なし
❷肺塞栓	進行性	認めないことが多い	突然で前胸部が多い	低下	怒張することが多い	基礎疾患による	副雑音はない	一般にない
❸心不全	夜間発作性	泡沫状	虚血性心疾患の場合に絞扼感も伴う	もともとの心機能が保持されていれば高め	常に怒張	慢性心不全があれば中斜角筋が発達	両側で喘鳴を伴う湿性ラ音	下腿に多い
❹気管支喘息	重症発作では安静時にも認める	乾性も湿性もある	気胸などの合併がなければ通常ない	一般に変化しないが、収縮期高血圧が見られることがある	呼気時に怒張	胸鎖乳突筋を使用	両側に喘鳴を認め、高度になると呼吸音が低下	通常なし
❺間質性肺炎	進行性で日頃の呼吸困難よりゆるやかな悪化	乾性	合併症がなければ一般にない	あまり変化しない	あまり目立たない	中斜角筋が発達してかつ使用している	両側肺底部で吸気終末に副雑音を聴取	肺高血圧の合併があれば、足首主体または顔面浮腫

呼吸困難　181

文献

1) Sahn SA, et al：Spontaneous pneumothorax. N Engl J Med 342：868-874, 2000
2) Guidelines on diagnosis and management of acute pulmonary embolism：Task Force on Pulmonary Embolism, European Society of Cardiology. Eur Heart J 21：1301-1336, 2000
3) Dickstein K, et al：ESC Guidelines for the diagnosis and treatment of acute and chronic heart failure 2008；the Task Force for the Diagnosis and Treatment of Acute and Chronic Heart Failure 2008 of the European Society of Cardiology. Developed in collaboration with the Heart Failure Association of the ESC (HFA) and endorsed by the European Society of Intensive Care Medicine (ESICM). Eur Heart J 29：2388-2442, 2008
4) Rodrigo GJ, et al：Acute asthma in adults；a review. Chest 125：1081-1102, 2004
5) Collard HR, et al：Acute exacerbations of idiopathic pulmonary fibrosis. Am J Respir Crit Care Med 176：636-643, 2007

Question & Answer & Keyword

Q 呼吸困難を主訴に来院した患者の鑑別にあたり留意することは何か？

A 急性・亜急性・慢性などの臨床経過を問診から把握し，可能性のある致死的な鑑別疾患を常に鑑別するために何が必要かを考える．

Keyword 呼吸困難，致死的，臨床経過，病歴，鑑別

（喜舎場朝雄）

コラム7　診断エラーを減らす工夫

　診断エラーを減らすための対策について考えてみたい．まず，診断エラーの定義とその測定方法を標準化し，誤診のデータベースを整備すること．電子カルテを発展させた「ビッグデータ」の活用で，誤診のリスクの高い臨床状況を見つけることが可能となってきている．

　退院患者の早期の再入院は退院判断のエラーが関係しているが，そのような患者群のデータが蓄積されるようになり，欧米の医療機関では，退院前に電子カルテからアラーム信号が発せられるようなシステムも開発されてきている．

　院内でできる日頃の学習としておすすめは，M&Mカンファレンス（Mortality & Morbidity Conference）の定期的開催である．M&Mは，医療安全，診療の質向上，医療者への教育効果を目的に行われる症例検討会である．院内死亡例や有害事象が発生した症例を，問題解決を目的に検討することで，再発防止，システム改善，臨床能力の向上の効果をもたらすものである．

　重要なことは，診断エラーケースをM&Mで取り扱う場合には，決して「犯人探し」のような責任追及を行ってはならないということ．問題点の分析と改善案の提示を目的とした問題解決型M&Mを行うことである．このようなM&Mを最近は，「Quality M&M」と呼んでいる．

（徳田安春）

21 動悸

「動悸」で"見逃してはならない疾患"のリスト

〈心疾患〉
▶不整脈
　❶心室頻拍
　❷(発作性)心房細動

▶不整脈以外
　❸心不全
　❹心筋梗塞(急性冠症候群)
　❺心嚢液貯留(心タンポナーデ)

〈非心臓疾患(全身性疾患)〉
　❻貧血
　❼低・高血糖
　❽甲状腺機能亢進症

「動悸」の患者で"見逃してはならない疾患"のリストを挙げる．
　動悸とは不快な心拍を自覚することをいうが，心疾患をはじめさまざまな疾患が原因で生じる．動悸の患者の43.2%が心原性で，パニック障害などの心因性のものが30.5%，その他の疾患が10.0%とする報告もある[1]．"見逃してはならない疾患"としては，生命に関わる疾患，すなわち不整脈，不整脈以外の心疾患の他，貧血や甲状腺機能亢進症などの非心臓性疾患を原因とするものがある．

各疾患についての除外ポイント

　他の症候と同様，動悸を訴える患者でも意識状態とバイタルサインから緊急性を判断し，緊急に処置が必要と判断される場合は，救急外来で診察・処置する．
　動悸を訴える患者では，受診時に動悸を有しているかどうかは重要である．受診のきっかけとなった症状がある時の心電図で不整脈がなければ，不整脈に

よる症状ではないと考えられる．しかし，実際には動悸が治まってから来院することも多く，病歴，身体所見，無症状時の心電図，検査所見から原因を推測することもしばしばである．この場合も，生命に関わる疾患の鑑別という意味で，まず心臓疾患による症状か否か，とりわけ不整脈によるものか否かの鑑別が重要になる．失神，胸痛，息切れを伴う動悸は，重篤な心疾患の可能性を示唆する[1]ので，これらの有無を確かめる．その他不整脈の可能性を高める病歴は，心疾患の既往〔尤度比(以下 LR) 2.03, 95% CI 1.33〜3.11〕，睡眠を妨げる動悸(LR 2.29, 95% CI 1.33〜3.94)や，仕事中に自覚される動悸(LR 2.17, 95% CI 1.19〜3.96)で，逆に持続時間が 5 分未満(LR 0.38, 95% CI 0.22〜0.63)，パニック障害の病歴(LR 0.26, 95% CI 0.07〜1.01)は不整脈の可能性を低める[2]．「脈がとぶ」と表現される動悸の場合は期外収縮であることが多く，上室性期外収縮は特に治療を要さない．心室性期外収縮では器質的心疾患の除外が必要である．これらのことから，器質的心疾患の有無を確かめるための心臓超音波検査は重要である．

　症状がない時の身体所見では，心雑音も含めて不整脈の可能性を高める所見や低める所見は見いだされていない．症状がある時の心電図で幅の狭い QRS を認める頻脈の場合，心拍に一致した頸静脈の逆行性拍動(frog sign)は，発作性上室性頻拍の1つである房室結節回帰性頻拍を示唆する．一方，心拍よりも頸静脈拍動の a 波の数が少ない，頸静脈波の cannon a 波が存在する，I 音の強さが1拍ごとに変化する，血圧が脈拍ごとに変化するといった特徴は房室解離を示唆し[3]，心電図で QRS 幅が広い頻拍の場合は，心室頻拍を疑う(MEMO

MEMO 1　房室結節回帰性頻拍と frog sign，心室頻拍と cannon a 波

　　発作性上室性頻拍の1つである房室結節回帰性頻拍は，房室結節付近でのリエントリー回路から心房と心室へ向かって興奮が伝わり，心房と心室が同時に興奮・収縮する．このため，右心房は三尖弁が閉鎖した状態で収縮するため，頸静脈波の a 波が大きくなる．これは収縮の度に現れ，両頸部はカエルが鳴く時のように膨れて見えることから，「frog sign」と呼ばれる．
　　一方，心室頻拍は心房と心室が各々独立して興奮する房室解離をきたすが，心房と心室の収縮が一致した時にのみ三尖弁が閉鎖した状態での右心房の収縮が起こる．この時に頸静脈の巨大な a 波が形成されることから，「cannon a 波」と呼ばれている．I 音の大きさが変わったり，脈圧が1拍ごとに変化したりするのも，同様に心房と心室の収縮のタイミングの違いによる．同じことは房室解離があれば起こるので，完全房室ブロックでも認められる．

1). ただし，QRS幅が広い場合，体表面心電図や身体所見のみから心室頻拍か否かを判断するのが難しいこともある．原則として，QRS幅の広い頻拍で診断に迷ったら，循環器内科にコンサルテーションすることをお勧めする．

心疾患による動悸：不整脈

1　心室頻拍

　動悸を訴える患者の19%で不整脈を指摘できたという報告がある[2]．心室頻拍は不整脈のうちの0～2%[4]と，報告される頻度は少ないが，緊急に処置が必要な場合や重篤な器質的心疾患を有する場合も多く，最も注意すべき不整脈の1つである．非発作時の心電図でも，陳旧性心筋梗塞を示唆する異常Q波や左室肥大を疑う心電図では器質的心疾患が疑われるので，これらの有無に注意する．また薬剤による不整脈，特にQT延長症候群(QTc>460 msec)による多形性心室頻拍は先天性のものもあるが，その頻度は低く，むしろ抗不整脈薬やその他多くの薬剤の副作用として現れることが多いので，内服歴とともに注意が必要である．低K血症はQT延長による多形性心室頻拍のリスクを高める．アルコール依存症がある場合や，極端なダイエットでMg欠乏をきたしている場合にも，QT延長と多形性心室頻拍を認める場合があり，やはりこれらがないか，病歴が重要である．この他，動悸と前後して失神する，「気が遠くなる感じ」といった症状がある場合や，心臓突然死と思われる家族歴がある場合も，心室頻拍など血行動態に影響する不整脈が原因になっていることがあるので要注意である．

2　（発作性）心房細動

　心房細動の頻度は2～17%[4]と報告されており，比較的多い．Irregularly irregularと表現される規則性が全く見られない脈が特徴で，これを患者が自覚していれば診断できる場合もあるが，患者が脈を不規則に自覚するとは限らない．高血圧の既往がある高齢者，特に左心房の拡大を伴う場合，弁膜症などの器質的心疾患を有する場合に起こりやすい．労作で誘発される場合も，運動の直後や食事の後に誘発される場合もある．飲酒もきっかけになる．心房細動や房室結節回帰性頻拍は，心房から放出されるナトリウム性利尿ペプチドの影響で多尿になることもあると言われている．また，甲状腺機能亢進症に合併する場合もあり，心房細動で初めて気づかれることもあるので，心房細動の患者

では甲状腺機能を調べるべきである．心房細動自体は致死的な不整脈ではないが，徐脈頻脈症候群を呈すると失神の原因になることがある．また心内血栓を生じ，脳塞栓を始めとする塞栓症によって，重篤な結果を招くことがある．脳塞栓のリスク(表1)は，近年CHADS2スコアやCHA2DS2-VAScスコアで見積もられ，これらスコアに応じて抗血栓療法が考慮される(MEMO 2)．

　Holter心電図は，動悸が頻繁に自覚される場合は診断に有用であるが，記録中に動悸が自覚されない場合には診断には至らないことが多い．症状の自覚が頻繁でない場合，筆者は普段から自分の脈を橈骨動脈や頸動脈などで触れ，規則性と脈拍数を数えることを練習するように患者に勧めている．動悸が自覚された時に，脈拍数と規則性が普段とどう違うかを後日教えてもらうためである．失神やめまいを伴う場合には，植込み型のループレコーダーの適応などについて，循環器科にコンサルトすることを考慮する．

MEMO 2　CHADS2スコアとCHA2DS2-VAScスコア

　これは，Congestive heart failure, Hypertension, Age>75歳, Diabetes mellitus, Stroke/TIAの既往をスコア化したもので，Storke/TIAの既往を2ポイント，他を1ポイントとして合計する．心原性脳塞栓のリスクを簡便に評価することができるので便利である．European Society of Cardiology(ESC)はさらに年齢を，65～74歳を1ポイント，75歳以上を2ポイントと区分し，女性であることを1ポイント，心血管疾患の既往を1ポイントとするCHA2DS2-VAScスコアを採用している．このスコアは，CHADS2スコアの低リスク群をさらに細かく評価することで，その中でも脳塞栓リスクが比較的高い患者を同定することができる．表1にCHADS2スコアとCHA2DS2-VAScスコアを脳卒中リスクでそろえて並べ，欧州心臓病学会(European Society of Cardiology：ESC)，米国三学会合同(American Heart Association：AHA, American College of Cardiology Foundation：ACCF, Heart Rhythm Society：HRS)，日本循環器学会(Japanese Circulation Society：JCS)のガイドラインから，抗血栓療法の推奨をまとめた．AHA/ACCF/HRSとESCは脳卒中リスクの評価にCHA2DS2-VAScスコアを推奨しており，JCSはCHADS2スコアを推奨している．しかし，JCSも心筋症，年齢，血管疾患がある場合はスコアにかかわらず抗凝固療法を考慮可としており，実質的にはCHA2DS2-VAScスコアと同じ立場を取っている．

動悸　187

表 1　非弁膜症性心房細動の脳梗塞リスクの評価と各ガイドラインの推奨治療（文献 6 を改変）

CHADS2	CHADS2-VASc	調整されたStroke 率(%/年)	AHA/ACCF/HRS2014	ESC2012	JCS2013
0	0	0.0%	なし	なし	〈Class IIa〉心筋症・年齢 65〜74 歳・血管疾患がある場合：ダビガトラン・リバーロキサバン・アピキサバン・エドキサバン・ワルファリン考慮可(B)
1	1	1.3%	〈Class IIb〉アスピリンまたは抗凝固薬	〈Class IIa〉ワルファリン(A)ダビガトラン(A)リバーロキサバン・アピキサバン(A)	
2	2	2.2%	〈Class I〉ワルファリン：INR 2.0-3.0(A)ダビガトラン(B)リバーロキサバン(B)アピキサバン(B)〈Class IIa〉腎不全(CrCl<15 ml/min)ではワルファリン	〈Class I〉ワルファリン：INR2-3(A)ダビガトラン(A)リバーロキサバン・アピキサバン(A)	〈Class I〉ダビガトラン(B)・アピキサバン(A)推奨〈Class IIa〉リバーロキサバン・エドキサバン・ワルファリン考慮可(B)
	3	3.2%			
2	4	4.0%			〈Class I〉ダビガトラン(B)・リバーロキサバン(B)・アピキサバン(A)・エドキサバン(A)・ワルファリン(A)推奨
3	5	5.9%			
	6	6.7%			
4	7	8.5%			
		9.8%			
5	8	9.6%			
	9	12.5%			
		6.7%			
		15.2%			
6		18.2%			
備考			機械弁がある場合，複数のランダム化比較試験のメタ・アナリシスがある．ワルファリン推奨．(B)：限られた対象での評価か，1 つのランダム化比較試験か，非ランダム化試験がある	抗凝固を拒否した場合，抗血小板を考慮．新規経口抗凝固薬は class III	〈Class I〉ワルファリンは年齢に応じて，<70 歳：INR 2.0〜3.0(A)≥70 歳：INR 1.6〜2.6(B)を推奨

(A)：さまざまな対象で評価され，複数のランダム化比較試験のメタ・アナリシスがある．ワルファリン推奨．(B)：限られた対象での評価か，1 つのランダム化比較試験か，非ランダム化試験がある

心疾患による動悸：不整脈以外

3 心不全

4 心筋梗塞（急性冠症候群）

5 心囊液貯留（心タンポナーデ）

　このカテゴリーで特に見逃してはいけないのは，心不全と心筋梗塞（急性冠症候群），心囊液貯留（心タンポナーデ）である．急性冠症候群の症状は一般的には胸痛や呼吸困難感であるが，特に高齢者や糖尿病患者では非典型的な症状を呈することもあり，動悸を主訴とする場合もある．心不全，急性冠症候群のいずれも歩行，労作で症状が増悪することが多い．また，心不全の症状が臥位で増悪することがあるのはよく知られているが，急性冠症候群でも臥位になることで静脈還流が増加して，心臓の仕事量が増えるために症状が増悪することがある．この点，夜間発作性呼吸困難は，就寝後数時間の後に増悪してくる呼吸困難で，急性冠症候群よりも心不全を示唆する．浮腫，頸静脈の怒張，聴診でⅢ音の聴取などが手がかりになる．心囊液は，急性大動脈解離によるもののように急速に増加する場合は，短時間に血行動態が破綻することがあるが，心外膜炎や甲状腺機能低下症のように比較的時間をかけて貯留してくる場合は，動悸を主症状とすることがある．心拍数が 100 回/分以上になる頻脈は，心タンポナーデの 81～100％に出現し，吸気時に 20 mmHg 以上収縮期圧が低下する場合を奇脈と定義すると，78％に認められるという[5]．

非心臓疾患による動悸（全身性疾患）

6 貧血

　動悸で貧血に気づかれることがある．この時も労作時に動悸を自覚することが多い．ヘモグロビンの絶対値も重要であるが，減少する速さも重要である．例えば慢性的に 8 g/d*l* の場合には動悸は自覚しないかもしれないが，1 カ月以内に 12 g/d*l* から 8 g/d*l* へ低下した場合には動悸を自覚することがあるので，過去の検査結果，健診で異常を指摘されていないかも重要である．貧血は言うまでもなく，急性出血以外にも悪性腫瘍による場合もあり，原因の検索が重要になるので見逃してはならない．

7　低・高血糖

　糖尿病患者で低血糖をきたした時に，動悸を自覚することがある．逆に高血糖でも脱水のために動悸を訴えることがある．冷汗や嘔気の他，意識障害に至ることもある．動悸を訴える患者では，血糖の測定も必要である．

8　甲状腺機能亢進症

　甲状腺機能亢進症は，先述のとおり心房細動を起こすこともあるが，洞性頻脈や心房頻拍を起こすこともある．Basedow病の場合は，家族歴があることも多い．体重減少，振戦，眼球突出に注意する．甲状腺刺激ホルモン(TSH)とFT4の測定で鑑別できる．

見逃すとどの程度危険か？

　「心室頻拍」を見逃すと，失神による外傷や，突然死に至ることもある．
　「(発作性)心房細動」も徐脈頻脈症候群では失神の原因になる他，心原性脳血栓塞栓症をはじめとする塞栓症を起こし，重大な神経学的欠損を残すか，場合によっては死亡することもある．
　「心不全」「心筋梗塞(急性冠症候群)」を見逃すと予後は悪く，やはり突然死をきたすことがある．
　「心嚢液貯留(心タンポナーデ)」は，原疾患によるが，緩徐に進行する場合でも循環不全，無気肺による呼吸不全をきたすことがある．
　「貧血」は，出血性疾患以外にも悪性腫瘍や結核などが原因のこともあり，もちろん生命予後に関わる．
　糖代謝異常は，「低血糖」による意識障害，糖尿病性ケトアシドーシス，非ケトン性高浸透圧性昏睡に至ることがある．
　「甲状腺機能亢進症」が無治療のままだと，甲状腺クリーゼを起こすことがある．

まとめ

　各疾患の除外のポイントを次ページにまとめた．ただし，いずれも例外はあり，特に有症状時の心電図がない時は，鑑別が困難なことも少なくない．

各疾患の除外ポイント

❶心室頻拍
動悸時の心電図で QRS 幅が狭いこと．（器質的）心疾患がないこと（ただし例外あり）．非発作時の心電図で QTc 延長がないこと．

❷(発作性)心房細動
発作時の心電図で RR 間隔が整であること．動悸時の脈が整であること．

❸心不全
頸静脈怒張がないこと．Ⅲ音が聴取されないこと．労作時に増悪しないこと．臥位で症状が増悪しないこと．浮腫がないこと．

❹心筋梗塞(急性冠症候群)
労作時に増悪しないこと．他に虚血性心臓発作を疑う症状がないこと．心電図に ST-T 変化がないこと．

❺心嚢液貯留(心タンポナーデ)
発作的・一時的な動悸であること．実際に頻脈がある場合は頸静脈怒張がないこと．奇脈がないこと．しかし，心エコーでの除外が確実．

❻貧血
眼瞼結膜が蒼白でなくても貧血は除外できないといわれており，血液検査に優らない．

❼低・高血糖
血糖を測定する以外に鑑別は難しい．

❽甲状腺機能亢進症
有症状時に頻脈が否定できること．これがわからない時は TSH，FT4 を測定する以外に鑑別は難しい．

パール

- パール1：生命に関わる疾患，とりわけ不整脈をはじめとした心疾患の鑑別に努める．病歴，心電図，心臓超音波検査で器質的心疾患を有する場合には，特に注意が必要である．

- パール2：動悸の原因になる疾患には，心疾患以外にも予後を悪くするものがある．特に貧血は見逃してはならない．

- パール3：心房細動は頻度も高く，基礎疾患を有する場合も多い．治療には基礎疾患に対するものと塞栓症の予防があり，重要である．甲状腺機能のチェックも忘れない．

文献

1) Tierney L：動悸．Tierney L，他（編），山内豊明（監訳）：聞く技術．pp291-296, 日経BP社, 2006
2) Thavendiranathan P, et al：Does this patient with palpitations have a cardiac arrhythmia? JAMA 302：2135-2143, 2009
3) Willis GC：心臓病学における問題解決法．Dr. ウィリス：ベッドサイド診断．pp88-95, 医学書院, 2008
4) Zimetbaum P, et al：Evaluation of patients with palpitations. N Engl J Med 338：1369-1373, 1998
5) McGee SR：Disorders of the pericardium. Fathman L（ed）：Evidence-based Physical Diagnosis. pp565-573, WB Saunders, Philadelphia, 2001
6) 澤村匡史：心房細動　抗血栓療法，抗不整脈薬の適応は？　レジデントノート 14：1860-1867, 2012

参考文献

- Raviele A, et al：Management of patients with palpitations；a position paper from the European Heart Rhythm Association. Europace 13：920-934, 2011

Question & Answer & Keyword

Q 動悸を訴える患者では，どのようなことに気をつけるべきでしょうか？

A まず，生命に関わる疾患，なかでも不整脈を含めた心疾患による動悸かどうかを鑑別するとともに，心疾患以外にも動悸を主症状とする場合があることを忘れないこと．

Keyword 不整脈，器質的心疾患，低・高血糖，貧血

（澤村匡史）

22 喘鳴

「喘鳴」で"見逃してはならない疾患"のリスト
1. 心不全
2. 喘息
3. 慢性閉塞性肺疾患（COPD）
4. アナフィラキシー
5. 気道異物
6. その他：腫瘍，喉頭蓋炎，反回神経麻痺，喉頭外傷，びまん性汎細気管支炎，気管支拡張症

　喘鳴とは気道の狭窄によって起こる連続性ラ音であり，吸気性喘鳴と呼気性喘鳴などに分ける場合がある．吸気性にある場合には上気道に狭窄があることが多く，呼気性の場合には下気道に狭窄があることが多いが，絶対的な分類ではない．内科外来では，「ひゅーひゅーする」とか「ぜいぜいする」という言い方で受診する場合もあるし，「息苦しい」という主訴で聴診上 wheeze が聞こえることも多い．喘鳴を主訴として来院する場合には，心因性など曖昧になることは少なく，原因がはっきりして急性の経過では重篤な転帰をとるものが多く，的確に精査し診断することが重要となる．よって病歴聴取は，的を射たものをとられるようになりたい．

　「喘鳴を主訴として来られた患者の病歴ポイント」を簡単にまとめると，以下のようになる．

- いつからか，何をしていた時か（例：急激に，じわじわと）
- 喘鳴に伴う徴候（例：胸痛，発熱，動悸，冷汗，咳，痰，むくみ，めまい）
- 喘鳴の性状（例：吸気時か呼気時か，首のあたりでするか胸か）
- 喘鳴はどうすると強くなる・良くなるのか（例：臥位か座位か，前屈位か）
- どの程度の運動で喘鳴が生じるのか（例：階段が上がれる，休まず○m歩く）

- 基礎疾患・誘因：住居環境，嗜好品，ペット，薬物についての関連，異物吸入，誤飲がないか，心配・恐怖感の有無．
- リスクファクターの有無：喘息・慢性閉塞性肺疾患(COPD)・心疾患・間質性肺炎などがあれば，喘鳴を示す可能性は高くなる．喫煙歴は，COPDの診断，喘息発作の増悪に関与する．

各疾患についての除外ポイント

"見逃してはならない疾患"リストに挙げたものでは，「アナフィラキシー」や「気道異物」に関しては，そのような曝露歴の病歴から明らかなことが多い．臨床の現場で難しいのは，急性の経過で来られた時に「喘息かCOPDか，はたまた心不全か？」であり，そこに注目して的確に病歴などをとられるようになりたい．以下に「病歴での鑑別ポイント」をまとめる(197ページの「各疾患の除外ポイント」表1「病歴によるまとめ」参照)．

病歴聴取での pitfall

1 心不全　　**2 喘息**

60歳以上で喘鳴を訴える患者に，「初発の喘息発作」と安易に診断しない姿勢が大切である．喘息は全年齢でも起こってよいが，原則40歳以前に80%は喘息発作が一度はあるものである．60歳以上の初発の喘息という診断は除外診断，という姿勢でいると，「心不全による喘鳴や息苦しさを喘息と診断していないか」，自分を疑うきっかけとなり，あなたを救うことになるであろう．

身体所見における除外ポイント

3 慢性閉塞性肺疾患(COPD)

バイタルサインが重要であることは言うまでもないが，意外と呼吸数を測定しないことが多い．診断のためだけではなく，治療への反応を比較するうえでも呼吸数は大切である．COPDでは酸素飽和度低下の割に呼吸苦が少ないことが多く，咳をして痰が出れば改善することもある．喘鳴や息苦しさを訴える患者を診察する時は，心音ではS3，心雑音，肺音ではwheezeに加え，crackleのわずかな所見も聞き逃すまいという気持ちで聞く．その他，頸静脈

怒張（JVD），ばち指も重要である．COPDではwheezeが前面に出ず，呼気の延長のみが助けとなることもあるが，その目で見ないと気がつかない．Wheezeは聴診器より患者が「ひゅーひゅー，ぜーぜー」を自覚しているかどうかのほうが，感度は高い印象がある．特に喘鳴という主訴で診察時にwheezeが消失してしまっている患者も多く，訴えを重視するようにしたい．高齢者では，本人の訴えがなくても家人が「ひゅーひゅー言っていた」と認識していることも多い．いつもの聴診でwheezeが聞こえなくても安易に「所見なし」とせず，患者がwheezeを自覚していれば陽性であったととるか，強制呼気での聴診を忘れないことが重要である[1]．

COPDでの身体所見は特徴的なものがいくつかあるので列挙する[2]．

- short trachea（気管短縮があるか？：甲状軟骨下と胸骨上縁の間のくぼみの長径が2横指未満のこと）
- 胸鎖乳突筋の発達
- 吸気時の鎖骨上窩の陥凹
- 頸静脈が吸気時にcollapse（つぶれる）

■喘鳴の診察で重要なカテゴリー

息切れ＋wheezeがあれば，鑑別はかなり絞られる．上記のとおり①心不全，②喘息，③COPD，④アナフィラキシー，⑤腫瘍・異物（成人ならほとんどが精神科患者．他肺炎で痰がらみによる喘鳴などは，咳をして消失傾向があるので鑑別容易）で，①～③でほぼ決まりであろう．しかし，外来では前項でも指摘したように，"喘息 vs COPD vs 心不全"と悩むことが多々ある．特に"喘息 vs 心不全"での誤診は，初期対応が全く違うので注意がいる．「本当は心不全なのに，喘息と誤診して吸入させたら，心房細動になった」ということのないようにしたい．以下に「身体所見での鑑別のポイント」を記す（197ページの「各疾患の除外ポイント」表2「身体所見によるまとめ」参照）．

喘息の人は，起坐位でも起坐後傾よりは起坐前傾姿勢のほうが，胸郭を圧迫し息が吐きやすいためにとりやすい姿勢である．またJVD，3音など実際の現場では判断に悩ましい身体所見であることが多いが，末梢の冷温は意外に有用である．喘息であれば末梢は温かいことが多く，心不全は末梢循環不全により冷たいことが多い．

除外のための検査の適応と除外のポイント

"見逃してはいけない疾患"の多くは，どれも最終的には検査で決着がつかないカテゴリーがあり，病歴や身体所見での判断となりうることを忘れてはいけない．検査はあくまでも病歴・身体所見から絞ってオーダーする癖をつけたい．やみくもに動脈血ガス検査をするのを見かけるが，鑑別診断を念頭に置いた検査を組むようにする．

❶血液一般検査，生化学検査：貧血の有無，白血球増多，好酸球増多，腎不全の有無，TSH(不定愁訴に近い時)．
❷心電図：心疾患，特に虚血性心疾患を考えるうえで必須．
❸動脈血ガス：低酸素血症があれば必須だが，期待しているのは PaO_2 というよりは PCO_2 や pH など代謝性疾患からの喘鳴・呼吸困難の鑑別のためでもある．
❹胸部単純X線：必ず正面/側面2方向で撮る(側面像もしっかり読めるようになること)．COPD では，横隔膜の平低化が役に立つが，程度が軽い場合は，胸部X線が正常でも否定できない(感度は50%程度)．
❺喀痰検査，呼吸機能検査：呼吸器疾患を疑う場合は，必要な検査となる．胸部X線が正常でも，喫煙歴があり，慢性咳嗽・慢性痰・息切れを訴える場合は，呼吸機能検査をすること．
❻その他：呼吸器疾患を疑う場合では，胸部CT，気管支鏡検査，肺血管造影など．また心疾患では，Holter 心電図，血管造影，心エコー，BNP など．代謝性疾患では，血糖，血中アンモニア，血中/尿中アセトン，各種ホルモン検査など．

■喘息患者の動脈血ガス解釈の pitfall

喘息患者の動脈血ガスで $PaCO_2$ = 40 mmHg は正常ではない．帰宅可能な中発作程度の喘息発作では，$PaCO_2$ はむしろやや過換気のため低下しているのが普通である．喘息患者の $PaCO_2$ は，40 mmHg でも重症と考えるべき数値である．

■BNP

血液検査のみに依存する姿勢は間違っている．検査自体が無益ということではなく，病歴・身体所見を軽視し，検査結果のみで判断してしまう傾向がある

ということが問題である．しかし，そこをわきまえていれば，訴えがはっきりしない患者，特に高齢者を診る時には有用な検査であろう．BNPは急性の呼吸困難の場合，「＞400 pg/ml なら心原性心不全，400～100 pg/ml の場合は非心原性心不全(肺性心など)，＜100 pg/ml ならば心不全なし」とあり，臨床的にも有用な印象である[3]．慢性心不全でも NYHA Ⅲ度以上であれば，BNP は 100 pg/ml 以上はある印象があるが，エビデンスはない．

見逃すとどの程度危険か？

見逃すと短期間で重篤な状態となり，致死的な経過をたどる可能性がある疾患としては「心不全」があるであろう．「心不全」に関しては，頻度は高くはないが，急性僧帽弁閉鎖不全症による急性心不全では，より短時間での増悪の結果となりうる．

「喘息」も，コンプライアンスが悪い成人では死ぬ病気と心得たい．

「アナフィラキシー」は，病歴上明らかなことが多い．しかし，喘鳴が軽度な場合，アナフィラキシーではなさそうとして対応されているのを見かけるが，少しでもアナフィラキシーの要素があれば重篤な転帰をたどりうるため，エピネフリンの使用が望ましい．

まとめ

各疾患の除外ポイントを次ページにまとめた．

パール

- パール1：Wheeze は聴診器より，患者が「ひゅーひゅー，ぜいぜい」を自覚しているかどうかのほうが感度は高い．
- パール2：60歳以上の患者に"初発の喘息発作"と安易に診断しない．原則40歳以前に80％は，喘息発作が一度はあるもの．
- パール3：心不全，COPD，喘息，どれも検査ではわからないカテゴリーにこそ，総合医の力が試される．

各疾患の除外ポイント

表1 病歴によるまとめ

心不全	喘息	慢性閉塞性肺疾患(COPD)
・中高年 ・高血圧，糖尿病，虚血性心疾患，心房細動といった心疾患リスク因子 ・発作性夜間呼吸困難として急に来ることもあるが，大半は数日前より労作時息切れが先行する	・若い ・過去にも風邪でぜいぜいを自覚 ・風邪を引くと咳が長引く ・アトピー性皮膚炎（鎮痛薬でぜいぜい） ・数日前からぜいぜいあったが悪化	・中高年 ・喫煙歴 ・普段から労作時息切れ ・朝起きがけに湿性咳嗽 ・ぜいぜい前に風邪の先行あり

表2 身体所見によるまとめ

心不全	喘息	慢性閉塞性肺疾患(COPD)
・起坐後傾姿勢 ・吸気でも JVD(+) ・S3(+) ・holo inspiratory crackle(+) ・edema(+) ・末梢は冷たい	・起坐前傾姿勢 ・JVD は吸気で collapse ・S3(−) ・crackle(−) ・edema(−) ・末梢は温かい	・short trachea（気管短縮があるか？：甲状軟骨下と胸骨上縁の間のくぼみの長径が2横指未満のこと） ・胸鎖乳突筋の発達 ・吸気時の鎖骨上窩の陥凹 ・頸静脈が吸気時に collapse（つぶれる）

参考文献

- Pratter MR, et al：Diagnosis of bronchial asthma by clinical evaluation；an unreliable method. Chest 84：42-47, 1983
- Badgett RG, et al：Can moderate chronic obstructive pulmonary disease be diagnosed by historical and physical findings alone? Am J Med 94：188-196, 1993
- Maisel AS, et al：Breathing not properly multinational study investigators, rapid measurement of B-type natriuretic peptide in the emergency diagnosis of heart failure. N Engl J Med 347：161-167, 2002

Question & Answer & Keyword

Q 普段からピークフローを測っていない喘息の患者さんが多く，重症度の判断がしにくいのですが，何か良い方法はないですか？

A 日本では喘息の患者さんが普段からピークフローを測っていないことが多いです．重症度は負担のピークフロー予測値からの低下で判断されますが，実際の外来では計算できません．しかし，聴診所見である程度予測できますので，以下を活用してみてください．普段からの wheeze の表記法としても使うとよいでしょう．

Ⅰ°：強制呼気時のみ wheeze が聴取される
Ⅱ°：通常の呼気でも，呼気時に wheeze が聴取できる
Ⅲ°：吸気にも wheeze が聴取できる
Ⅳ°：silent chest（呼吸動作に伴う呼吸音が聴取できない）

ピークフロー予測値に対する割合は，Ⅰ°：75％，Ⅱ°：50％，Ⅲ°：25％，Ⅳ°：0％，とされます．

Keyword short trachea，呼気の延長，起坐前傾姿勢

（岸田直樹）

消化器系症状

23 下痢

「下痢」で"見逃してはならない疾患"のリスト

❶偽膜性腸炎を含む CDAD（CDAD＝*C. difficile* associated disease あるいは *C. difficile* associated diarrhea）
❷ CDAD 以外の薬剤性下痢・中毒性下痢
❸大腸癌
❹下血・粘血便・血性下痢
❺ノロウイルス感染症

　上記のリストは，2012年1月1日～2015年6月3日の間に発表され，PubMed にて検索しえた論文649編のレビューに基づき作成した〔2015年6月3日閲覧，（fatal AND diarrhea）OR（diarrhea AND death）OR（"fatal diarrhea"［MeSH］）〕（リストには，小児科・産科領域の特殊な疾患や病態，さらに地域性の高い感染症などの疾患や病態は原則として加えなかった）．

　ここでは，日常臨床で「下痢」を主訴に来院した患者や，フォロー中の患者に下痢が生じた場合に，上記リスト疾患の確実な除外のために有効な（なければ確実に除外できる），陰性尤度比 0.5 以下の身体所見・追加検査を示した〔陰性尤度比についてはコラム4（99ページ）を参照〕．

　なお，リスト中のいくつかの項目については，適切な臨床研究がないために LR の検討を行っていない．今後の知見の集積を待ちたい．

■下痢─前提としての注意点

　一般に急性下痢は2週間以内，遷延性下痢は4週間以内，そして慢性下痢は4週間より長期の罹患期間があるもので，特に急性下痢の大半は感染性下痢症で自然に良くなるとされる．しかしこうした急性・遷延性・慢性の区別はあくまで「結果論」であり，下痢で苦しむ患者を前にしてのこのような区別は意義が乏しい．発症3日目の患者を前に，「この患者は急性下痢か慢性下痢か」と

■重症化リスクの高いグループ

乳幼児，高齢者，糖尿病・肝硬変・COPD（慢性閉塞性肺疾患）などの慢性疾患を有する患者，AIDS，免疫抑制薬服用者などの免疫不全者では，重症化のリスクが高くなる[1,2]．

以下の患者も同様に扱う[3]．
- 血管内脱水症状を呈している患者
- 血便・粘血便の患者
- 発熱患者（38.5℃以上）
- 入院患者，最近の抗菌薬使用歴がある患者

各疾患についての除外ポイント

1 偽膜性腸炎を含むCDAD

● 疾患における除外ポイント

Clostridium difficile による下痢症（*Clostridium difficile* associated disease あるいは *Clostridium difficile* associated diarrhea) ＝CDADは，抗菌薬投与による腸内細菌叢の変化により生じ，抗菌薬関連下痢症の15〜25％，発熱や末梢血白血球数増加を伴う腸炎に進展した病態の50〜70％に関与するとされ，特に医療施設に入院中の高齢患者にとっては重篤な転帰をもたらす致死的感染症の1つである[4〜6]．

なお，「偽膜性大腸炎（pseudomembranous colitis）」は病理学的診断名で，要件として大腸内視鏡や外科手術で偽膜形成が認められる必要がある．CDの存在診断陽性例は"*Clostridium difficile* infections（＝CDI）"，また特にそれに関連した下痢症を"CDAD"という．特に劇症型偽膜性腸炎には注意を要する[7]．劇症型は入院CDAD症例の3％を占め，致死率は34.7％にのぼる．死亡に対する独立危険因子として，70歳以上，白血球数35,000/μl以上か白血球分画上桿状球10％以上，それに循環不全が挙げられる．

CDI罹患患者の重症化予測に関しては臨床研究が存在する[8]．2006〜2009年までのオランダにおける入院CDI患者データを単変量および多変量解析した

もので，この検討では，395人のCDI患者中12%が診断より30日以内に重症化し，年齢（>85歳，OR 4.96；50～84歳は1.83），下痢が入院の主訴であること（OR 3.27），CDIがICUで診断されたこと（OR 7.03），最近の腹部手術歴（OR 0.23），低血圧（OR 3.25）が重症化の独立予測因子であった．

●病歴における除外ポイント
▶抗菌薬使用歴：やはり抗菌薬使用歴が最重要である．Olsonら[9]によると，新規発症CDAD症例のうち，96%が14日以内，100%が3カ月以内に抗菌薬を使用していた．
▶入院歴：入院患者のcolonization riskは3～50%といわれる．注意すべきは，入院歴がなくても，高齢者や制酸剤・化学療法薬使用歴陽性者にcolonization riskが存在することである．このような場合，高齢であること，制酸薬使用歴，化学療法歴がある場合が多く，逆にいえば，それらがなければ可能性は下がる．

●身体所見における除外ポイント
「訓練されたイヌに嗅ぎ分けさせる」（+LR = 41.5，−LR = 0.17）
CDADでは「特有の臭気」があるとされるが，LRを示した研究はない．ただし，イヌにCDAD患者を嗅ぎ分けさせるというケースコントロール研究は存在する[10]．イヌの*C. difficile*陽性便の判別率は感度・特異度ともに100%，患者の嗅ぎ分けは感度83%，特異度98%であったという．

●検査における除外ポイント
▶C DIFF QUICK CHECK CONTROL®（アリーアメディカル）：
「GDH」（−LR = 0.063）
「Toxin A/B」（−LR = 0.423）
2015年現在，CDが産生するトキシンA/Bと，CD抗原であるグルタミン酸デヒドロゲナーゼ（GDH）を同時に検出するキットが，多くの施設で使用されている[11]（GDH：感度93.7% 特異度100%，Toxin A/B 感度57.7%特異度100%，陰性尤度比 GDH 0.063 Toxin A/B 0.423：C DIFF QUICK CHECK CONTROL®―アリーアメディカル）[12,13]．

入院患者の中には無症状のCD保菌例が存在し，これらは治療の適応自体がそもそも存在しないから，無症状の場合Toxin A/Bを含む検査は原則として行わない．患者が下痢あるいは発熱を呈した時に検査を行うわけであるが，Toxin A/Bは感度が低く陰性でも疾患可能性を除外できない場合があるため，GDH陽性でToxin A/B陰性の場合に，培養検査を追加して発育した菌株から

の結果を最終報告とするなどの工夫が行われている[14]．

2 CDAD 以外の薬剤性下痢・中毒性下痢

● 薬剤による中毒事例

薬剤起因性下痢を惹起する薬物として，抗癌剤，抗菌薬，免疫抑制薬，代謝拮抗薬，消化器用薬，NSAIDs などが挙げられ，特に「致死的下痢症」についての報告は，抗癌剤に関するものが圧倒的であった．

以下，厚生労働省による薬剤起因性下痢に関する資料[15]に基づき，抗癌剤，免疫抑制薬，抗菌薬，ミソプロストール，プロトンポンプ拮抗薬(PPI)，NSAIDs の順に薬剤起因性下痢の注意点をまとめる．

- 抗癌剤：特にイリノテカン/フルオロウラシル/ロイコボリン(IFL)を含むレジメにおいて重篤な下痢の頻度が高く，このようなレジメ使用の際には，第1クールでの患者の詳細なモニターが重要とされる．放射線療法併用時にはさらに重篤な下痢のリスクが高まるといわれる．
- 免疫抑制薬：免疫抑制薬などでは，免疫抑制による腸管感染・腸内フローラの変化の他，GVHD(移植片対宿主病)による腸粘膜障害や血栓性微小血管障害を機序とする重症下痢が生じうる．
  例えば，腎移植時に用いられることが多いミコフェノール酸モフェチルによる下痢症は，投与1～2週後に起こることが多く，サイトメガロウイルス(CMV)感染症やGVHDとの鑑別が重要である．
- 抗菌薬：抗菌薬による下痢は，大部分が腸内細菌フローラの変化や菌交代現象によるものである．投与後数日で発症することが多いが，上記CDADのように過去数カ月の抗菌薬曝露がリスクとなる場合もある．
- ミソプロストール：ミソプロストール(PGE1)による下痢は，小腸に作用し，蠕動運動の亢進や水分吸収阻害によると考えられている．
- PPI製剤：PPIでは，顕微鏡的腸炎(collagenous colitis や lymphocytic colitis など)を介しての下痢が起こりうる．
- NSAIDs：粘膜微小循環不全による下痢や顕微鏡的腸炎惹起による下痢が起こりうる．

● 薬剤以外の中毒事例

激しい下痢症状をきたして死亡したキノコ中毒症例[16]が本邦より報告されている．

キノコ中毒は比較的コンスタントにあり，2001～2010年に日本で報告され

たキノコ中毒は56.9件/年，192.2人/年，死者1人/年で，関東以北での報告が多く，家族単位の発生が主で，ツキヨダケ，クサウラベニダケの2種類でキノコ中毒の53%を占めたという．キノコ中毒は中毒症状から消化器障害型，神経系障害型，原形質毒性型に分類され，それぞれの頻度は54.6%, 11.6%, 2.4%であった．原形質毒性型は主にドクツルタケによるもので特に致死率が高く，摂取後6時間程度で激しい嘔吐と下痢を呈し，肝腎障害へと進行するという．

3 大腸癌

進行大腸癌における下痢は，腫瘍による腸管の狭小化に対する反応性のものである．

●病歴における除外ポイント[17]

「6週間持続する，下痢や排便頻度増加を伴う下血や血便」
（+LR = 1.6，−LR = 0.2）
「60歳以上の，6週間持続する下血か排便習慣の変化のいずれか」
（+LR = 1.6，−LR = 0.2）
「原因不明の鉄欠乏性貧血（男性＜11 g/dl，閉経後女性＜10 g/dl）」
（+LR = 1.6，LR = 0.2）
「年齢が60歳以上」（+LR = 1.8，−LR = 0.3）
「年齢が50歳以上」（+LR = 1.4，−LR = 0.3）

●身体所見における除外ポイント[17]

「丁寧な触診での腹部腫瘤触知」（+LR = 1.6，−LR = 0.2）
「直腸診での腫瘤触知」（+LR = 1.6，−LR = 0.2）

●除外のための検査の適応と除外ポイント[17]

「2回連続の免疫法による便潜血」（+LR = 5.9，−LR = 0.1）

確定診断は大腸内視鏡であるが，大腸癌を完全に否定するツールとしての大腸内視鏡検査に関するRCT(randomized controlled trial)は存在しない．コホートでは，大腸内視鏡スクリーニング群は非スクリーニング群に比べ有病率，大腸癌関連死亡率ともに有意に低いという研究がある[17]．全大腸内視鏡検査は左半結腸癌が原因の死亡低減には関係するが，右半結腸癌が原因の死亡には関係しないという別のコホート研究もある[18]．

4 下血・粘血便・血性下痢

●病歴における除外ポイント

「下痢」の主訴が，実はタール便や下血である可能性があり，特に高齢者の「下痢」には注意が必要である．必ず観便，あるいは直腸診による便の色の評価を行う．例えば「下痢でふらふらする」という主訴の高齢患者が，実は胃潰瘍による出血性ショックであるという場合があることを銘記すべきである．

●除外のための検査の適応と除外ポイント

▶ 観便・直腸診：内科医による観便の正確性についての研究を見ると，melena（タール便，黒色泥状便）と bright red blood per rectum（= BRBPR 新鮮血便）の区別は実際には困難で，melena がないと診断された場合，上部消化管出血の否定（+LR = 5.92，−LR = 0.33）は可能だが，観便で BRBPR がないと診断されても，完全には下部消化管出血の否定（+LR = 4.6，−LR = 0.6）はできない[19]とされる．

▶ 造影 CT（+LR=5.9，−LR=0.1）：下部消化管出血で適応となる[20]．実際の下血からできるだけ時間を置かずに撮像する必要がある．

●特に「血性下痢」「下血」に関する注意点

▶ 血性下痢：血性下痢をみた時に見逃してはならないのは，赤痢などの法定感染症や腸管出血性大腸菌による下痢，それに潰瘍性大腸炎である．

　細菌性赤痢は「感染症の予防及び感染症の患者に対する医療に関する法律」の三類感染症に，アメーバ赤痢は五類感染症に指定されている．赤痢は発熱（30〜40％），腹痛（70〜93％），粘液性下痢（70〜85％）などで発症するが，実際に血性下痢を呈するのは 35〜55％程度である．

　病原性大腸菌，特に腸管出血性大腸菌（EHEC：entero-hemorrhagic E.coli）による下痢では，菌が産生するベロ毒素による大腸粘膜壊死により血性下痢と腹痛が生じ，さらには血中のベロ毒素による血球や尿細管細胞破壊が原因の溶血性尿毒症症候群，急性脳症などが生じうる．EHEC による下痢では，止痢薬の使用がベロ毒素の排出を阻害し，重篤化の原因となる．EHEC は加熱の不十分な食材から感染する．

　潰瘍性大腸炎は急性反復性の経過をとることがあり，重症例は早期に toxic megacolon から緊急手術に至る場合がある．

▶ 下血：下血の原因疾患を表1[21]に示した．下血を「腹痛を伴う下血」「腹痛を伴わない下血」に分けて考えると，前者で最も高頻度なのが虚血性大腸

表1 下血の原因疾患[21]

疾患	頻度(%)
憩室	30〜65
血管異形成（angiodysplasia）	4〜15
痔	4〜12
虚血性大腸炎	4〜11
非特異性腸炎	3〜15
腫瘍	2〜11
内視鏡治療後（ポリペクトミー後）出血	2〜7
直腸潰瘍	〜8
Dieulafoy潰瘍	稀
直腸痔静脈瘤出血	稀

炎，後者では憩室出血[21]となるが，特に虚血性大腸炎は重篤な転帰をとりうる疾患として注意が必要である．

虚血性大腸炎[22]は，主幹血管の明らかな閉塞を伴わない，腸管粘膜の血流障害によって生じる大腸の区域性急性炎症と定義され，臨床的特徴としては比較的急性に生じる腹痛と，それに続く下痢・下血である．

重症例は虚血が全層に及ぶ壊疽形成型虚血性大腸炎(15%)，劇症型虚血性大腸炎(5%未満)で，これらは致死的病態として外科的治療が必要となる．バイタルサインが悪化する場合はもちろん，腹痛が軽減したが消失せず持続痛へ移行する場合，腹部膨満が増悪する場合，上行結腸虚血例では重症型の可能性も念頭に置いて，慎重にフォローする必要がある．

5 ノロウイルス感染症[23]

ノロウイルスは小児・成人ともにウイルス性下痢の中で最多の原因ウイルスといわれる．米国では，ノロウイルス下痢症により，年間570〜800の死亡例が報告されている[24]．特に死亡例の高リスク群は，65歳以上の高齢者である．

●病歴における除外ポイント

「学校，デイケア，施設等の集団生活の場で同様の症状の人はいないか？」

ノロウイルスは，60℃10分程度の加熱では病原性が持続し，塩素系殺菌剤や消毒用のアルコールに抵抗性がある，対応の困難なウイルスである．また二

次感染のリスクが高い．

「季節は冬ではないか？」

冬場に多く，この時期の感染性胃腸炎や食中毒とされるものでの関与が高い．

「二枚貝，生野菜を食べていないか？」

例えば生牡蠣はリスクの1つとされるが，上記のとおり処理抵抗性のウイルスのため，あらゆる食材の生食と，ウイルスの付着した手による調理がリスクとなる．

● 除外のための検査の適応と除外ポイント

「クイックナビ™-ノロ2（保険収載，ただし65歳以上の高齢者）[25)26)]（＋LR ＝ 54.1，－LR ＝ 0.008）」

見逃すとどの程度危険か？

本稿に挙げた疾患を見逃すと，いずれも死の転帰をとりうる．

「偽膜性腸炎を含むCDAD」は，特に重症例（劇症型）での致死率34.7％である．

「CDAD以外の薬剤性・中毒性下痢」は，特に化学療法中の患者や免疫抑制状態の患者では，下痢を契機とした重症感染症や循環不全による死亡例が報告されている．

「大腸癌」は，腸閉塞，肝・肺をはじめとする全身臓器への転移などにより，死の転帰をとる．

「下血・粘血便・血性下痢」は，ショックを伴う消化管出血を見逃し，緊急内視鏡治療や動脈塞栓術をはじめとした対応のタイミングを逃すと，循環不全により死の転帰をとる．

「ノロウイルス感染症」は，特に65歳以上の高齢者に対しては致死的となりうる．

下痢の患者を診たら，年齢（乳幼児・高齢者），糖尿病・肝硬変・COPDなどの慢性疾患を有する患者かどうか，AIDS・免疫抑制薬服用者などの免疫不全者かどうか，を確認し，もしいずれか該当すれば，致死的下痢症の可能性を想起する．

まとめ

各疾患の除外ポイントを下記にまとめた.

外来に主訴が下痢の患者が来た時,あるいは入院中の患者が下痢を呈した時,以下のような患者であれば"見逃してはならない患者"として慎重にワークアップ,マネジメントを行う.

- 乳幼児,高齢者,糖尿病・肝硬変・COPD などの慢性疾患を有する患者
- AIDS・免疫抑制薬服用者などの免疫不全者
- 血管内脱水症状を呈している患者
- 血便・粘血便の患者
- 発熱患者(38.5℃以上)
- 入院患者,最近の抗菌薬使用歴がある患者

各疾患の除外ポイント

❶偽膜性腸炎を含む CDAD
- 過去3か月以内の抗菌薬使用歴,入院歴,制酸剤服用歴,化学療法薬使用歴がない.
- 下痢・発熱症状を有する患者で Toxin A/B も CD 抗原のいずれも陰性.

❷ CDAD 以外の薬剤性下痢・中毒性下痢
- 抗癌剤・抗菌薬・免疫抑制薬・代謝拮抗薬・消化器用薬・NSAIDs の使用歴がない.
- ドクツルタケの接触歴がない.

❸大腸癌
- 大腸内視鏡検査で大腸癌が見つからない.

❹下血・粘血便・血性下痢
- 病歴・症状・身体所見・血液検査・便培養検査・造影 CT・大腸内視鏡検査にて,消化管出血・重症型虚血性腸炎・赤痢・病原性大腸菌感染症・潰瘍性大腸炎がない.

❺ノロウイルス感染症
- 学校・施設などで同様の症状の者がいない,二枚貝や生野菜の摂食歴がない,季節が冬でない.
- クイックナビ™-ノロ2にて結果が陰性.

パール

- パール 1：下痢が，腸閉塞寸前の警告症状（warning sign）である場合がある．
- パール 2：下痢の主訴が，実は消化管出血である場合がある．
- パール 3：薬剤起因性，中毒性の下痢症が増加している．

文献

1) Guerrant RL, et al : Infectious diseases society of America ; Practice guidelines for the management of infectious diarrhea. Clin Infect Dis 32 : 331-351, 2001
2) DuPont HL : Guidelines on acute infectious diarrhea in adults ; the practice parameters committee of the American College of Gastroenterology. Am J Gastroenterol 92 : 1962-1975, 1997
3) Thielman NM, et al : Clinical practice ; acute infectious diarrhea. N Engl J Med 350 : 38-47, 2004
4) 加藤はる，他：Clostridium difficile 感染症と細菌学的検査．日本臨床微生物学雑誌 12：115-122, 2002
5) Cohen SH, et al : Clinical practice guidelines for Clostridium difficile infection in adults ; 2010 update by the society for healthcare epidemiology of America(SHEA)and the infectious diseases society of America(IDSA). Infect Control Hosp Epidemiol 31 : 431-455, 2010
6) Kelly CP, et al : Clostridium difficile ; more difficult than ever. N Engl J Med 359 : 1932-1940, 2008
7) Centers for Disease Control and Prevention : Severe Clostridium difficile : associated disease in populations previously at low risk. MMWR 54 : 1201-1205, 2005
8) Hensgens MP, et al : Predicting a complicated course of Clostridium difficile infection at the bedside. Clin Microbiol Infect 20 : O301-O308, 2014
9) Olson MM, et al : Ten years of prospective Clostridium difficile-associated disease surveillance and treatment at the Minneapolis VA Medical Center, 1982-1991. Infect Control Hosp Epidemiol 15 : 371-381, 1994
10) Bomers MK, et al : Using a dog's superior olfactory sensitivity to identify Clostridium difficile in stools and patients ; proof of principle study. BMJ 345 : e7396, 2012
11) 谷口智宏，他：慢性下痢・免疫不全者の下痢：性状からの鑑別，注意すべき免疫不全者の感染性下痢．ホスピタリスト 3：647-663, 2014
12) 澤辺悦子，他：Clostridium difficile 感染症の迅速診断における糞便中 C.difficile 抗原および Toxin A/B 同時検出キット：C. DIFF QUICK CHECK COMPLETE の有用性に関する検討．日本臨床微生物学会雑誌 21：253-259, 2011
13) 杉浦秀子，他：Clostridium difficile toxin A および toxin B 市販検出キットの評価．感染症誌 83：513-518, 2009
14) 森下良美，他：Clostridium difficile 迅速診断キットの運用評価：分離菌株を用いた Toxin 検出感度の向上．医学検査 64：216-220, 2015
15) 重篤副作用　疾患別対応マニュアル　重度の下痢
http://www.mhlw.go.jp/stf/seisakunitsuite/bunya/kenkou_iryou/iyakuhin/topics/tp061122-1.html(閲覧日　2016 年 2 月 5 日)

16) 山浦由郎：日本における最近のキノコ中毒発生状況．中毒研究 26：39-43, 2013
17) Jellema P, et al：Value of symptoms and additional diagnostic tests for colorectal cancer in primary care；systematic review and meta-analysis. BMJ 340：c1269, 2010
18) Manser CN, et al：Colonoscopy screening markedly reduces the occurrence of colon carcinomas and carcinoma-related death；a closed cohort study. Gastrointest Endosc 76：110-117, 2012
19) Baxter NN, et al：Association of colonoscopy and death from colorectal cancer. Ann Intern Med 150：1-8, 2009
20) Zuckerman GR, et al：An objective measure of stool color for differentiating upper from lower gastrointestinal bleeding. Dig Dis Sci 40：1614-1621, 1995
21) Wu LM, et al：Usefulness of CT angiography in diagnosing acute gastrointestinal bleeding；a meta-analysis. World J Gastroenterol 16：3957-3963, 2010
22) Strate LL, et al：The role of colonoscopy and radiological procedures in the management of acute lower intestinal bleeding. Clin Gastroenterol Hepatol 8：333-343, 2010
23) Yamada T, et al：Textbook of Gastroenterology 5th ed. Wiley-Blackwell Publishing, Oxford, 2009
24) Hall AJ, et al：Norovirus disease in the United States. Emerg Infect Dis 19：1198-1205, 2013
25) Kamata K, et al：Expression and antigenicity of virus-like particles of norovirus and their application for detection of noroviruses in stool samples. J Med Virol 76：129-136, 2005
26) Hansman GS, et al：Structural Basisi for Broad Detection of Genogroup II Noroviruses by a Monoclonal Antibody That Binds to a Site Occluded in the Viral Particle. J Virol 86：3635-3646, 2012

※「下痢の定義，診療原則」は上記文献1～3），「CDAD」は4～14），「薬剤起因性下痢」は15）16），「大腸癌」は17）18），「下血・粘血便・血性下痢」は19～22），「ノロウイルス」は23～26）に関連する．

Question & Answer & Keyword

Q 下痢の鑑別診断のポイントは？

A 胃切除（ダンピング症候群），回盲部手術（脂肪性下痢や胆汁酸による刺激性下痢）や腹部放射線療法歴（小腸粘膜障害性下痢），食直後の下痢があるか（慢性膵炎），夜間下痢で起こされるか（甲状腺機能亢進症・カルチノイド），が重要である．また，糖尿病患者では腸管蠕動低下による消化管細菌量増加（bacterial overgrowth：BO），化学療法剤やステロイドなどの免疫抑制薬使用時には，日和見感染のリスクが高まる．

Keyword 下痢，鑑別診断

（篠浦 丞）

24 便秘

「便秘」で"見逃してはならない疾患"のリスト
① 腸閉塞
② 薬剤起因性便秘症
③ 骨盤内炎症性疾患

便秘は脱水，糖尿病性神経症などによる腸管蠕動低下，甲状腺機能低下症などで生じ，また，Parkinson症候群やCOPD（慢性閉塞性肺疾患）の患者で比較的多く見られる．

65歳以上の入院高齢者での便秘と関連の強い項目に関する後向き対照研究[1]によると，入院高齢者の便秘は38％に見られ，有意にCOPD急性増悪，筋弛緩薬使用と関連がある一方，K補充・抗菌薬使用は便秘抑制要因であった．

一般に便秘は比較的高頻度でその原因もさまざまであり，便秘が致死的・重篤な疾患や病態のwarning signである場合は比較的限られてはいるが，少ないながら便秘が"見逃してはならない重篤・致死的な疾患・病態"の表象である場合も存在する．

上記のリストは，2005年1月1日〜2015年6月5日の11年余の間に発表され，PubMedにて検索しえた論文131編のレビューに基づき作成した〔2015年6月5日閲覧，(fatal AND constipation) OR (constipation AND death) OR ("fatal constipation" [MeSH])〕（小児科・産科領域の特殊な疾患・病態，さらに地域性の高い感染症などの疾患・病態は原則としてリストには加えなかった）．

各疾患についての除外ポイント

1 腸閉塞

最も注意が必要なのは，悪性腫瘍などによる器質的狭窄・閉塞による便秘で

ある．放置すると穿孔する可能性があるためで，実臨床においては，この器質的狭窄・閉塞をまず除外しておくことが重要である．

●除外のための症候のポイント[2]
　以下のいずれかが認められる場合（+LR = 1.6，-LR = 0.2）．
- 6週間以上続く排便習慣変化と血便
- 6週間以上続く60歳以上の人の排便習慣変化
- 60歳以上の人の血便
- 鉄欠乏性貧血(男性＜11 g/dl，女性閉経後＜10 g/dl)

　器質的腸閉塞の原因として，転移性腫瘍を含む大腸癌に関連したもの(癌自体による腸閉塞，癌を先進部とした腸重積)，S状結腸などの軸捻転，内ヘルニアや腹腔内バンド嵌頓を含むヘルニア嵌頓などが挙げられ，そのうち最も高頻度なのが大腸癌自体による腸閉塞である．

　何らかの症状をもって診断された大腸癌患者の43％で，便通の変化を主訴としているが，症状に便通変化があるのは，左半結腸癌の場合により多い．

　特に注意すべきは具体的なワークアップで，腸閉塞に近い状態に陥っている患者(血便・便狭小化・腹部膨満・排便前の腹痛などを訴える)に対して，通常の前処置を含む大腸内視鏡のオーダーは医原性腸穿孔を惹起する可能性があるため，器質的腸閉塞や狭窄が疑われる時には洗腸・浣腸以外の前処置はできない．そのため，腹部X線，場合によっては腹部CTを撮像して腫瘍の存在，腸管径の変化(caliber change)，腸内容充満度などを評価し，near obstruction(完全閉塞に近い状態)がないことを確認してから，前処置の指示を出す必要がある．

2 薬剤起因性便秘症

　薬剤による便秘に関連して，腸穿孔などの重篤な事態となり，外科手術や死亡などの転帰をたどった症例が報告されている．

　今回の文献レビューで報告されていた薬剤起因性便秘症の原因薬剤は，クロザピン(統合失調症治療薬　クロザリル®)，デュロキセチン〔セロトニン・ノルアドレナリン再取り込み阻害薬(SNRI)　サインバルタ®〕，リスペリドン(非定型精神病薬 リスパダール®)，オランザピン(統合失調症・双極性障害治療薬　ジプレキサ®)，ベンズトロピン(Parkinson病治療薬　Benztrop®)であった．

　上記薬剤中で，特に注意を要するのはクロザピン(クロザリル®)である．Palmer[3]によれば，クロザピン原性腸管蠕動低下症は致死率が高く，最近のクロザピン服用開始例，高血中濃度，併用抗コリン薬，それに併発疾患が危険因

3 骨盤内炎症性疾患

骨盤内炎症性疾患(PID：pelvic inflammatory disease)は，骨盤腹膜を含む内性器における炎症性疾患の総称で，子宮付属器炎・骨盤腹膜炎・卵管留膿症・Douglas窩膿瘍などが含まれる．

特に重症型として卵管卵巣膿瘍や卵管留膿症があり，それらが破裂を呈したり敗血症に至った場合の致死率は25％にのぼるといわれる[4]．

Case

患者：19歳，女性．
現病歴：2週間前からのひどい便秘と下腹部を中心とする腹部膨満で，救急室受診．28日周期の月経は整間隔で，最終月経は21日前であった．帯下や不正出血はなかったという．ここ数カ月性交渉はない．もともと便秘がちで，BMIは31.9，糖尿病で治療中である．腹部触診上反跳痛を伴う下腹部痛と微熱あり．「卵管留膿症」と診断された．

● 除外のための検査の適応と除外ポイント[5,6]
- MRI（＋LR ＝ 13.6，－LR ＝ 0.1）
- 経腟超音波（＋LR ＝ 1.7，－LR ＝ 0.3）
- 血沈増加（＋LR ＝ 1.6，－LR ＝ 0.4）
- 反跳痛は good positive LR とされるが，陰性尤度比は弱い
  （＋LR ＝ 2.5，－LR ＝ 0.8）

便秘の増悪がPIDの症状である場合がある．

PID診断のために症状をどのように活用するかについては，いくつかの臨床研究があり，ここではPIDの可能性を症状の組み合わせから予測するモデルに関する臨床研究を紹介する[7]．

2006～2008年までに5カ所の産婦人科救急施設を訪れた499人の患者の後ろ向き検討から，PIDを rule in/ rule out するための項目を特定したものである．なければPIDが除外できる可能性の高い症状として，びまん性腹痛・深部痛・腹膜刺激・abnormal vaginal discharge があり，これらがない患者がPIDである probability は1.1％ (95% CI, 0.03～5.8)，あればPIDの可能性を高める項目として abnormal vaginal discharge・便秘・両側下腹部痛・IUD挿入が

> **各疾患の除外ポイント**
> ❶ **腸閉塞**
> ・造影 CT や下部消化管内視鏡により，腸閉塞が否定される．
> ❷ **薬剤起因性便秘症**
> ・危険薬剤の服用歴がない．
> ❸ **骨盤内炎症性疾患**
> ・びまん性腹痛・深部痛・腹膜刺激・abnormal vaginal discharge がいずれもない．
> ・内診での子宮頸部可動痛・子宮圧痛・付属器圧痛がいずれもない*．

＊津田尚武：骨盤内炎症性症候群．第 65 回日本産婦人科学会学術講演会 2013 年 5 月 10 日（札幌）専攻医教育プログラム
jsog.umin.ac.jp/65/handout/018_tsuda.pdf（2015 年 11 月 28 日閲覧）

あり，これらいずれかがある患者の probability は 55％（95％ CI, 31.5〜76.9）であったという．

見逃すとどの程度危険か？

主な原因の 1 つである悪性腫瘍が原因の「腸閉塞」では，見逃すと腸穿孔・遠隔転移などをきたし，死の転帰をとりうる．

「薬剤起因性便秘症」では，腸穿孔による敗血症性ショックなどで死の転帰をとりうる．

「骨盤内炎症性疾患」では，特に重症型である卵管卵巣膿瘍や卵管留膿症の場合，破裂を呈したり敗血症に至った場合の致死率は 25％にのぼる．

まとめ

各疾患の除外ポイントを上記にまとめた．

パール

- パール 1：便秘で見逃してはならないのが，器質的な原因による腸の閉塞・狭窄であるが，大腸内視鏡の前処置には特に注意を要する．
- パール 2：薬剤性便秘，特に統合失調症治療薬や抗うつ薬による便秘が重篤

な結果をもたらす報告があり,注意を要する.
- パール3:早期の適切な診断が遅れる可能性のある骨盤内炎症性疾患(PID)において,便秘の存在は他の症候と組み合わせて適切な診断の手がかりになりうる.

文献

1) Gau JT, et al : Risk factors associated with lower defecation frequency in hospitalized older adults ; a case control study. BMC Geriatr 44, 2015
2) Jellema P, et al : Value of symptoms and additional diagnostic tests for colorectal cancer in primary care ; systematic review and meta-analysis. BMJ 340 : c1269, 2010
3) Palmer SE : Life-threatening clozapine-induced gastrointestinal hypomotility ; an analysis of 102 cases. J Clin Psychiatry 69 : 759-768, 2008
4) Angus DC, et al : Epidemiology of severe sepsis in the United States : analysis of incidence, outcome, and associated costs of care. Crit Care Med 29 : 1303-1310, 2001
5) Munday PE : Pelvic inflammatory disease : an evidence-based approach to diagnosis. J Infect 40 : 31-41, 2000
6) Gaitan H, et al : Accuracy of five different diagnostic techniques in mild-to-moderate pelvic inflammatory disease. Infect Dis Obstet Gynecol 10 : 171-180, 2002
7) Bouquier J, et al : A self-assessed questionnaire can help in the diagnosis of pelvic inflammatory disease. Sex Transm Dis 41 : 525-531, 2014

※「腸閉塞」は上記文献2),「薬剤起因性便秘症」は3),「骨盤内炎症性疾患」は4)〜7)に関連する.

Question & Answer & Keyword

Q なぜ便秘患者で,内視鏡前処置前にX線やCTでの評価が必要なのか?

A 腸閉塞になっていることで便秘が生じている場合,あるいはいわゆる"near obstruction"の場合,前処置が閉塞腸管に無理な負荷をかけ,腸穿孔をきたしうる.そのため,前もって非侵襲的な方法での腸閉塞や,"near obstruction"を除外しておく必要がある.前処置として肛門側からの洗腸・浣腸を選択するならば問題はない.

Keyword 便秘,腸閉塞,薬剤起因性便秘症,骨盤内炎症性疾患

(篠浦 丞)

25 吐血・下血

「吐血・下血」で"見逃してはならない疾患"のリスト

❶ 静脈瘤破裂
❷ 急性腸間膜虚血
　〔動脈塞栓・血栓症，非閉塞性腸間膜虚血（NOMI），腸間膜静脈血栓症〕
❸ 膵胆道系出血（hemobilia, hemosuccus pancreaticus）
❹ 大動脈腸管瘻
❺ Mallory-Weiss症候群を合併した緊急疾患

　吐血・下血は，救急外来の診療でよく経験する症状である．内視鏡検査を行えば，ほとんどの場合診断が可能である．上記疾患では静脈瘤破裂を除いて，内視鏡検査のみでは見逃す可能性が高く，診断が遅れると致命的になることもある．吐下血＝消化管出血と安易に決めつけず，頻度は高くないが，上記疾患を鑑別診断として考慮することが重要である．

各疾患についての除外ポイント

1　静脈瘤破裂

　慢性肝疾患の既往，アルコール摂取歴などが病歴のポイントになる．直前まで無症状で，突然の新鮮血吐血を認めることが多い．フィジカルでは，顔面の毛細血管拡張〔感度73〜82％，特異度88〜92％，LR＋（陽性尤度比）5.9〜10，LR−（陰性尤度比）0.2〜0.31〕，肝腫大（感度74％，特異度69％，LR＋ 2.4，LR− 0.37），くも状血管腫（感度46％，特異度89％，LR＋ 4.3，LR− 0.61），手掌紅斑（感度46％，特異度91％，LR＋ 5.8，LR− 0.84），腹壁静脈の拡張（感度31％，特異度98％，LR＋11，LR− 0.72）など，肝硬変で見られる身体所見を確認する[1]．検査では，内視鏡検査がゴールドスタンダードである．非侵襲的な検査としては，血小板数/脾臓径の比

909以下で，肝硬変患者における食道静脈瘤の有無を予測できる(感度89％，特異度74％，LR＋3.5，LR－0.12)[2]．また近年では，カプセル内視鏡で静脈瘤の有無を診断できる(感度83％，特異度85％，LR＋4.09，LR－0.25)．食道のみならず，門脈圧亢進症があれば異所性に静脈瘤ができることがあるため，除外ポイントは門脈圧亢進症がないこと，すなわち上記の病歴，身体所見に注目することである．

❷ 急性腸間膜虚血〔動脈塞栓・血栓症，非閉塞性腸間膜虚血(NOMI)，腸間膜静脈血栓症〕

　高齢者で，動脈硬化性疾患，心房細動，心臓弁膜症，心不全，凝固亢進状態などの病歴がポイントである．腹部症状が強く，病状が進行すると下血を認める．フィジカルでは，腸間膜虚血が起き始めた段階では，身体診察に比して腹部症状が強い．腸管虚血が進み腸管壊死の状態になると，腸音の低下，腹部膨満，筋性防御の身体所見が見られる．この段階で，60％に下血を認める．またアシドーシスの進行により，ショックバイタル，30％の症例で意識レベルの変容が見られる．検査では，血管造影が最も感度・特異度とも優れた検査ではあるが，NOMIなど塞栓症でない場合は，その検査結果は異なる．感度は74〜100％，特異度は100％と報告されている．より非侵襲的なCTアンギオグラフィがスタンダードな検査となってきており，感度93％，特異度96％と良好な成績が報告されている．血液検査所見では，初期は非特異的で，病態が進むとWBC上昇，代謝性アシドーシス，乳酸の上昇，D-dimerの上昇，アミラーゼの上昇などが見られる．近年，腸管虚血を診断する血清マーカーとしては，血中腸型脂肪酸結合タンパク(I-FABP)(感度72％，特異度73％，LR＋2.44，LR－0.51)，Glutathione S-transferase(GST)(感度68％，特異度85％，LR＋3.38，LR－0.40)，乳酸(感度82％，特異度48％，LR＋3.04，LR－0.35)，D-dimer(感度89％，特異度40％，LR＋1.48，LR－0.30)の有用性が報告されている[3]．初期診断は困難な症例もあり，通常腹痛を伴い，病状が進行した場合に下血を認めるため，腹部症状がなければ除外できる．

❸ 膵胆道系出血(hemobilia, hemosuccus pancreaticus)

　発熱，黄疸，腹痛など急性胆管炎や急性膵炎症状を疑う病歴に，吐下血があれば考慮する．既往歴に肝胆膵疾患がないか確認する．医原性が多いこともポイントである．上腹部痛，出血，黄疸の3徴があり，黒色便は90％の症例で，吐血は60％，胆道痛は70％，黄疸は60％程度に認める．3徴すべてそろう症

例は約4分の1である[4]．血塊が胆道内に詰まれば，急性胆管炎と同様に，発熱や悪寒なども見られる．フィジカルでは，hemosuccus pancreaticus に特徴的な所見は乏しく，膵管内への血液流出による膵管内圧上昇の程度により，腹部所見を認める．間欠的な出血を認めることもあり，内視鏡検査で出血をとらえられない可能性もある．約10％の症例では，内視鏡検査で診断できないという報告がある．その場合には，内視鏡的逆行性胆管膵管造影（ERCP）やCTなどで，胆膵管内の所見で診断が可能となるが，出血源の確認には血管造影が必要である．除外ポイントは，上記のように確定診断にはより侵襲的な検査が必要になるため，肝胆膵疾患の有無，すなわち病歴から本疾患を疑うかが最も重要である．

4 大動脈腸管瘻

通常，間欠的な出血で始まり，突然の大量出血をきたしショック状態となる．人工血管移植後に発生する二次性の大動脈腸管瘻が多く，大動脈瘤＋吐下血の病歴がポイントである．

消化管出血，大動脈瘤の触知，腹痛が3徴である．消化管出血は64～98％，腹痛は32～48％，大動脈瘤の触知は17～25％で，これら3徴がそろうのは11％程度で，有用な身体所見に乏しい．バイタルが安定していれば，内視鏡検査，造影CT検査，血管造影の順で検査を考慮する．通常は十二指腸との fistulas が多いが，3rd ポーションに多く，2nd までの観察では出血源が確認できないこともある．診断率は開腹術91％，内視鏡検査30％，CT検査79％，血管造影42％と報告され，疑わしければ手術が必要である[5]．大動脈瘤の有無が除外のポイントである．

5 Mallory-Weiss 症候群を合併した緊急疾患

多くの場合，吐血に先行する悪心，嘔吐がある．原因が他にあり，結果として Mallory-Weiss 症候群を生じることがある．特発性食道破裂や急性腸間膜虚血などの消化管疾患，髄膜炎や脳出血などの神経疾患，糖尿病性ケトアシドーシス，心筋梗塞，敗血症などの緊急疾患がある．これらを考慮した病歴の聴取がポイントになる．Mallory-Weiss 症候群の10％では，血行動態が不安定で，ショックバイタルを呈する．フィジカルでは，通常腹部所見は見られず，さまざまな原因に付随した身体所見が見られる．内視鏡検査がゴールドスタンダードである．他の原因を考慮した検査オーダーが必要である．Mallory-

Weiss症候群は，あくまで嘔吐を繰り返すことによる結果であり，嘔吐の原因が他にないかを常に考慮することが除外のポイントである．

見逃すとどの程度危険か？

「静脈瘤破裂」後の死亡率は15～20％と高値で，特に胃静脈瘤破裂では再出血率が高く，死亡率30～53％である．

「急性腸間膜虚血」では，腸管壁の梗塞が起きれば，塞栓症や血栓症では60～93％という高率の死亡率，NOMIでは50～55％，静脈血栓症でも15％程度の死亡率である．12時間以内の迅速な外科的介入は，遅れてからの介入と比較して死亡率を減らす(14% vs 75％)．

「膵胆道系出血」は，血管造影で出血部位を同定し経動脈カテーテル塞栓術(TAE)により，hemobiliaでは75～100％，hemosuccus pancreaticusでは67～100％で止血が可能との報告がある．見逃した場合，仮性動脈瘤の破裂などが原因であれば死亡率は高い．

「大動脈腸管瘻」では手術施行しなければ，ほぼ致死的な疾患である．致死率は診断能の向上で改善しており，1990年以前は61％の死亡率であったが，90年代以降は30％程度となっている．

「Mallory-Weiss症候群を合併した緊急疾患」では，Mallory-Weiss症候群の背後に隠れた疾患の重症度による．Mallory-Weiss症候群そのものの出血は，90％程度は自然に止血する．繰り返す出血は10％程度であり，その場合もほぼ内視鏡で止血可能である．

まとめ

各疾患の除外ポイントを次ページにまとめた．

その他，頻度が高いものとして，上部消化管出血では胃十二指腸潰瘍，出血性胃炎，Dieulafoy潰瘍，下部消化管出血では憩室出血，虚血性腸炎，出血性腸炎，痔核出血などがある．また原因不明消化管出血では，小腸カプセルや小腸ダブルバルーン内視鏡の普及により，小腸出血の診断が可能となり，angiodysplasia，NSAIDs内服に起因する小腸びらん，潰瘍，小腸腫瘍の診断などが可能となった．

各疾患の除外ポイント

❶ **静脈瘤破裂**
門脈圧亢進症を疑う病歴，身体所見を認めないこと．

❷ **急性腸間膜虚血**〔動脈塞栓・血栓症，非閉塞性腸間膜虚血(NOMI)，腸間膜静脈血栓症〕
腹痛を伴い，病状が進行した場合に下血を認めるので，腹部症状がないこと．

❸ **膵胆道系出血**(hemobilia, hemosuccus pancreaticus)
既往歴に肝胆膵疾患がないか確認すること，黄疸，発熱などの症状がないこと．

❹ **大動脈腸管瘻**
大動脈瘤を認めないこと．

❺ **Mallory-Weiss 症候群を合併した緊急疾患**
嘔吐の原因が他にないかを常に考慮すること．

パール

- パール1：吐下血＝消化管出血ではない．肝胆膵疾患や大動脈瘤の既往を除外する．
- パール2：アニオンギャップの上昇した代謝性アシドーシスでは，腸管壊死を考える．腹痛を伴う下血は，急性腸間膜虚血を除外する．
- パール3：Mallory-Weiss 症候群と安易に診断しない．背後に隠れた緊急疾患を除外する．

文献

1) Udell JA, et al：Does this patient with liver disease have cirrhosis? JAMA 307：832-842, 2012
2) Chawla S, et al：Platelet count/spleen diameter ratio to predict the presence of esophageal varices in patients with cirrhosis；a systematic review. Eur J Gastroenterol Hepatol 24：431-436, 2012
3) Evennett NJ, et al：Systematic review and pooled estimates for the diagnostic accuracy of serological markers for intestinal ischemia. World J Surg 33：1374-1383, 2009
4) Green MH, et al：Haemobilia. Br J Surg 88：773-786, 2001
5) Bergqvist D, et al：Secondary arterioenteric fistulation；a systematic literature analysis. Eur J Vasc Endovasc Surg 37：31-42, 2009

Question & Answer & Keyword

Q 吐血・下血で緊急内視鏡検査の適応は？

A 消化管出血の場合，ショック状態かどうかをまず判定する．血圧が正常であっても，臥位から座位へのヘッドアップにより，収縮期血圧が 20 mmHg 以上低下するか，心拍数が 20 回/分以上増加すれば陽性で，プレショックの診断となる．また，起立時に脈拍が 30 回/分以上増加すれば，感度 97％，特異度 98％，LR＋48.0，LR－0.03 で，大量出血の診断が可能である．これらを考慮して，出血源が上部消化管，下部消化管，もしくはそれ以外かを考える．下部消化管では緊急内視鏡の有用性は低く，出血源に迷った場合には，まず上部消化管出血を否定することが重要である．緊急上部消化管内視鏡検査の適応についての客観的な指標として，Blatchford score がよく知られているが，評価項目には，BUN 値，Hb 値，収縮期血圧，脈拍，黒色便の有無，失神の有無，肝疾患の有無，心疾患の有無が含まれ，スコア 0 点では，緊急内視鏡は必要ないと判断できる[1]．

文献
1) Srygley FD : Dose this patient have a severe upper gastrointestinal bleed? JAMA 307 : 1072-1079, 2012

Keyword 吐血・下血，消化管出血，急性腸間膜虚血，大動脈腸管瘻，Mallory-Weiss 症候群

（野々垣浩二）

コラム8 社会的な影響のある診断エラー

誤診は，患者本人以外の人々への影響も深刻となることがある．うつ病患者の自殺念慮を見逃すと，患者の自殺リスクは高まり，家族や職場，地域への影響は深刻である．精神科領域での診断エラーではまた，暴力や犯罪のリスクのある精神疾患患者の誤診で，多数の被害者が出てくるおそれがある．

2014 年，西アフリカから米国に入国したあと発熱し，テキサスの病院へ直接受診したエボラ出血熱患者は，初診で「風邪」と誤診されたためいったん帰宅となり，その後重症化して再受診後に入院し，最終的に死亡した．その間，その病院では，医療従事者を含め二次感染による多数の死者を出した．初診担当の医師が「渡航歴」についての問診をしなかったのが，診断エラーの原因であった．

エボラ出血熱のような渡航者関連だけでなく，さまざまな感染症で，周囲への感染波及が問題となる．インフルエンザ，結核，麻疹，水痘，ノロウイルス，疥癬，メチシリン耐性黄色ブドウ球菌などの耐性菌などによる感染症の診断エラーでは，院内感染の拡大をもたらし，体力の弱った入院患者に医療関連感染が波及し，他の入院患者や医療従事者に感染者が出てくることがある．

（徳田安春）

26 嚥下障害・胸やけ

「嚥下障害・胸やけ」で"見逃してはならない疾患"のリスト

〈嚥下障害〉
❶ アナフィラキシー
❷ 急性喉頭蓋炎
❸ 扁桃周囲膿瘍

〈胸やけ〉
❹ 急性冠症候群
❺ 急性大動脈解離

　以下，急性疾患に限定して論じる．一般的に「嚥下障害」と「胸やけ」といえば食道疾患と関連づけられる．しかし，致死的急性疾患は食道以外の疾患である．「胸やけ」と「胸痛」という内臓の異常感覚を明確に言葉で区別することはできない．よって，「胸やけ」を主訴とする致死的急性疾患は「胸痛」と同じものとなる．

　ところで，上記リストには緊張性気胸と食道破裂を挙げていない．両疾患の胸痛は局所的な明確な痛み(体性痛)であり，これらが漠然とした「胸やけ」(内臓痛のヴァリエーション)と表現されるとは考えにくい．

　自覚症状としての嚥下障害は「モノを飲み込む時の困難感」であり，この困難感は物理的な通過障害によることもあれば，嚥下時の痛み，閉塞感，狭窄感によることもある．急性の嚥下障害は唾液嚥下時の困難感である．具体的には「痛みのために唾さえも飲み込めない」，または「唾を飲み込む時に喉が詰まった感じがする」などと表現される．いずれも，上気道閉塞を想定しなければならない．なお，亜急性〜慢性の嚥下障害で見逃してはならない疾患は，食道癌であろう．食道の物理的狭窄の症状として「液体は飲み込めるが，固形物は飲み込めない」のが典型とされるが，あまり当てにならない．亜急性〜慢性の嚥下障害に対して食道癌を除外するには，問診所見にかかわらず，内視鏡を行う

しかない．

　胸やけとは胸骨裏面から剣状突起後面における，焼けるような感覚（灼熱感）や疼痛である．いかにも「逆流した胃液による刺激」を思わせる表現ではある．しかし，「胸やけ」とは非常に曖昧な言葉であり，その意味するところは医師の間でも，患者の間でも，一致していないことが多い．実際，虚血性心疾患の胸部症状は，圧迫感，絞扼感，痛み以外に，しばしば「胸やけ」と表現される．医師自身が虚血性心疾患に罹患しても，自分の胸部症状を「胸やけ」や「心窩部痛」と感じ，逆流性食道炎や胃潰瘍と誤診するケースは多いという[1]．

各疾患についての除外ポイント

嚥下障害

1　アナフィラキシー

　主訴が何であれ，急性の全身性皮膚・粘膜病変を伴っていれば，アナフィラキシーと判断することは難しくない．皮膚・粘膜病変を伴う頻度は約90％に達する[2]．一方，皮膚・粘膜病変を欠く約10％には注意が必要である．アナフィラキシーショックは皮膚・粘膜病変を伴わずに起こることがあるので，特に注意が必要である．

　急性に発症する嚥下障害は，そのほとんどが咽頭〜喉頭の炎症であるため，嚥下痛を伴う．一方で，アナフィラキシーの嚥下障害は明確な嚥下痛を伴わない．急性の嚥下障害にもかかわらず嚥下痛を伴わないケースを，「炎症ではなさそうだ」と認識することが，アナフィラキシーを疑うきっかけになる．本症を疑えば，全身に現れる他の症状に目を向ける（表1）[3]．本症における嚥下障害は，声門〜喉頭周囲の浮腫によって起こるため，その存在は窒息の危険を意味する．

2　急性喉頭蓋炎

　小児例が多いとされる欧米と異なり，本邦では成人例が主である[4]．特に30〜60歳の男性に多い．喫煙はリスク因子である．

　本症における炎症は舌根から喉頭蓋基部のリンパ組織に始まり，粘膜下で急速に拡散して喉頭蓋に至る（喉頭の蜂窩織炎）[5]．この進展様式に対応して症状が

表1 アナフィラキシーの診断

以下の3つの基準のうち1つ以上に当てはまればアナフィラキシーの可能性が非常に高い

❶急性(数分～数時間)に起こる皮膚や粘膜の病変(全身性の蕁麻疹・瘙痒感・紅斑, 口唇・舌・口蓋垂の腫脹)[*1]**に加え, 次の1つ以上を伴う場合:**
①呼吸器系症候(息切れ, 咳嗽, wheeze, stridor, 低酸素血症)[*2]
②血圧低下や末梢循環不全(低血圧, 虚脱, 脱力, 尿・便失禁)

❷抗原と疑われるものに患者が接触してから数分～数時間の後に, 次の2つ以上が突然発症した場合:
①皮膚・粘膜症状または予兆(全身性の蕁麻疹・瘙痒感・紅斑, 口唇・舌・口蓋垂の腫脹)[*1]
②呼吸器系症候または予兆(息切れ, 咳嗽, wheeze, stridor, 低酸素血症)[*2]
③血圧低下や末梢循環不全(低血圧, 虚脱, 脱力, 尿・便失禁)
④消化器症状(痙攣性の腹痛, 嘔吐)[*3]

❸患者にとって既知の抗原に曝露されてから数分～数時間の後に血圧が低下した場合:
①成人:収縮期血圧が90 mmHgを下回るか, 平常時の血圧の30%を超えて低下する場合
②小児:年齢別の基準に応じた収縮期血圧の低下, 平常時の血圧の30%を超えて低下する場合

[*1] 声門～喉頭周囲粘膜の浮腫によって「嚥下障害」が起こりうる.
[*2] くしゃみ, 鼻水, 鼻閉も起こりうる.
[*3] 腹部違和感や下痢を呈することもある. 嘔吐せずに悪心にとどまることもある. 食道の攣縮によって「嚥下障害」が起こりうる.

(Joint Task Force on Practice Parameters ; American Academy of Allergy, Asthma and Immunology ; American College of Allergy, Asthma, Immunology, et al : The diagnosis and management of anaphylaxis ; an updated practice parameter. J Allergy Clin Immunol 115 : S483-S523, 2005 より一部改変して作成)

推移する.咽頭違和感や咽頭痛が初発症状となり,嚥下痛,(唾液の)嚥下障害,流涎,声の変化(**MEMO 1**)へと急速に移行し,呼吸困難に至る.高熱を伴うことが多い[4].

初診時の主訴は炎症の進展具合によってさまざまであるが,「喉の痛み」(咽頭痛,嚥下痛,前頸部の圧痛)はほぼ必発であり,かつ強い痛みであることが多い.内科医が急性喉頭蓋炎を見逃さないポイントは,「唾さえ飲み込めないくらい喉が痛いのに,口腔から見える咽頭所見は軽い」という,一見パラドキシカルな臨床像を重視することに尽きる[6].中咽頭所見が乏しいのは,本症が本来舌根周囲の炎症であることを考えれば当然である.

初期の急性喉頭蓋炎は,中咽頭所見を欠く軽い咽頭痛に過ぎないため,これを感冒と区別することはできない.しかし,この後に時間単位で急速に悪化し,場合によっては発症から1日未満で窒息に至る(劇症型).本症のような急速進行性の致死的感染症は確実に除外できないと考えたほうがよい.その代わ

MEMO 1　声の変化

　　急性喉頭蓋炎による声の変化は，「口の中に音がこもったような声(muffled voice)」と，「熱いジャガイモを口の中に入れたような声(ホットポテトボイス)」が有名である．これらは同じ意味合いで用いられるが，厳密には異なるものとされている(Finkelstein Y, et al. Cleft Palate Craniofac J, 1993)．ところで，これらの声の変化を明確にイメージできるだろうか？　このような声の変化は，病態生理を考慮すればわかりやすい．

　　本症では腫大した喉頭が声門直上で音声波の障壁となるので，声は「障壁越し」に聞こえることになる．したがって，自身で口を軽く手で塞いでしゃべってみると，手という「障壁越し」に muffled voice に似た声を聞くことができる．一方，ホットポテトボイスは強い嚥下痛を反映している．通常は，会話時に自然に口腔内に溜まる唾液は，無意識のうちに嚥下されている．嚥下時は口腔内容物の鼻腔への逆流を防ぐために，軟口蓋が挙上して鼻咽頭が塞がれる．ところが，急性喉頭蓋炎の患者は嚥下痛のために，意識的に唾液の嚥下運動を避けようとする．つまり，鼻咽頭が塞がれない状態で発声することになり，結果として空気が鼻に漏れて聞きとりにくい声になる．これがホットポテトボイスである(Finkelstein Y, et al. Cleft Palate Craniofac J, 1993)．ほくほくポテトを口に入れれば熱くて嚥下できない．この状態でしゃべると，空気が鼻に漏れて，ホットポテトボイスになる．

　　なお本症における声の変化を「嗄声」と表現することがあるが，本来嗄声(hoarseness)とは声帯の炎症によるかすれ声，シャガレ声，ハスキーな声を指す．声門直上の炎症である急性喉頭蓋炎の声の変化と同じではない．

MEMO 2　safety netting

　　致死的急性疾患であっても，発症直後に来院すれば特徴的な red flag を確認することができない．また，軽症疾患でも，診察後に重篤な合併症を起こすことがある．したがって，(当然ではあるが)初診で致死的経過を除外することは不可能である．

　　帰宅後の注意点を明確に患者に説明することが「safety netting」(Roger Neighbour が 1987 年に提唱)であり，これは安全な経過観察のためのリスクマネジメントである．最も重要な点は，遅れて発現するかもしれない red flag signs を具体的に説明し，それらが発現したらすぐに再受診するよう指導することである．

　　筆者の専門は消化器内科であるが，どんなに軽症だと考えても，腹膜炎(特に虫垂炎)を見逃さないために，すべての急性腹痛の患者に「この数日は慎重に様子をみて，もしも痛いところが(あるいは右下腹部が)歩く時に響くようになったら，すぐに再受診して下さい」という safety netting を実践している．

りに，最悪の事態を回避するためのリスクマネジメントとして，明確なsafety netting（MEMO 2）を行うのが現実的である[7]．具体的には，一見感冒と考えられる患者に対しても，常に「唾を飲み込むのがつらくなるくらい喉が痛くなったら，またすぐに受診して下さい」と明確に説明しておく．

3 扁桃周囲膿瘍

20～40歳代の青壮年男性に多い[6]．口蓋扁桃に始まった炎症が，扁桃被膜と咽頭収縮筋の間の疎性結合組織に波及し，膿瘍を形成したものである（扁桃周囲の蜂窩織炎）．炎症が咀嚼筋に波及すれば開口障害が起こり，炎症が下方に進展すれば喉頭浮腫から上気道閉塞を起こす．膿瘍が拡大すると深頸部膿瘍となる．深頸部の疎性結合組織は明確な境界もなく縦隔につながっているため，致死的な縦隔膿瘍に至ることもある．

「高熱が出て，片方の喉がとても痛くて，口が開けにくい」というのが本症の典型像である．しばしば強い嚥下痛や耳への放散痛を伴う．強い嚥下痛のため唾液が飲み込めなくなると，嚥下困難を訴える[6]．

本症では咽頭痛がほぼ必発であり，中咽頭を観察して特徴的所見（患側の前口蓋弓と軟口蓋の半球状の突出，口蓋垂の反対側への偏位）を確認すれば，診断は難しくない．しかし，この咽頭所見は上極型扁桃周囲膿瘍の特徴であり，下極型（舌に隠れた部分）では，口腔から見ても膿瘍による咽頭所見が確認できない．加えて，致死的となる喉頭浮腫は下極型に多い[6]．先述した急性喉頭蓋炎や下極型扁桃周囲膿瘍の重大性を考慮すれば，「嚥下痛を伴う，唾液の嚥下障害」は，咽頭所見の軽重にかかわらず，耳鼻科にコンサルトすべきであろう．

胸やけ

4 急性冠症候群

胸やけの原因としてすぐに思い浮かぶのは，良性疾患であれば胃食道逆流症（GERD：gastroesophageal reflux disease）であり，致死的急性疾患ならば急性冠症候群（ACS：acute coronary syndrome）である．いずれも頻度が高い疾患なので，現実的には，これら2つの疾患が「胸やけ」のターゲットとなる．ACSを除外する作業とは，ACSの検査前確率を下げるか，GERDの検査前確率を上げることである．虚血性心疾患の"red flag"がないことを確認し，GERDに特徴的な症状を積極的に聞きとる．

虚血性心疾患のred flagには，エビデンスとして感度・特異度・尤度比が求められているものもあれば，経験豊富な循環器専門医の経験則といったものもある．ここでは経験則を提示する(表2)．エビデンスに関しては「胸痛」の項(131ページ)を参照していただきたい．表2に挙げるようなred flagがなければ，虚血性心疾患の可能性は非常に低いと見なす[1]．一方で，GERDの可能性を高くする症状として呑酸と酸逆流症状がある[8]．具体的には「口の中がすっぱい感じがする」，あるいは「胃液が上がってくる感じがする」などである．

　筆者は胸やけの初診患者に対して，心電図検査の閾値をかなり低くしている．高齢者と糖尿病患者に対しては特にそうである．GERDの患者はしばしば診察時に「今も胸やけがある」と訴えるので，その時に心電図をとって「有症状時にST変化がない」ことを確認できれば，虚血性心疾患の可能性を低くすることができる．確かに微妙なST変化は判断が難しく，またST変化がないからといって急性冠症候群は否定できないが，少なくとも明確なST上昇型の急性心筋梗塞の見逃しを減らすことはできる．

　「胸やけ」に対して急性心筋梗塞を疑う時に，筆者が最も重視するのは"重症感"である．"重症感"を抱くのは，例えば，「胸痛ではなく胸やけだ」と言いながら，患者が不安そうな表情を浮かべたり，強い倦怠感を訴えたり，診察室での行動がスローな時である．急性心筋梗塞による心筋壊死は，無菌性炎症による高サイトカイン血症を伴う．サイトカインは不安感を増強したり[9]，意欲や身体行動を抑制するため，「活気がない」あるいは「雰囲気がよどんでいる」といった印象をもたらす[10]．このような"重症感"をGERD患者に対して抱くことはきわめて稀である．

表2　虚血性疼痛を疑う所見

❶痛みは胸骨の奥深いところで感じる．
❷痛みの範囲が広い：ときにはのどや歯，左肩，左腕まで伝わる．
❸痛みのために思わず胸を"わしづかみ"したくなる．
❹動作や作業をしたり感情がたかぶった時に痛みが起こる．
❺早朝や目覚めた直後に身体を動かした時(歩行，トイレ)に起こる．
❻痛みに「死んでしまいそうな恐怖感」を伴う．
❼痛みに冷汗を伴う．

＊「痛み」を「胸やけ」と読みかえる．
(沢山俊民：五感診療の達人をめざして—循環器診療における問診・視診・触診・聴診．日本医学出版，2011より一部変更して作成)

5 急性大動脈解離

　診断学的なエビデンスに関しては「胸痛」の項目を参照していただきたい．「胸やけ」を訴える患者において急性大動脈解離を除外，あるいは疑う過程は，急性冠症候群のそれと同じである．ただ，急性冠症候群に比べて，急性大動脈解離は頻度が低く，症状が多彩である（背部痛，脳梗塞症状など）．

見逃すとどの程度危険か？

「アナフィラキシー」は，窒息やショックに至る．
「急性喉頭蓋炎」の上気道閉塞は，急速に進行して窒息に至る．
「扁桃周囲膿瘍」は，致死的な縦隔炎を起こす．
「急性冠症候群」と「急性大動脈解離」は，最悪の場合，突然死に至る．

まとめ

各疾患の除外ポイントを次ページにまとめた．

パール

- パール1：急性発症の唾液の嚥下困難は上気道閉塞を疑う．
- パール2：急性の胸やけは「胸痛」として扱う．
- パール3：高齢者の急性の「胸やけ」に対しては，まず心電図を行う．

文献

1) 沢山俊民：五感診療の達人をめざして—循環器診療における問診・視診・触診・聴診．日本医学出版，2011
2) Joint Task Force on Practice Parameters; American Academy of Allergy, Asthma and Immunology ; American College of Allergy, Asthma, Immunology ; et al : The diagnosis and management of anaphylaxis ; an updated practice parameter. J Allergy Clin Immunol 115 : S483-S523, 2005
3) Joint Task Force on Prectice Parameters ; American Academy of Allergy, Asthma and Immunology ; American College of Allergy, Asthma, Immunology, et al : The diagnosis and management of anaphylaxis ; an updated practice parameter. J Allergy Clin Immunol 115 : S483-S523, 2005
4) 末吉慎太郎，他：当科における急性喉頭蓋炎73例の臨床的検討．喉頭 22 : 119-123,

各疾患の除外ポイント

❶ アナフィラキシー
全身性の皮疹がない．発症数分～数時間前に抗原と思われるものに曝露していない．

❷ 急性喉頭蓋炎
初期に除外することはきわめて困難．急性上気道炎のすべての患者に本疾患を想定した safety netting を行う．

❸ 扁桃周囲膿瘍
「嚥下痛を伴う，唾液の嚥下障害」は，積極的に耳鼻科にコンサルトする．

❹ 急性冠症候群
発症が突発ではない．GERD を示唆する明確な所見(呑酸と酸逆流)がある．

❺ 急性大動脈解離
発症が突発ではない．GERD を示唆する明確な所見(呑酸と酸逆流)がある．

2010
5) 北原 哲：疾患別の診断と治療—急性喉頭蓋炎．JOHNS 16：879-880, 2000
6) 黒野祐一：気管食道科医のための上気道感染症の診方．日気食会報 57：186-190, 2006
7) Almond S, et al：Diagnostic safety-netting. Br J Gen Med 59：872-874, 2009
8) Manterola C, et al：Initial validation of a questionnaire for detecting gastroesophageal reflux disease in epidemiological settings. J Clin Epidemiol 55：1041-1045, 2002
9) Steptoe A, et al：Fear of dying and inflammation following acute coronary syndrome. Eur Heart J 32：2405-2411, 2011
10) 佐仲雅樹，他："重症感"と全身状態．日本病院総合診療医学会雑誌 7：6-14, 2014

Question & Answer & Keyword

Q 慢性の胸やけは逆流性食道炎(胃食道逆流症：GERD)と考えてよいか？

A 虚血性心疾患による胸部症状は，しばしば「胸やけ」と表現される．労作に伴って出現したり，肩や頸への放散痛を伴う慢性(正確には反復性)の胸やけは，積極的に虚血性心疾患を疑う．

Keyword アナフィラキシー，急性喉頭蓋炎，扁桃周囲膿瘍，急性冠症候群

〈佐仲雅樹〉

27 嘔気・嘔吐

「嘔気・嘔吐」で"見逃してはならない病態(疾患)"のリスト

❶ 心大血管疾患(急性冠症候群, 腹部大動脈破裂, 急性大動脈解離など)
❷ 脳血管疾患(くも膜下出血, 小脳梗塞・出血など)
❸ 重症感染症(髄膜炎, 敗血症など)
❹ 腹膜炎(絞扼性イレウス, 急性胆嚢炎, 腸管穿孔など)
❺ 糖尿病性ケトアシドーシス

　ここでは急性の嘔気・嘔吐について述べる．嘔気・嘔吐は中枢性と反射性に分けられる．延髄の嘔吐中枢(化学受容器引金帯含む)が直接刺激されるのが中枢性，内臓や血管に加わる侵襲によって間接的に刺激されるのが反射性である．中枢性の代表的病態が脳圧亢進である．一方，反射性の代表的病態は胃腸への刺激(いわゆる急性胃腸炎)であるが，動脈や管腔臓器の破綻・閉塞などの致死的病態も含まれる．

　嘔気・嘔吐は安易に「消化器症状」と見なされがちだが，延髄の嘔吐中枢はさまざまな原因によって刺激される．つまり，嘔気・嘔吐は特異的な疾患ではなく，非特異的病態を反映する「全身症状」である．したがって重要なのは，"見逃してはならない病態"である．

　反射性嘔吐の原因は，ありふれた「急性胃腸炎」から致死的な急性冠症候群まで幅広い．急性胃腸炎の嘔吐は有害物質を吐出するための生体防御反応であり，一方で，致死的疾患の嘔吐は強い自律神経反応の1つとして起こる．これは危険を知らせる非特異的アラームと言える．

　嘔気・嘔吐は診断を示唆する主役(主訴／局所的／特異的症状)ではなく，重要な脇役(随伴症状／全身性／非特異的症状)となる．鑑別疾患を考える時は嘔吐ではなく，より局所的で特異的な症状に着目しなければならない．この局所的・特異的症状に関しては，本書の「頭痛」「胸痛」「腹痛」などの項目も参照されたい．

各疾患についての除外ポイント

1 心大血管疾患
（急性冠症候群，腹部大動脈瘤破裂，急性大動脈解離など）

　延髄では自律神経中枢と嘔吐中枢とが近接し，かつ密接に関連している．したがって，強い侵襲が自律神経を刺激すれば，延髄では自律神経中枢と同時に嘔吐中枢も刺激される．つまり，嘔吐は侵襲の強さと関連するのである[1]．動脈の「破れた」と「詰まった」は最も強い内因性刺激である．たとえば，急性冠症候群の嘔気・嘔吐は，下壁梗塞に伴う迷走神経反射として説明されてきた．しかし最近では，嘔気・嘔吐の頻度は梗塞部位ではなく，梗塞のサイズ（侵襲の強さ）に相関すると報告されている[2]．したがって，嘔吐を伴う突然の腰背部痛に対しては，痛みが強くなくても，大動脈疾患を除外するためにCT検査を行うべきである．また，高齢者や糖尿病患者が急性の嘔吐を訴えた場合は，胸部症状がなくても，急性冠症候群を想定して心電図検査を行う（少なくともST上昇型心筋梗塞は除外できる）．

2 脳血管疾患（くも膜下出血，小脳梗塞・出血など）

　脳血管障害は脳圧亢進や循環障害によって嘔吐中枢を刺激する．多くの場合，脳血管障害は明確な主訴（頭痛や麻痺など）があり，神経学的な客観的異常を伴うので，脳血管障害として見逃されることは少ない．ただし，くも膜下出血で軽い頭痛（警告頭痛）と嘔吐を訴えるケース，そして小脳梗塞・出血で嘔吐が目立つケースは，「漠然とした嘔気・嘔吐」と認識され，"見逃されやすい脳血管障害"となりうる．前者に対しては頭痛に着目して，「突発発症の頭痛」と「今まで経験したことのない性質の頭痛」を除外すべきである．後者の場合は，歩行や姿勢保持の「アンバランスさ」（運動失調）がないことを確認する．嘔吐という目立つ症状のために，わずかな運動失調は見逃されるかもしれない．

　くも膜下出血の嘔気・嘔吐は脳圧亢進で説明される．しかし，CTと腰椎穿刺で異常が認められない程度の小出血でも嘔気・嘔吐が誘発されうることや[3]，しばしば嘔気・嘔吐が一過性であることを考えると，必ずしも脳圧亢進だけでは説明できない．脳血管が「破れる」という侵襲そのものが，嘔気・嘔吐を誘発しうるのである（これは中枢性でなく反射性の嘔吐）．パラドキシカルであるが，脳動脈（中枢）にも自律神経（末梢神経系）が分布するため[4]，動脈瘤の破綻という

強い刺激が自律神経経由で嘔吐中枢を刺激する．頭痛が軽くても，その発症時に嘔吐したとの病歴が確認できれば，くも膜下出血除外のために CT 検査を行うべきである．

3 重症感染症（髄膜炎，敗血症など）

重症感染症は中枢性に(髄膜炎)，あるいは反射性に(肺炎，腎盂腎炎，胆管炎などによる敗血症)，嘔気・嘔吐を引き起こす．後者は強い炎症性侵襲によるものである．ただし，重症感染症の嘔気は必ずしも「真」の嘔気ではない．サイトカインの増加によって食欲低下が起こるため，これを患者が「ムカムカする」と訴えれば「嘔気」と見なされうる(MEMO 1)．

Jolt accentuation は髄膜炎の除外に有用とされているが，最近の追試の結果を見れば，必ずしも「有用」とは言えない[5]．「軽い意識障害(スローな言動，スローな視線の動きなど)」を見逃さないことが大切である．

敗血症は感染症による全身性炎症反応症候群(SIRS)であるから，呼吸数や脈拍数をチェックして，SIRS の状態にないことを確認する．サイトカインは食欲低下や倦怠感を引き起こすため，SIRS の状態になくても，過剰な食欲低下や倦怠感があれば，重症感染症の可能性を捨ててはいけない．

MEMO 1　「気分が悪い」

高名な脳神経科学者であるアントニオ・ダマシオは，「生命活動の本質は生物学的基盤(体液や内臓)の安定，すなわちホメオスタシスである．ホメオスタシスの情報は身体信号パルスとして瞬間瞬間，かつ継続的に脳幹に入力されている．この安定した継続的パルスを無意識的に"感知"していることが，"私は唯一不変の自分自身である"という感覚(自己感)の起源である」との仮説を提唱している〔ダマシオ AR (著)，田中三彦(訳)：無意識の脳　自己意識の脳．講談社，2012〕．

もしそうであれば，大きな生体侵襲はホメオスタシスを激しく揺さぶり，これが「自己感」を動揺させ，言葉にならないような「いつもと違う」感覚が患者の意識に上り，「何だか気分が悪い…」と言わしめるのかもしれない．確かに，患者が急に不安げな様子で「気分が悪い」と訴える際は，単純な嘔気ではないような気がする場合がある．患者が急に「気持ちが悪い」あるいは「気分が悪い」と訴えた後に，致死的疾患が見つかることがある．この訴えは漠然としているが，患者によっては嘔気を「気分が悪い」と表現することもありうる．

4 腹膜炎（絞扼性イレウス，急性胆嚢炎，腸管穿孔など）

　動脈の「破れた」と「詰まった」と並んで，管腔臓器の「破れた」は最も強い侵襲であり，自律神経経由で嘔吐中枢を刺激する．また，管腔臓器の「詰まった」/「ねじれた」による急激な内圧上昇も嘔吐中枢を刺激するが，その際は「細い管」ほど強く刺激する（消化管＜虫垂，胆管，尿管，膵管，卵管）．

　ほとんどの腹膜炎は腹痛を伴う．そこで腹膜炎の診断に関して簡便で有用なのが，踵落とし試験と咳嗽試験である．いずれも腹膜炎の腹痛が「体性痛」であることを反映したもので，腹壁へ物理的な振動を与えることによって，痛みの増強があるかないかをみるものである．腹膜炎全般に対する感度・特異度は不明だが，経験的には，両者が陰性であれば腹膜炎の可能性はかなり低くなる（一方で，感染性大腸炎など，強い腸管の炎症でも陽性となりうる）．ただし，高齢者や精神疾患を有する患者ではあまり当てにならないので，バイタルサイン，自律神経症状（冷汗，四肢の冷感など），重症感（MEMO 2）を重視し，疑わしい時はCT検査を行うべきである．

5 糖尿病性ケトアシドーシス

　糖尿病性ケトアシドーシス患者の半数以上に嘔気・嘔吐を認め，半数弱に腹痛を認める．腹痛はアシドーシスに関連すると考えられている．未発見の若年1型糖尿病患者がケトアシドーシスを発症すれば，「"元気な"若年者における急性の倦怠感，嘔吐，腹痛」として，「急性胃腸炎」と誤診されやすい．アシ

MEMO 2　重症感

　「重症感」という言葉は，患者の様子に対する「印象」として日常的に使われている言葉である．「印象」であるから明確な定義はできないが，多くの場合，これは患者にまとわりつく「停滞（スロー）」な雰囲気ではないだろうか．これは決して「当てにならない主観」ではない．「停滞」とは，すなわち行動，言動，思考の「停滞」であり，その背後には「軽い意識障害（せん妄も含む）」とacute sickness behavior（食欲低下，倦怠感，周囲への関心の低下など）がある．多くの致死的重症疾患は炎症を伴うが，「重症な炎症」とは全身の炎症，すなわち高サイトカイン血症である．そしてサイトカインが意識障害や，acute sickness behaviorという一連の行動変化を引き起こすのである．「重症感」とは決して単なる主観ではなく，臨床経験の積み重ねによる「危険のパターン認識」なのである．

ドーシスを補正するための過換気を見逃してはいけない．「急性胃腸炎みたいだが，不釣り合いに重症感(MEMO 2)が強い」と感じた場合は[1,6]，除外のために尿検査や血液検査を行う．

見逃すとどの程度危険か？

動脈や管腔臓器の「破れた」，「詰まった」，「ねじれた」は突然発症し，急速に進行する致死的病態である．ほぼ突然死(急性冠症候群の心室細動，腹部大動脈瘤の腹腔内出血によるショック)に至る例もある．中枢神経疾患による脳圧亢進は，介入の時期を逃すと非可逆的な神経学的後遺症を残す．

「感染症」や「腹膜炎」といった重症の炎症性疾患は，SIRSを経て急速に進行し，多臓器不全やショックに至る．

「糖尿病性ケトアシドーシス」のごく一部(1％程度)に急性脳浮腫が起こる．主に小児に認められるが，稀に若年成人にも起こることがあり，頭痛，意識レベルの低下，さらには呼吸停止に至る．

まとめ

各病態(疾患)の除外ポイントを次ページにまとめた．

急性の嘔気・嘔吐は「急性胃腸炎」と診断されがちだが，水様性の下痢を認めない場合は，安易に「ゴミ箱診断」をしてはいけない(MEMO 3)[1]．

パール

- パール1：嘔気・嘔吐は，大きな侵襲が発生したことを伝えるアラームと見なす．
- パール2：水様性下痢のない嘔気・嘔吐を，安易に「急性胃腸炎」と診断してはいけない．
- パール3："重症感"を軽視してはいけない．

文献

1) 佐仲雅樹, 他：「重症感」の症候学的考察―直感を共通言語化する．日本プライマリ・ケア連合学会誌 35：299-305, 2012

各病態(疾患)の除外ポイント

❶心大血管疾患(急性冠症候群,腹部大動脈破裂,急性大動脈解離など)
突発発症ではない*1.水様性下痢を伴う*2.

❷脳血管疾患(くも膜下出血,小脳梗塞・出血など)
突発発症ではない.神経学的異常所見がない.水様性下痢を伴う.

❸重症感染症(髄膜炎,敗血症など)
突発発症ではない.SIRSの基準を満たさない.水様性下痢を伴う.

❹腹膜炎(絞扼性イレウス,急性胆嚢炎,腸管穿孔など)
突発発症ではない.踵落とし試験・咳嗽試験が陰性.水様性下痢を伴う.

❺糖尿病性ケトアシドーシス
意識障害がない.過換気がない.水様性下痢を伴う.

*1 突発発症:嘔吐は随伴症状のことが多い.したがって,ここでいう「発症」は主訴のことであり,多くの場合は「痛み」である.発症直後〜発症後1時間以内に症状がピークに達するものを指す.嘔吐が主訴の場合は,何の前触れもなく嘔吐が起こるか,嘔吐に先立つ嘔気が急に起こる場合を「突発発症」とする.ただし,嘔気・嘔吐はしばしば一過性である.

*2 嘔気・嘔吐の観点からいえば,水様性下痢を伴う嘔吐は「軽症」の急性ウイルス性胃腸炎の可能性を高くする(つまり「見逃してはならない病態」を除外する).

MEMO 3　「偽」の胃腸炎症状

腹部違和感や便意は,急性の自律神経反応として発現することがある.一般的に生体への侵襲は交感神経反応を誘発するが,侵襲が大きすぎて交感神経が過剰に興奮すると,バランスをとるため副交感神経(主に迷走神経)も興奮する.つまり,致死的な急性疾患は,交感神経と副交感神経の両方を活性化させるのである.この時に認められる重要な副交感神経反応は,腸蠕動亢進による腹部の違和感と便意である.特に,急に起こった便意はイベントサインとして重要であり,急性冠症候群,急性大動脈解離,くも膜下出血などの発症時に嘔吐とともに認められることがある.これは"渋り腹(テネスムス)"に似ており,強い便意があっても排便されるのは,少量の軟便程度である.異所性妊娠破裂のような骨盤腔内出血では,血液が直接直腸を刺激して便意を起こすが,血管破綻の刺激そのものが副交感神経反応を誘発して便意が起こる機序もありうる.このような便意(urgency to defecate)を,患者は「下痢(diarrhea)」と訴えることがあるため,必ず便の性状を確認しなければならない(水様性下痢か否か).

2) Herlihy T, et al : Nausea and vomiting during acute myocardial infarction and its relation to infarct size and location. Am J Cardiol 60：20-22, 1987
3) 竹内東太郎, 他：くも膜下出血が否定された thunderclap headache に対する脳動脈瘤検索の必要性. Neurological Surgery 24：437-441, 1996
4) 藤本勝邦：脳循環の形態. 川崎医学会誌 37：19-29, 2011
5) Nakao JH, et al : Jolt accentuation of headache and other clinical signs ; poor predictors of meningitis in adults. Am J Emerg Med 32：24-28, 2014
6) 佐仲雅樹, 他：情動に基づく「危険なサイン」の症候学. 日本病院総合診療医学会雑誌 8：1-10, 2015

Question & Answer & Keyword

Q 下痢を伴う急性嘔吐は「急性胃腸炎」でよいか？

A 血管や内臓の「破れた」「詰まった」「ねじれた」という強い生体侵襲は, 嘔吐中枢だけでなく交感神経と副交感神経も刺激し, 嘔気・嘔吐, 冷汗, "渋り腹"に似た便意などを起こす. この便意を「下痢」と誤認すれば, "急性胃腸炎のゴミ箱診断"の落とし穴にはまる.

Keyword 重症感, 自律神経反応, 全身性炎症反応症候群, 「気分が悪い」

（佐仲雅樹）

コラム 9 「診断エラー学」の必要性

　医師の誤診は, これまであまり研究や予防的介入の対象となっていなかった. その理由は, 医師の認知的バイアスへの理解が十分でなかったことに加え, 誤診を議論することを避けてきた文化的背景, 誤診の実態や診断の質に対する不十分な評価などがある. さらには, 他の医療ミスを減らすことと比べて, 誤診を減らすことはかなり難しいだろう, という先入観もあった.

　病気に対する有効な治療法があまりない時代では, 早期で正確な診断の重要性はそれほど高くなかった. しかしながら, 病気に対する治療法が発展してきたため, タイムリーで正確な診断の重要性が高まってきた. 早期診断による治療が患者のアウトカムに影響するからである. たとえば, 急性脳梗塞. 血栓を溶かす薬で 4 時間半以内に治療すれば, 麻痺などの後遺症を減らせる可能性がある. 脳梗塞では, より早期の診断が必須となっている.

　本書で何度も出てくる代表的重要疾患である急性心筋梗塞や急性大動脈解離, 肺塞栓症, くも膜下出血も同様に, 数時間以内の診断と治療が勝負. 大腸癌では, ステージ 1 で診断された場合の死亡リスクと治療コストに比べて, ステージ 4 で診断された場合の死亡リスクは高く, 治療コストも 3 倍以上にもなる.

（徳田安春）

精神・神経系症状

28 不安・不眠・抑うつ

「不安・不眠・抑うつ」で"見逃してはならない疾患"のリスト

1. 副腎不全
2. 甲状腺機能低下症
3. 睡眠時無呼吸症候群
4. うつ病
5. パニック障害

　多くの身体疾患・薬剤が二次性に抑うつを呈しうる(表1)．また，あらゆる精神疾患が，「不安・不眠・抑うつ」を呈する．よって，一般人口における「不安・不眠・抑うつ」の有症状率は高いはずであるが，一般診療の場面で患者が自らその症状を訴えることは多くない．

　ここでは身体症状があまり目立たず，「抑うつ」が前景化してピットフォールになりやすい身体疾患を3つと，プライマリ・ケアで遭遇することが多く，かつ自殺のリスクの高い精神疾患を2つ，計5つをピックアップする．

表1　抑うつ状態となりうる身体疾患・薬剤

身体疾患

甲状腺機能低下症，甲状腺機能亢進症，褐色細胞腫，副腎不全・機能障害，Cushing 症候群，ACTH(副腎皮質刺激ホルモン)単独欠損症，TSH(甲状腺刺激ホルモン)単独欠損症，電解質異常，SLE(全身性エリテマトーデス)などの膠原病，Parkinson 症候群，てんかん，糖尿病，低血糖，脳卒中，慢性硬膜下血腫，感染症(髄膜炎，脳炎，神経梅毒)，膵炎，肝炎，悪性腫瘍，COPD(慢性閉塞性肺疾患)，原発性肺高血圧症，心不全，不整脈，睡眠障害(睡眠時無呼吸症候群，睡眠相後退症候群等)など

薬剤

インターフェロン，副腎皮質ホルモン，黄体卵胞混合ホルモン(いわゆるピル製剤)，降圧薬(Ca拮抗薬，β遮断薬，α遮断薬，レセルピン)，抗ヒスタミン薬，NSAIDs，抗生物質，向精神薬，抗癌薬など

各疾患についての除外ポイント

1 副腎不全

　ステロイド治療中の患者での服薬中断や感染，外傷，血管障害，手術などのストレスのエピソードは注意すべきである．全身倦怠感，易疲労感，食欲不振，体重減少，消化器症状(悪心，嘔吐，便秘，腹痛)，ふらつき，筋力痛，精神症状など非特異的なものが多いが，慢性原発性の時には light-pink nipples(色素沈着のない乳頭)が疾患の除外に役立つ[1]．低血圧，低 Na 血症，低血糖，高 K 血症(レニン正常・低アルドステロン血症)，BUN 上昇，正球性正色素性貧血，好酸球増多などの所見が見られ，副腎機能低下症(副腎不全)を疑ったら，迅速 ACTH(副腎皮質刺激ホルモン)負荷試験(コートロシン®250μg 静注)を行い，30 分後のコルチゾール測定結果を待たずにデキサメタゾン 10 mg を投与する．早朝(午前 6〜9 時)の基礎コルチゾール値が 3μg/dl 以下，あるいは，ACTH 投与から 30〜60 分後のコルチゾール値が 15〜18μg/dl 以下であれば，副腎不全と診断しうる[2]．早朝の基礎コルチゾール値が 18.1μg/dl 以上，あるいは，ACTH 投与後のコルチゾール値が 21.7μg/dl 以上であれば，副腎不全は否定的である[2]．

2 甲状腺機能低下症

　深部腱反射回復相遅延，発汗減少，乾燥肌，粗雑で分厚い皮膚，冷たい皮膚，むくみ，体重増加，異常感覚，便秘，動作緩慢，嗄声，難聴，55 歳以下の女性の 13 項目のうち，2 項目以下(感度 94％，特異度 61％)であれば，94.2％で甲状腺機能低下症は否定しうる[3]．海藻類やヨード卵，イソジンガーグル®などヨード過剰摂取によるものや，アミオダロン，リチウム，インターフェロン製剤，抗甲状腺薬など薬歴の問診も重要である．甲状腺機能低下症が疑われたら，中枢性(下垂体性や視床下部性)を見逃さないために，TSH(甲状腺刺激ホルモン)とともに FT4 を測定する．

3 睡眠時無呼吸症候群

　閉塞型睡眠時無呼吸症候群は，見逃されていることが実に多く，問診や質問票でのスクリーニングでは不十分であり，いびき，日中の眠気・倦怠感，ベッドパートナーによる無呼吸の目撃，肥満，不眠(中途覚醒，熟眠感の欠如)，不安・イライラなどがあれば，睡眠ポリソムノグラフィを行う．ただし，パルス

オキシメーターによる簡易型では感度はせいぜい90％程度のため，確実な除外と確定診断のためには，終夜睡眠ポリソムノグラフィを行う．終夜睡眠ポリソムノグラフィでAHI(Apnea Hypopnea Index)が20以上がCPAP(持続陽圧呼吸療法)の適応である．しかし，自験例で，AHIは10.8にもかかわらず，最大無呼吸低呼吸時間が252秒，平均無呼吸低呼吸時間が66秒で，終始SpO_2が90％未満であるようなケースもあり，AHIを診断や重症度の金科玉条にすることは慎むべきかもしれない．

4 うつ病

2質問法が感度94～99％と高く，除外診断には役立つが，特異度が低いため，うつ病が疑われたらThe brief Patient Health Questionnaire(PHQ-9)を行う．このカットオフ値7で感度83％，特異度73％，カットオフ値15とすると感度62％，特異度96％となり，診断にも役立つ[4]．うつ病と診断する前に，表1のような身体疾患・薬物や，双極性障害や統合失調症など他の精神疾患を除外し，躁病エピソードや精神病エピソードを聴取したら，速やかに精神科専門医に紹介する．

5 パニック障害

発作性に表2のような症状が見られたら，Autonomic Nervous System(ANS)の2つの質問，「この6カ月間に，恐怖や不安や大きな心配の発作に突然襲われたことはありますか？」「この6カ月間に，理由もなく心臓の鼓動が激しくなったり，気が遠くなるように感じたり，息ができなくなるような発作がありましたか？」を行う．これはプライマリ・ケアのセッティングでパニック障害に対して，感度94～100％，特異度25～59％であり，スクリーニングに優れている[5]．この2つのうち1つでも陽性であれば，DSM-5の診断基準[6](Diagnostic and Statistical Manual of Mental Disorders)を用いて診断していく．すなわち，「強い恐怖または不快の突然の高まりとともにパニック発作の症状(表2)のうち4つ以上が同時に生じ，数分以内にその頂点に達し」(A項目)，「発作がまた起きるのではないかという予期不安やそれに伴う行動制限・回避行動が少なくとも1回の発作の後1カ月以上続くもの」(B項目)であり，それらが物質や身体疾患，他の精神疾患では説明できない時に診断できる．

表2 パニック発作の症状

- ❶動悸，心悸亢進，または心拍数の増加
- ❷発汗
- ❸身震い，または震え
- ❹息切れ感，または息苦しさ
- ❺窒息感
- ❻胸痛，または胸部の不快感
- ❼嘔気，または腹部の不快感
- ❽めまい感，ふらつく感じ，頭が軽くなる感じ，または気が遠くなる感じ
- ❾冷感，または熱感
- ❿異常感覚(感覚麻痺，またはうずき感)
- ⓫現実感消失(現実でない感じ)，または離人症状(自分自身から離れている)
- ⓬コントロールを失うことに対する，または気が狂うことに対する恐怖
- ⓭死ぬことに対する恐怖

(American Psychiatric Association, American Psychiatric Association, DSM-5 Task Force: Diagnostic and Statistical Manual of Mental Disorders: DSM-5. Arlington, American Psychiatric Association, 2013 より)

見逃すとどの程度危険か？

「副腎不全」は，診断や治療の遅れが致命的になり，欧州の大規模疫学研究によれば，原発性副腎不全症の全死亡リスクは男性で2.19，女性で2.86との報告がある[7]．

「甲状腺機能低下症」は，適切な治療が行われないと致死的であり，粘液水腫性昏睡では死亡率が15～60%といわれている．

「閉塞型睡眠時無呼吸症候群」は，高血圧症，虚血性心疾患，心不全，脳血管障害，糖尿病，不整脈，肺高血圧症，多血症，さまざまな精神疾患，交通事故の危険因子であり，AI(Apnea Index)が20以上の患者では，無治療では8年生存率が63%[8]である．

「うつ病」は，生涯罹患率が約5人に1人であり，WHOの調査では気分障害(うつ病など)患者の6～15%が自殺で亡くなっている．また，うつ病に罹患することで通常の社会生活・家庭生活が営めなくなり，労働力・生産性の低下，企業側の補償など，膨大な社会的損失をもたらす．

The National Comorbidity Surveyによると，「パニック障害」の患者では，5.2%に自殺企図が見られ，うつ病を合併するとそれが25%まで増加する[9]．

各疾患の除外ポイント

❶副腎不全
light-pink nipples，低血圧，低Na血症，低血糖，高K血症，BUN上昇，正球性正色素性貧血，好酸球増多，がないこと．

❷甲状腺機能低下症
深部腱反射回復相遅延，発汗減少，乾燥肌，粗雑で分厚い皮膚，冷たい皮膚，むくみ，体重増加，異常感覚，便秘，動作緩慢，嗄声，難聴，55歳以下の女性，がないこと．

❸睡眠時無呼吸症候群
いびき，日中の眠気・倦怠感，ベッドパートナーによる無呼吸の目撃，肥満，不眠（中途覚醒，熟眠感の欠如），不安・イライラ，がないこと．

❹うつ病
抑うつ気分，興味・喜びの減退，睡眠障害，がないこと．

❺パニック障害
発作性の，動悸，発汗，震え，息苦しさ，窒息感，胸痛・胸部不快感，嘔気・腹部不快感，めまい・ふらつき，気が遠くなる感じ，冷感・熱感，異常感覚，現実感消失，死への恐怖，がないこと．

まとめ

各疾患の除外ポイントを上記にまとめた．

パール

「不安・不眠・抑うつ」ときたら，
- パール1：「精神疾患」のように見える身体疾患を見逃さない．
- パール2：内分泌疾患，電解質異常，中枢神経疾患，睡眠障害がピットフォールになりやすい．
- パール3：すべての精神疾患を考え，うつ病とパニック障害はそれぞれの2質問法でスクリーニングする．

文献
1) Jane M Orient（著），須藤 博，他（監訳）：サパイラ—身体診察のアートとサイエンス 原書第4版．医学書院，2013

2) Bouillon R : Acute adrenal insufficiency. Endocrinol Metab Clin North Am 35 : 767-775, 2006
3) Zulewski H, et al : Estimation of tissue hypothyroidism by a new clinical score ; evaluation of patients with various grades of hypothyroidism and controls. J Clin Endocrinol Metab 82 : 771-776, 1997
4) Manea L, et al : Optimal cut-off score for diagnosing depression with the Patient Health Questionnaire (PHQ-9) ; a meta-analysis. CMAJ 184 : E191-196, 2012
5) Stein MB, et al : Development of a brief diagnostic screen for panic disorder in primary care. Psychosom Med 61 : 359-364, 1999
6) American Psychiatric Association, DSM-5 Task Force : Diagnostic and Statistical Manual of Mental Disorders ; DSM-5. Am Psychiatric Pub, 2013
7) Bergthorsdottir R, et al : Premature mortality in patients with Addison's disease ; a population-based study. J Clin Endocrinol Metab 91 : 4849-4853, 2006
8) He J, et al : Mortality and apnea index in obstructive sleep apnea. Experience in 385 male patients. Chest 94 : 9-14, 1988
9) Olfson M, et al : Prevalence of anxiety, depression, and substance use disorders in an urban general medicine practice. Arch Fam Med 9 : 876-883, 2000

Question & Answer & Keyword

Q 過換気発作をきたす患者さんは，パニック障害なのでしょうか？

A 必ずしもそうとは言えません．過換気発作は，甲状腺疾患や心疾患，不整脈，肺疾患，高Ca血症，低血糖，褐色細胞腫，前庭障害（Ménière病など），痙攣，てんかん，薬物などでも起こりますので，まずは，これら身体疾患や薬物の影響を除外します．そのうえで，動悸・心悸亢進，発汗，震え，呼吸困難感，窒息感，胸痛・胸部不快感，嘔気・腹部不快感，めまい・ふらつき，冷感または熱感，異常感覚，現実感消失・離人症状，自己制御不能あるいは狂気への恐怖，死への恐怖の13症状のうち，4症状以上が突然起こり，それらが数分以内に頂点に達するものを，「パニック発作」と言います．このパニック発作が繰り返され，少なくとも1回の発作の後で，1カ月以上の間に，発作再発の不安，または発作回避行動を認め，身体疾患・薬物や他の精神疾患では説明しえない時に，「パニック障害」と診断されます（DSM-5）．

Keyword 不安，不眠，抑うつ

〔金井貴夫〕

29 認知障害

「認知障害」で"見逃してはならない疾患"のリスト
❶ 甲状腺機能低下症
❷ 特発性正常圧水頭症・正常圧水頭症
❸ 慢性硬膜下血腫
❹ せん妄
❺ うつ病

　「物忘れがする」というだけで認知症の診断をする医師はまずいないだろうが，これがもともと認知症を患っている人の主訴だと怪しくなる．高齢者の認知症は急激に進むことはない．徘徊や暴言など認知症の周辺症状は時として突然生じる場合があるため，これを根拠として「認知症は進む」という理解を持っている医療者がいるが，これはレビー小体型認知症などの一部の認知症を除き，一般的に認知されている特徴的な症状ではない〔なお，暴言や徘徊をBPSD (behavioral and psychological symptoms of dementia) と呼ぶ場合があるが，そもそもBPSDは定義が明確でない．本当に精神や行動の問題があるのか，詳細な問診なしに，安易な抗精神病薬投与につながっている現場に遭遇することがあまりに多い．BPSDは評価や特徴を明らかにすることができれば，適切な対応につながる可能性はあるが，それができないならBPSDという言葉を使うべきではない〕．そして認知症を身近に抱える人の多くは，ある程度のBPSDのような精神症状があっても慣れていることが多い．このような人が，「様子がおかしい」と認知症の人を受診させてきた時は要注意である．前述のように，高齢者の認知症は急に悪くなることはない．ここですべきことは，治療可能な認知症 (treatable dementia) を覚知することである．治療可能な認知症とは，上記の"見逃してはならない疾患"のリストに挙げたものが代表的である．せん妄を除き，頭部CTと採血で診断をつけることが可能であるので，身体所見，病歴で疑ったら，積極的に検査を施行することが望ましい．

■せん妄を見逃さない

「ボーッとして」「会話がかみ合わない」という訴えで患者が受診することがある．急に生じた精神症状は「せん妄」を起こしていることが多い．精神症状に意識障害を思わせる症状を認めた場合，せん妄を起こしているとして，せん妄の原因となっている身体疾患や薬物の検索を進めてゆくことが必要である．せん妄は環境因子（入院など環境の変化）では起こるものではない．「入院したら認知症が進んだ」ということが現場ではよく聞かれるが，それは入院した疾患や使用した薬が直接要因であるせん妄であり，認知症が急に，ましてや環境因子で進むことはありえない[1]．

■せん妄とは

せん妄とは，身体疾患，薬物の中毒・離脱症状が脳に侵襲を与えた結果の機能性脳症である．認知症の患者さんにせん妄が重畳した場合は見分けが難しい．このような時は，発症時間と日内での症状動揺の2つで区別する．認知症は緩徐に進行するのに対し，せん妄は急に発症する．また，認知症では症状の日内変動は認めないが，せん妄は日内変動を認める．特に普段，認知症を周囲に抱えている人が，認知症患者を救急外来に「様子がおかしい」と連れてきた場合，身体疾患によるせん妄がないかを検索することが機能的である．

各疾患についての除外ポイント

1 甲状腺機能低下症

年齢を問わず生じる疾患であるが，特に高齢者で多く認められる．65歳以上の女性の10％，男性の6％近くに認められる．症状としては，粘液水腫による顔を中心とする non pitting edema を呈する浮腫などがあるが，全身のエネルギー活動を司る甲状腺ホルモンが分泌されないため，抑うつ状態に見えることが多い．身体診察では，甲状腺の触診が役立つ．甲状腺機能亢進症との触診の違いは，比較的硬く，ゴツゴツしている，ということである．しかしながら，小さいものだと慣れた医師でないとわからないことが多いことと，腺腫の大きさと相関しないため，TSH，FT3，FT4測定で確定診断とする．TSHが最も感度が高い．身体所見のあと，採血結果でフィードバックするという姿勢

で診察を重ねてゆき，甲状腺機能低下特有の活力のなさをパターン暗記することが機能的である．粘液水腫による浮腫や抑うつ状態など，甲状腺機能低下症と同じ症状を呈するが，症状がより顕著で，触診で甲状腺の腫れがない突発性粘液水腫や，甲状腺機能低下症の症状をほとんど認めないが血清 TSH が軽度上昇し FT4 が軽度低下する無症候性甲状腺機能低下症が鑑別に挙がる．

② 特発性正常圧水頭症・正常圧水頭症

好発年齢は 60 歳以降である．脳脊髄液の循環不全が起こるが，この原因が不明であるものを特発性正常圧水頭症，原因がわかっているものを正常圧水頭症と呼ぶ．症状としては歩行障害，失禁，認知機能低下を生じる．身体所見では，症状でもある歩行障害がある．検査では頭部 CT が有用で，脳溝が tight であるのに脳室が拡大している所見が得られる．認知症との鑑別が必要となるが，認知症では脳溝が tight とはならない．

③ 慢性硬膜下血腫

高齢男性に多く，特にアルコール使用障害の男性に多い．また認知機能の低下でも多い．これらは，本人が気づかない間に頭部を打つことによる．症状としては，数週間か数カ月前に頭をぶつけたなどの既往歴，あるいはそう思わせる状態(酩酊，認知機能の低下)があり，徐々に痛みや片麻痺，意識障害が認められるのが典型的であるが，実際には物忘れなどで精神科を受診し，頭部 CT で発見されることが多い．身体所見としては頭痛，片麻痺などがあるが，認知機能の低下の頻度が高い．除外は認知症である．慢性硬膜下血腫は，代表的な治療可能な認知症であり，慢性硬膜下血腫であるのに認知症と診断され，意味のない抗認知症薬が延々と処方されている症例にしばしば遭遇する．なお，小児の場合は外傷が原因である場合がほとんどで，両側性で予後も不良である．小児の慢性硬膜下血腫を診たら，虐待を必ず考慮する必要がある．

④ せん妄

せん妄は身体疾患，薬物の中毒・離脱作用が中枢神経系に影響を及ぼした結果の機能性の脳症である．臨床的には「見当識障害＋中枢神経系の興奮(不眠，不穏)」が日内で動揺することで診断する．せん妄があるということは，せん妄を起こす身体疾患や薬物がある，ということであり，せん妄を起こす原疾患の治療がせん妄の治療である．いまだに「入院されると認知症が進む」「ICU

に入ると認知症を起こす」などという記載をカルテや看護記録で見るが，環境要因が原因で認知症を生じることはありえない[2]．

5 うつ病

頻度は不明である．というのも，きちんとうつ病を診断できる医師が少なくなってきているからである．身体症状は認知機能の低下，疲労感，食欲低下などがあるが，痛みなども生じる．うつ病の重症度と身体症状は相関している．思考抑制が症状の主要所見であり，返答が遅くなり，うつ病が進行すると，何を聞いても「わからない」と返答する．さらに進むと，昏迷状態という意志発動性の低下に基づく意識障害に陥る．

見逃すとどの程度危険か？

「甲状腺機能低下症」は，腸管運動障害，認知機能の低下，症候性徐脈などがあるが，早老による動脈硬化が問題となる．

「特発性正常圧水頭症・正常圧水頭症」は，認知症と診断され，非機能的な治療が続けられたあげく，歩行障害，尿失禁などで施設などに送られ，施設での誤嚥性肺炎などに至ることがある．

「慢性硬膜下血腫」は，見逃すと脳ヘルニアに至る．

「せん妄」は，身体疾患がある証拠であるので，安易に抑制，鎮静薬を使用すると，せん妄を起こしている疾患で死に至る．

「うつ病」は波のような疾患であるので，そのまま放置しても良くなることがあるものの，自殺される場合があるので，重症度を判定するため，疑ったら精神科医にコンサルトしておくべきである．しかしながら精神科医はその質の程度が著しい．信頼のできる，きちんとした医学知識を持った精神科医を普段から確保しておくとよい．

まとめ

各疾患の除外ポイントを次ページにまとめた．

各疾患の除外ポイント

❶ 甲状腺機能低下症
元気であること．TSH，FT3，FT4で異常がないこと．

❷ 特発性正常圧水頭症・正常圧水頭症
認知機能の低下，歩行障害，失神のエピソードがないこと．

❸ 慢性硬膜下血腫
認知機能の低下がないこと．外傷のエピソードがないこと．

❹ せん妄
見当識障害がないこと．朝晩で様子が違うことがないこと．

❺ うつ病
応答が素早く，テキパキと問診に答えられること．そのうえで体重減少や過食，不眠，過眠といった食行動パターンと睡眠サイクルの異常がないこと．

パール

- パール1：慢性硬膜下血腫は大人は転帰良好，子どもは不良．
- パール2：せん妄は身体疾患，薬の影響が脳に侵襲を与えた結果の機能性脳症．精神疾患ではない．
- パール3：うつ病を疑ったら，コンサルトできる，信頼できる精神科医を普段から確保しておく．

文献

1) 久村正樹：救急での精神疾患．症状の対応法―精神科医からのアドバイス．日本心療内科学会雑誌 10：105-106, 2006
2) 宮岡等，他：シンポジウム 抗認知症薬の使い方を考える．こころの科学 5, 2013

Question & Answer & Keyword

Q 認知症はどうやって診断するのですか？

A 認知症は決め手となる診断方法はありません．生活史，医療面接，長谷川式などの心理検査，身体疾患の除外により，状況証拠で初めて診断ができるものです．何か1つのツールで認知症が診断できるなどということはありえないことです．

Keyword 治療可能な認知症，救急外来での認知症対応，認知症診断

（久村正樹）

30 めまい

「めまい」で"見逃してはならない疾患"のリスト
1. 小脳・脳幹梗塞
2. 小脳・脳幹出血
3. 椎骨脳底動脈解離
4. 心原性失神
5. 消化管出血（起立性低血圧）

　「めまい」という表現は曖昧さをはらんでいる．患者の言葉を詳しく聞けば，そのめまいが実は「ふらつき」や「気を失いそうな感じ」，または「立ちくらみ」であったり，症状は多様である．つまり「めまい」と一口に言っても，さまざまな症状が「めまい」として一括りで表現されることが多く，それぞれ鑑別が異なる．そのため，めまいを訴えた患者には，具体的にどのようなめまいであるかを教えてもらう必要がある．

　その「めまい」を診察するうえで重要なことは，患者の訴える「めまい」がいったいどのようなものであるかをきちんと理解することである．主訴を正しく理解していないと，鑑別診断も正しく挙げることができずに迷走してしまう．そして，そのためには可能な限りの詳細な病歴聴取が必須である．

各疾患についての除外ポイント

　患者の訴える「めまい」は，大きく4種類に分けられる（表1）．
　患者の訴えがどの種類に該当するかを考え，それによって鑑別疾患を挙げていく[1]）．
　この中で❶ Pre-syncope（前失神）に関しては，失神の鑑別疾患で鑑別を考えるとすっきりする．失神は全脳の一過性灌流低下により引き起こされるので，その原因はつまり，すべてのショックの鑑別，後循環系の問題，そして全大脳

表1 めまいの4分類

❶ Pre-syncope(前失神) → 失神の鑑別
❷ Vertigo(回転性めまい) → 末梢性(主に内耳)または中枢性(脳幹・小脳)
❸ Disequilibrium(平衡障害) → 脳幹・小脳・前頭葉障害，脊髄性(後索，頚髄)，末梢神経障害，筋骨格系障害
❹ Undifferentiated(分類不能) → 心因性，薬剤性

の広範な障害にカテゴリー分けされる．

❶以外としては，❷Vertigo(回転性めまい)なら内耳障害か中枢性(脳幹・小脳)，❸Disequilibrium(平衡障害)なら脳幹・小脳・前頭葉障害や脊髄病変，筋肉骨格系病変を典型的には疑うが，特に軽症のものでは区別が困難なことが多い．❹は❶～❸のどれにも該当しないめまいであり，心因性や薬剤性のことが多い．❷～❹は症状としてクリアカットに区別することもできないことがあり，また病因もオーバーラップする．

そこで，目の前の患者が訴えるめまいが，中枢性のめまいなのか，末梢性のめまいなのかを鑑別することが必須である．

1　小脳・脳幹梗塞　　2　小脳・脳幹出血

中枢性めまい症の原因として多いのが，小脳・脳幹梗塞と小脳・脳幹出血である．上記のVertigoのうち，15％程度はこれらを含めた中枢性疾患によるものといわれている[2]．

これらを確実に鑑別できる方法は，頭部CT，MRI検査を施行することであるが，すぐにそういった検査ができない環境でどこまで症状・身体所見で鑑別できるかを考えていきたいと思う．

脳幹梗塞・出血の場合，めまい以外の随伴症状を伴っていることが多く，それらを理解しておくことで診断が比較的容易となる．救急受診した45歳以上のめまい患者において，神経学的異常所見がなければ，脳血管障害の可能性は3.2％から0.7％まで低下すると報告されているものもある[2]．

他に年齢が70歳未満かつ神経学的異常所見のないめまいであれば，陰性尤度比0.3で中枢性めまいは否定的ともされている[3]．

脳幹腹側に病巣がある場合は，脱力や感覚異常の症状が出現しやすく，また背側病巣が限局している場合であっても，橋中部より頭側に病巣がある場合は複視，顔面の感覚異常などが出現するため，比較的容易に鑑別可能である．

しかし，橋底部から上部延髄の小さな梗塞や小脳梗塞・出血では，めまいの

みで発症する症例があり，またためまいを伴う突発性難聴様の耳鳴，難聴で発症する症例もある．さらに小脳病変でも上下肢の協調運動障害が見られない場合がある．特に後下小脳動脈(PICA)領域では病巣の広がりが比較的大きな梗塞でも，めまい，ふらつきのみの症状で出現するものがあり，前下小脳動脈(AICA)領域の梗塞でも，めまいおよび同側の耳鳴を伴う突発性難聴様の症状で発症することがある．さらに上小脳動脈領域でも，小梗塞やラクナ梗塞ではめまいのみで発症する梗塞が見られる．

また，眼振が垂直性眼振や水平性以外のものであれば，中枢性めまいの可能性がかなり高いとされている．神経学的所見では，脳幹病変を示唆するDysesthesia(感覚障害)，Diplopia(複視)，Dysarthria(構音障害)，Dysphagia(嚥下機能障害)，Deafness(難聴)(5Dや難聴以外の4Dなどと称される)や小脳病変を示唆する失調(指鼻指試験や膝踵試験，体幹失調)を，特に注意して診察するようにする．

除外ポイントとしては，めまいの性質の聴取と神経学的所見，特に脳幹症状と小脳失調をしっかりと診察する．

3 椎骨脳底動脈解離

椎骨脳底動脈解離は，若年発症の脳卒中では常に鑑別に挙がる疾患である．本邦例の全国調査では，50歳以下の脳卒中の原因の3%程度を占めるとされている．めまいの症状の他に50〜70%ほどの症例で頭痛や頸部痛を認めるが，めまい以外に神経学的異常所見を認めない症例も少なくない．頭痛の性状はさまざまである．診断には画像診断が必須であり，非侵襲的検査としてはMRI(BPAS)・MRAや3D-CTAで，しばしば解離に特異的な所見であるintimal flapとdouble lumen(真腔と偽腔像)を検出できる．また侵襲的ではあるが，解離の診断に最も有用な診断として脳血管造影がある．脳血管造影では動脈解離に最も特異的な所見であるintimal flapとdouble lumenが証明されることは少ないが，いずれも動脈解離に比較的特異性が高いpearl and string sign(動脈瘤様の拡張と，その近位部または遠位部の動脈に狭窄を伴う像)やstring sign(ある一定の長さを持つ鋸歯状の狭窄像)を検出できる．

除外ポイントとしては，頭痛・頸部痛の有無もあるが，最終的には画像診断は必要であろう．

4 心原性失神

Pre-syncope(前失神)の代表的な見逃せない疾患である．そのため詳細は

「失神」の項目に譲るが，めまいを主訴に来院する心原性失神に焦点を絞って論述すると，実際にはめまいの性状が他のめまい疾患とは明らかに異なっている．そのため，めまいの訴えの詳細を聞く必要が最もある疾患であり，ふらつきや回転性の症状ではなく，眼前暗黒感や気の遠くなるような感じ，また血の気が引くような感じ，などの症状を聴取することが重要である．心原性失神はそこで見逃してしまうと，19〜30%の患者が1年以内に突然死してしまうという報告もあり[4〜6]，鑑別にはより慎重を期するべきである．死亡率の予想としてOESIL risk score（①65歳以上，②既往歴で心疾患，③前駆症状なし，④心電図異常あり，を各1ポイントで計算）でリスクを層別化することで，予後予想を行うこともできる．

心原性失神の検査として，心電図検査は病歴や身体所見で診断に至らなかった失神を疑う患者には必須の検査である．心電図で診断は困難な場合も多いが，明らかな異常所見があれば診断にいきつくことができ，また全く異常所見のない心電図であれば，心原性失神の可能性をかなり下げることができると考えられている．他に心エコー検査も，弁膜症の評価等が可能であり，診断には有用である．

除外ポイントとしては，めまいの性状についての詳細な病歴聴取やOESIL risk scoreの利用，また心電図検査で異常所見がないことなどが挙げられる．

5 消化管出血（起立性低血圧）

上記心原性失神のようなめまいの訴えのうち，非心原性の失神とされる疾患の中で緊急度の高いものとして起立性低血圧が挙げられ，特に消化管出血には注意が必要である．病歴上，黒色便の有無や心窩部痛の既往，また抗凝固薬や抗血小板薬，NSAIDsやステロイドの内服歴は，消化管出血を疑ううえで非常に重要なものである．

診断としては急性期の出血では血算で検出できないこともある．そのため，血算で異常所見がなくても，バイタルサインで血圧低下や頻脈などを認めていれば疑う必要がある．また，約3分間の起立試験（起立3分以内に収縮期血圧が20 mmHg以上低下または収縮期血圧の絶対値が90 mmHg未満に低下または拡張期血圧が10 mmHg以上低下）でも，起立性低血圧の約90%が診断可能といわれている．他に直腸診で黒色便を検出するのも1つの方法である．しかし，鉄剤の内服歴は聴取しておかなければ誤診を招いてしまう．他にER settingであれば，経鼻胃管を挿入してみるという方法もある．

いずれにしても最終の確定診断には，消化管内視鏡検査が必要となる．
　除外ポイントとしては，バイタルサインで異常所見がないことや，3分間起立試験で起立性低血圧の所見がないことなどが挙げられる．

見逃すとどの程度危険か？

　「小脳・脳幹梗塞や出血」，「椎骨脳底動脈解離」を見逃すと，不可逆な後遺症を残してしまう可能性が高く，最悪，死に至ることもある．
　また，「心原性失神」を見逃すと，先に記載したように20～30％が1年以内に突然死してしまうとも報告されている．
　「消化管出血（起立性低血圧）」も生命予後に大きな影響を残す．

まとめ

　各疾患の除外ポイントを下記にまとめた．

パール

- パール1：めまいは前失神（Pre-syncope）か否かで分ける．Pre-syncopeは心原性・起立性低血圧の除外，非前失神めまいは脳血管障害の除外を考えるためである．

各疾患の除外ポイント

❶小脳・脳幹梗塞　❷小脳・脳幹出血
　めまいの性質の聴取，神経学的所見（特に脳幹症状と小脳失調）．
❸椎骨脳底動脈解離
　頭痛・頸部痛の有無，最終的には画像診断（MRI/MRA，3D-CTA）が必要．
❹心原性失神
　めまいの性状についての詳細な病歴聴取，OESIL risk scoreの利用，心電図検査で異常所見がないこと．
❺消化管出血（起立性低血圧）
　バイタルサインで低血圧や頻脈所見がない，3分間起立試験で起立性低血圧の所見がないこと．

- ●パール2：中枢性を疑う所見では，脳血管障害のリスクと神経学的所見が重要である．
- ●パール3：可能な限りめまいの性状について，詳細な聴取を行うことが重要である．

文献

1) Chaula N, et al：Diagnosis and management of dizziness and vertigo. Med Clin North Am 90：291-304, 2006
2) Kerber KA, et al：Stroke among patients with dizziness, vertigo, and imbalance in the emergency department；a population-based study. Stroke 37：2484-2487, 2006
3) Froehling DA, et al：The rational clinical examination；does this dizzy patient have a serious form of vertigo? JAMA 271：385-388, 1994
4) Kapoor WN：Evaluation and outcome of patients with syncope. Medicine 69：160-175, 1990
5) Day SC, et al：Evaluation and outcome of emergency room patients with transient loss of consciousness. Am J Med 73：15-23, 1982
6) Silverstein MD, et al：Patients with syncope admitted to medical intensive care units. JAMA 248：1185-1189, 1982

Question & Answer & Keyword

Q 外来・救急外来に訪れる患者のめまい．さまざまな考え方のうち，できる限り現場で活用できる分類は？

A ①危険なものを見落とさない，②失神前めまいか否か，というのが鑑別のポイントである．

Keyword めまい，失神，中枢性めまい

（髙田史門・志水太郎）

31 四肢のしびれ

「四肢のしびれ」で"見逃してはならない疾患"のリスト
1. 急性動脈閉塞
2. 手口感覚症候群
3. 馬尾症候群
4. 上位頸椎部障害
5. 多発単神経炎

患者によっては純粋な筋力低下にもかかわらず，「しびれ」と表現する場合がある．感覚障害としての「しびれ」を主体とした，"見逃してはならない疾患"を5つ挙げた．

各疾患についての除外ポイント

1　急性動脈閉塞

心房細動，心原性脳塞栓症などの基礎があり，突然の痛みを伴うしびれで発症する．

Paresthesia, Pain, Pulselessness, Pallor, Paralysis の5つのPを頭に置いて，身体所見を取りに行く．突然発症で筋力低下をしばしば伴うため，単麻痺をきたす脳血管障害と見誤ることがあるが，Pulselessness, Pallor が急性動脈閉塞症の鑑別診断に必須である．臨床的に5つのPを満たすようなら，緊急の外科コンサルトが必要である．除外ポイントは，発症形式が突然でないこと，Pulselessness, Pallor がないこと[1]．検査としては，ドップラーエコー，造影CT，MRAが適応となり，血管閉塞所見がなければ否定できる．

2　手口感覚症候群

突然発症や起床時に気がついたといった発症形式で，一側の手指と同側の口周囲のしびれをきたす，視床もしくは橋被蓋部の脳血管障害である．橋被蓋部での血管障害では，病変の広がりによっては，両側の口周囲にしびれが広がることがありうる．一側の上肢もしくは上下肢のしびれがあるならば，出血性病変に対しては，微小病変を除外するためにも，頭部 MRI の T2*強調画像が必要である．除外ポイントは，脳血管障害の特徴である明確な発症時期が特定できない場合や，四肢のしびれを訴える場合[2]，頭部 MRI の拡散強調画像を施行し血管障害を示唆する病変がないなどである．

3　馬尾症候群

腰痛，下肢の疼痛と多根性のしびれが特徴的症状である．馬尾症候群の原因疾患としては，腰部脊柱管狭窄症，腰椎椎間板ヘルニア，腫瘍，脊椎硬膜外膿瘍などが知られている．慢性経過をきたす腰部脊柱管狭窄症では，50〜75％に間欠性跛行を認める．アキレス腱反射は消失するが，Babinski 徴候は認めない．しびれを含めた感覚障害は，会陰部，下腿外側，足部に出現する．運動障害としては下垂足を認めることがある．

間欠性跛行が，坐位にならず立位のままでも改善するようなら，馬尾障害は否定的である．

第2腰神経根より上部の症候があるようなら，馬尾症候群は除外できる[3]．MRI にて馬尾への圧排所見がなければ除外できる．硬膜外膿瘍を疑う時は，造影 T1 強調画像にて膿瘍の除外が可能である．

4　上位頸椎部障害

早期には運動麻痺を伴わず，後頭部，後頸部痛と徐々に進行する四肢のしびれをきたす．関節リウマチに伴う環軸亜脱臼，髄膜腫，神経鞘腫，癌の椎体，後頭骨転移，化膿性脊椎炎による脊柱管膿瘍形成，脊髄空洞症，頭蓋底陥入症，Chiari 奇形による小脳扁桃ヘルニアなどがその原因として知られている．上位頸椎部障害の特徴的症状として，頸部を動かした際の大後頭神経支配域に放散する痛み，頸部を回旋した時のめまい，第2頸神経障害による開口障害などがある．これらの徴候がなければ，上位頸椎部障害の可能性は低くなる．後頸部から後頭部の知覚障害，頸部の可動域制限が特徴的であるが，早期では，

後頸部，後頭部痛としびれのみで神経学的所見が乏しい．身体所見では除外できない病期がある[4]．環軸椎亜脱臼なら単純X線像で歯突起前縁と環椎前弓後縁との距離が3 mm以下なら否定的，あるいは歯突起後縁と環椎後弓前縁との距離が13 mm以上なら否定的．頸椎MRIの矢状断と横断像にて，上位頸椎部，頭蓋底移行部に圧迫性病変がなければ除外できる．

5 多発単神経炎

通常運動障害を伴うが，手足の痛みが激しく耐えがたい時は，しびれが主訴として前面に現れる．数日から数週間かけて次々と単神経障害を引き起こす．そのため左右対称性の発症形式ならば，多発単神経炎の可能性が低くなる．

末梢神経支配のデルマトームを反映した感覚障害がなければ，可能性が低くなる．

全身性の血管炎に合併している場合は，白血球増多，CRP，血沈の亢進を伴っている[5]．炎症所見がない場合は，基礎疾患としての全身性の血管炎の可能性は低くなる．末梢神経伝導検査において，神経の活動電位の振幅が波形の崩れなしに低電位となる軸索障害の所見がなければ，多発単神経炎は否定できる．

見逃すとどの程度危険か？

「急性動脈閉塞」を見逃し，外科的加療の時期を逸すると，肢の壊死を招き生命の危機である．

「手口感覚症候群」は，脳血管障害であるため後遺症は必発である．正確な診断を患者に伝えるためにも，過換気症候群などの誤診は避けたい．

「馬尾症候群」を引き起こす硬膜外膿瘍では，急性増悪の場合は緊急減圧術を施行しなければ神経機能障害が残存し，回復は困難である．

「上位頸椎部障害」では，診断が遅れれば四肢麻痺，膀胱直腸障害，頸椎回旋による呼吸筋停止，意識消失が起こる．

「多発単神経炎」に全身性血管炎が合併している場合は，肺胞出血，急速進行性糸球体腎炎を合併しうるため早期の治療が必要である．

各疾患の除外ポイント

❶ 急性動脈閉塞
発症形式が突然でないこと，Pulselessness，Pallorがないこと，検査としてはドップラーエコー，造影CT，MRAが適応となり，血管閉塞所見がなければ否定される．

❷ 手口感覚症候群
頭部MRIの拡散強調画像を施行し，血管障害を示唆する病変がない．

❸ 馬尾症候群
間歇性跛行が，坐位にならず立位のままでも改善する．第2腰神経根より上部の症候がある．MRIにて馬尾への圧排所見がない．硬膜外膿瘍を疑う時は，造影T1強調画像にて膿瘍がない．

❹ 上位頸椎部障害
頸部を動かした際の大後頭神経支配域に放散する痛み，頸部を回旋した時のめまい，第2頸神経障害による開口障害がない．環軸椎亜脱臼なら単純X線像で歯突起前縁と環椎前弓後縁との距離が3mm以下．歯突起後縁と環椎後弓前縁との距離が13mm以上．頸椎MRIの矢状断と横断像にて，上位頸椎部，頭蓋底移行部に圧迫性病変がない．

❺ 多発単神経炎
左右対称性に同時発症．末梢神経支配のデルマトームを反映した感覚障害でない．末梢神経伝導検査において，神経の活動電位の振幅が波形の崩れなしに低電位となる軸索障害の所見がない．

まとめ

各疾患における除外ポイントを上記にまとめた．

一側下肢の感覚障害の鑑別として，脊柱管狭窄症や椎間板ヘルニア以外に，視床，延髄の小梗塞，脊髄の脊髄視床路の限局した障害を考える．両側上肢の温痛覚障害で触覚，深部知覚が保たれている場合は，脊髄空洞症を考える．

パール

- パール1：発症時間が特定できるしびれは，脳血管障害を第一に疑うが，急性動脈閉塞症も鑑別診断に常に挙げる．
- パール2：両上肢，両下肢の運動障害を呈さず，しびれのみをきたす脊椎疾

患でも，予後不良疾患があることを知っておく．
- パール3：四肢のしびれは，末梢神経のデルマトームを意識した神経診察と炎症所見を確認する．

文献

1) Sontheimer DL：Peripheral vascular disease；diagnosis and treatment. Am Fam Physician 73：1971-1976, 2006
2) 亀山隆：手足のしびれ，異常感覚．レジデントノート 13：2394-2405, 2012
3) 安藤哲朗：脊髄円錐上部，円錐，馬尾症候群の症候学．神経内科 49：1-6, 1998
4) 清水敬親：頭蓋頸椎移行部〜上位頸椎の神経症候学．神経内科 69：114-123, 2008
5) 神田隆：医学生・研修医のための神経内科学．膠原病・炎症性疾患に伴う神経障害 pp448-457，中外医学社，2008

Question & Answer & Keyword

Q 多発神経炎と多発単神経炎の鑑別のポイントを教えてください．

A 多発単神経炎でも最終的には，手袋靴下型の感覚，運動障害をきたすこともあるため，一見多発神経炎に見える場合があるが，いつくかの鑑別ポイントがある．発症形式では，多発単神経炎の場合は，亜急性に単神経障害が次々と加わる非対称性の進展様式をとる．その点で，左右対称性に末梢遠位から感覚，運動障害をきたす多発神経炎とは区別される．また神経診察においては，多発単神経炎では，手足の伸側と屈側，内側と外側など，末梢神経のデルマトームを意識して感覚障害の検査をすると，比較的鮮明に境界があることがわかる．また多発単神経炎では，振動覚や位置覚などの深部感覚が障害されることはなく，深部腱反射も保たれていることが多い．

Keyword 突然発症，馬尾，上位頸椎，多発単神経炎

（塩尻俊明）

32 痙攣

「痙攣」で"見逃してはならない疾患"のリスト

1. 痙攣性失神
2. 単純ヘルペス脳炎
3. 脳静脈洞血栓症
4. 頭蓋内結核腫を合併した結核性髄膜炎
5. Limb shaking transient ischemic attack

　「てんかん」の既往がないにもかかわらず「痙攣」を主訴として来院し，アルコールや薬剤の離断がなく，電解質，血糖，スクリーニングとして行われる頭部単純CTでも異常がない，もしくは判別が困難な場合で，"見逃してはならない疾患"を5つ挙げた．

各疾患についての除外ポイント

1　痙攣性失神

　発作中の顔色は，てんかん発作が呼吸停止によるチアノーゼを呈するのに対して，痙攣性失神では蒼白である．発作の持続時間は30秒以内と，てんかん発作が30秒から2分間続くのに対して短い．また，てんかん発作と違い，咬舌，尿失禁はきわめて稀で，発作後朦朧状態もない[1]．発作中の眼球上転は，痙攣性失神でも起こりうるため，てんかん発作との鑑別には役立たない．脳波は，てんかん発作間欠期に脳波異常を伴う症例が30％に過ぎないため，鑑別には有用ではない．

　血管迷走神経反射をきたすような明らかな誘因がない場合，また自律神経機能不全あるいは薬剤による起立性低血圧が否定された場合は，後述の「見逃すとどの程度危険か？」で挙げた疾患を1つ1つ除外する必要がある．基礎疾患

に応じた身体所見を取る必要があるが，てんかん発作との鑑別に役立つ身体所見は，咬舌が稀であり，尿失禁がない点である．

2 単純ヘルペス脳炎

ほとんどの症例で，痙攣発作を起こす前日ぐらいから，傾眠，人格変化，行動異常などが先行する．髄膜徴候は，髄膜炎と比較して，髄膜への炎症が激しくないため乏しい．そのため髄膜徴候がないからといって否定はできない．髄液検査が必要であるが，髄液正常例もあるため髄液検査のみでは否定できない．PCR 検査では，発症 1～2 日では偽陰性，発症 1 週間以後は陽性率が下がるとされ，発症 5 日以内に 2 回繰り返すことが望ましい．髄液 HSV-PCR の感度 98％，特異度は 94～100％と優れている．MRI では，80％は側頭葉に異常を認めるが，10％が正常を示す[2]．脳波はほぼ全例に異常を認める．先行する症状なく突然の痙攣発作で来院した場合は，ヘルペス脳炎の可能性は低い．髄液検査に異常がなく，HSV-PCR が陰性，画像所見が正常で完全に脳波が正常であれば，ヘルペス脳炎は除外できる．

3 脳静脈洞血栓症

尋常ではない頭痛が先行し，頭痛がピークに達する頃，痙攣発作を起こして来院するのが典型例である．初発としての頭痛は 74～90％と頻度が高く，痙攣発作も 40％に合併するとされるが，経過も症状も多彩であり，病歴のみでは除外は困難である．脳圧亢進症としてのうっ血乳頭を伴っている場合が多いが，病歴同様，身体所見のみでは除外が困難である．頭部 CT では，20％が正常例を示すとされ，CT が正常な初発の痙攣発作では，常に念頭に置く必要がある．古典的に知られている単純 CT で血栓化した静脈が高吸収に描出される cord sign，造影 CT で血栓の存在する部分のみが造影されない empty delta sign は，最大でも 45％の患者に見られる程度である．皮質静脈の血栓まで除外診断するには，血管造影が必要とされる．上矢状静脈洞，横静脈洞，S 状静脈洞の血栓について，MRV が血管造影との相関が非常に高いとされ，除外に役立つ[3]．

4 頭蓋内結核腫を合併した結核性髄膜炎

数週間の経過で進行する微熱，倦怠感，食思不振など非特異的症状で始まり，髄膜炎症状が出現してくる経過が典型的である．頭蓋内結核腫を合併した

結核性髄膜炎では，経過中てんかん発作を合併してくる症例がある．脳神経麻痺の合併が多いとされるが，結核性髄膜炎に特異的な身体所見はないため，身体所見での除外は困難である．除外には髄液検査が必要であり，500 ルールを満たすことが多い．すなわち髄液細胞数 500/mm^3 以下（通常 100～500/mm^3），タンパク 500 mg/dl 以下とされ，加えて髄液糖 45 mg/dl 以下であることが多いが，必ずしも典型的髄液所見を呈する症例ばかりではない点が診断を困難にしている．髄液抗酸菌塗抹検査の感度は 37％に過ぎない．PCR 検査も感度 56％，特異度 98％との報告からは，除外に使えない．髄液 ADA（アデノシンアミナーゼ）も，カットオフを 8 から 10 単位/l とすると，感度 44～48％，特異度 75～100％とされ，やはり ADA が正常だからといって除外はできない．髄液培養でも陽性率は 80％とされている．したがって無菌性髄膜炎では，常に結核性髄膜炎の可能性を追求する必要がある．結核性髄膜炎と診断された 39％で胸部 X 線に異常がなかったとされ，肺病変がないことで否定はできない．CRP 陰性例もあり，CRP 陰性をもって否定はできない[4]．先行する症状がなく，突然の痙攣発作で来院した場合は，頭蓋内結核腫を合併した結核性髄膜炎の可能性は低い．

頭蓋内結核腫については，粟粒大の結節は，単純 CT では判別困難だが，造影 MRI にて否定することはできる．

5 Limb shaking transient ischemic attack

内頸動脈狭窄もしくは閉塞による不随意運動を症状とした一過性脳虚血発作（TIA）である．痙攣様の動きを示すことと，発作的に繰り返すため，てんかん発作と誤認される場合がしばしばある．片側の主に上肢に舞踏運動，3～4 Hz の振戦様，粗大で律動的なバリスムが数秒から 1～2 分間出現するが，意識は清明で，ベッドから起き上がった時，頸部を伸展した時などの再現性のある誘発体位がしばしば聴取される．また，誘発される体位を安静位に戻すことで症状が改善する場合がある[5]．これは血管力学的病態の関与を示唆しているとされている．症状が出現している時以外は，神経学的に異常はない．50～99％内頸動脈狭窄で血管雑音が聴取されたのは 14.3％のみとの報告もあり，血管雑音がないからといってこの疾患を否定はできない．あくまでも片側で同側の発作を繰り返すため，同時に両側の痙攣発作が出現する場合は否定できる．頸部血管エコー，MRA が有用で，70％以上の高度狭窄がなければ否定的である．

見逃すとどの程度危険か？

「痙攣性失神」では，原因が心原性失神，失血による起立性低血圧，大動脈解離，肺塞栓，くも膜下出血，腹部大動脈瘤破裂などの場合は，見逃すと生命の危機を招く．また，てんかん発作と誤認し，痙攣性失神にジアゼパムなどを投与すると，呼吸停止，ショックなどに至ることがあるため，治療上も上記を鑑別しておくことが重要である．

「単純ヘルペス脳炎」では，アシクロビルの治療にもかかわらず，19％が死亡，42％に継続的介護が必要な後遺症を残すとされ，治療開始の時期と予後が相関する．

「脳静脈洞血栓症」では，30〜50％の死亡率があるとされていたが，近年の画像診断の進歩とともに死亡は減少している．

「頭蓋内結核腫を合併した結核性髄膜炎」では，無治療のままだと5〜8週で死亡する．

「Limb shaking transient ischemic attack」では，抗てんかん薬はもちろん無効である．高度内頸動脈狭窄のため，抗血小板薬，内頸動脈ステント留置術などの治療がなされなければ，内頸動脈の灌流域に広範な脳梗塞を発症するリスクがある．

まとめ

各疾患の除外ポイントを次ページにまとめた．

その他，頭部CTに異常を伴わない，痙攣の鑑別診断として，糖尿病による高浸透圧に伴う部分発作，低血糖による全身ミオクローヌスや硬直間代性発作，アルコールやベンゾジアゼピン系抗不安薬の離断によるてんかん発作，NSAIDsとニューキノロン系抗菌薬併用による薬剤性てんかん発作などを考える．

パール

- パール1：痙攣発作イコール「てんかん」ではない．
- パール2：痙攣性失神の存在を知っておく．
- パール3：ERで汎用される頭部CTに異常がないからといって，器質的疾患は否定できない．

各疾患の除外ポイント

❶ 痙攣性失神
てんかん発作との鑑別に役立つ身体所見は，咬舌が稀であり，尿失禁がない点である．

❷ 単純ヘルペス脳炎
先行する症状がなく突然の痙攣発作で来院した場合は，ヘルペス脳炎の可能性は低い．髄液検査に異常がなく，HSV-PCR が陰性，画像所見が正常で完全に脳波が正常であれば，ヘルペス脳炎は除外できる．

❸ 脳静脈洞血栓症
上矢状静脈洞，横静脈洞，S状静脈洞の血栓について，MRV が血管造影との相関が非常に高いとされ，除外に役立つ．

❹ 頭蓋内結核腫を合併した結核性髄膜炎
先行する症状がなく，突然の痙攣発作で来院した場合は，頭蓋内結核腫を合併した結核性髄膜炎の可能性は低い．頭蓋内結核腫については，粟粒大の結節は，単純 CT では判別困難だが，造影 MRI にて否定することはできる．

❺ Limb shaking transient ischemic attack
あくまでも片側で同側の発作を繰り返すため，同時に両側の痙攣発作が出現する場合は否定できる．頸部血管エコー，MRA が有用で，70％以上の高度狭窄がなければ否定的である．

文献

1) Kaplan PW, et al（2005），吉野相英，立澤賢考（訳）：てんかん鑑別診断学．医学書院，2010
2) 亀井　聡：ヘルペス脳炎．日本内科学会雑誌 95：1238-1243, 2006
3) 鈴木通真：動脈性梗塞と静脈性梗塞．臨床画像 25：1280-1289, 2009
4) 穂積昭則：結核性髄膜炎と頭蓋内結核腫―髄液所見と臨床特徴．神経内科 48：411-415, 1998
5) 中野直樹：Limb shaking transient ischemic attack. 神経内科 66：122-127, 2007

Question & Answer & Keyword

Q 痙攣性失神を理解するために，てんかんによる全般性強直間代発作の典型的症状を知りたい．

A 強直相と間代相の2つの相から成る．硬直相は顔面，頸部，体幹から始まり，四肢の帯筋群に広がり，続いて頸部，背部，下肢が伸展する硬直伸展相に移行する．この強直相は20秒程度続く．続いて間代相は，屈曲スパスムと弛緩を交互に繰り返し，50秒程度持続し，最後にミオクローヌスが出現して停止する．強直相とともに開眼，眼球上転，閉口による咬舌が生じる．また間代相が終了するまで呼吸が停止するため，チアノーゼを呈する．強直相では，他に頻脈，血圧上昇，瞳孔散大，流涎が出現し，間代相で漸減していく．発作終了間際に尿失禁をきたし，発作後朦朧状態が20分ほど続く．

Keyword 痙攣性失神，脳炎，脳静脈洞血栓症，結核，TIA

（塩尻俊明）

コラム10 診断エラー国際学会の活動

　診断学についての雑誌特集や書籍がこれほど世に出ているにもかかわらず，臨床現場での診断エラーは意外に多い．しかしながら，足をすくう「大穴」診断は必ずしも珍しい病気ではない．

　診断エラーでよく問題となるのは稀な病気ではなく，むしろコモンな病気の見逃しや診断の遅れなのである．脳梗塞，心筋梗塞，肺塞栓などの，コモンで緊急性の高い疾患で起こることが多い．診断エラーを減らすためには，迅速な診断が必要となる重篤なコモン疾患にまず焦点を当てるとよい．

　診断エラーに関心のある研究者が集まって議論を行う国際的な場として，診断エラー学会（Diagnostic Error in Medicine）がある．2000年代からスタートしたその学会では，診断エラーの疫学（頻度や危険因子の研究）や，エラーを減らすための介入方法の研究，教育的事例についての議論を行っている．この学会で取り上げている診断エラーの場面は，救急や初診外来，一般外来での診断エラーのみならず，放射線科読影エラーおよび読影レポートの伝達エラー，病理診断科の診断エラーおよび病理診断レポートの伝達エラー，なども含む．

　バイアスの有害な影響を避けるための方法については，心理学者，脳科学者，コンピューター科学者なども参加した学際的な広い範囲の議論を行っている．また，全員が集合するプレナリー会合では，診断エラーを認めたケースについてQuality M&Mのスタイルに沿っての議論が行われている．

（徳田安春）

33 歩行障害

「歩行障害」で"見逃してはならない疾患"のリスト
❶ 大動脈解離
❷ 敗血症
❸ 呼吸筋麻痺につながりうる疾患〔筋萎縮性側索硬化症(ALS),Guillain-Barré症候群(GBS),重症筋無力症(MG)〕
❹ 中枢神経系血管性疾患(大脳梗塞・出血,小脳梗塞・出血,脊髄梗塞)
❺ Parkinson 病

「歩行障害」が意味することに関して注意しておきたい点がある.
　私たち医療者にとっては,"スムーズに歩行できない","歩き方に不具合がある"ことを意味する.その要因として中枢および末梢神経,神経筋接合部,筋肉,血管,皮膚,骨に病変があることが想定される.一方で,患者側,特に家族にとっては"元気がなくなって歩かなくなった","歩こうとせずじっとしている",ことも合わせて「歩行障害」という言葉で訴える.この場合は,敗血症などの全身性疾患も鑑別診断に加えなければならない.
　ここでは,この両者を踏まえて論考していくこととする.

各疾患についての除外ポイント

1　大動脈解離

　大動脈解離は,障害部位によりさまざまな歩行障害が生じるため,その鑑別を考えるうえで,とても有益な疾患といえる.特に高齢者においては,疼痛の訴えが不明瞭で,血圧変動を伴う歩行障害などを主訴に受診することもあり,注意を要する.
　大動脈基部の病変では,心筋虚血(右冠動脈閉塞による下壁梗塞が多い)や心タン

ポナーデを伴い，"歩かない"もしくは"歩こうとしなくなる".

頸動脈病変では，脳虚血病変により生じる痙性片麻痺歩行（後述）が典型的である.

脊髄血管病変では，脊髄虚血により生じる対麻痺または両下肢筋力低下が起こる.

下肢血管病変では，下肢血流低下により生じる間欠性跛行が生じやすい.

またこれらの症状は，血流障害持続時間やその程度により，短時間のみ生じることもあれば，長期にわたって遷延することもある.

胸部病変に限れば，表1のcriteriaは非常に使い勝手が良いと思われる.

血液検査の項目として，D-dimerが注目される．その値により100%否定可能との報告がわが国からある[4]が，その後の他の報告を考慮するとおおむね感度95%，特異度55%ほどにとどまる（有病率3%とすると陰性的中率99%）.

また"解離"病変以外にも，"塞栓"病変や"瘤"病変でも同様の症候を生じうる．解離病変や腹部大動脈瘤のエコーによる診断の有用性は高い（表2）.

表1 大動脈解離の可能性

① Aortic Pain：突発で引き裂かれるような痛み
② 左右上肢での脈拍欠損または，20 mmHg以上の血圧左右差
③ 胸部X線で，縦隔か大動脈の拡大

	頻度	尤度比(95%信頼区間)	陽性的中率
項目なし	4%	0.07(0.03〜0.17)	7%
1項目	20%	0.5(0.3〜0.8)	36%
2項目	49%	5.3(3.0〜9.4)	85%
3項目すべて	27%	66.0(4.1〜1,062)	100%

表2 各疾患に対する経胸または経腹エコーの感度・特異度

	感度(%)	特異度(%)
大動脈解離全体	59.3	83
Stanford A型	78.1	86.7
Stanford B型	10	100
腹部大動脈瘤	96	100

2 敗血症

歩行障害の鑑別を考える場合，局所的な疾患を想定しがちになるが，全身性疾患を考慮する癖をつける必要がある．特に高齢者の敗血症では発熱がないなど，非典型的な症状である場合もあり，注意を要する．敗血症診断や除外のためのquick SOFA項目のチェックと，感染症フォーカスの探求〔肺・尿路・皮膚/褥瘡・腹腔内(胆嚢胆管，虫垂炎，腸閉塞)が多い〕を心がける．

3 呼吸筋麻痺に繋がりうる疾患：筋萎縮性側索硬化症(ALS)，Guillain-Barré症候群(GBS)，重症筋無力症(MG)

呼吸状態の悪化や人工呼吸器管理も考慮されるため，呼吸筋への影響が生じる疾患は特に意識する(表3)．また，いずれも難病(難治性特定疾患)であり，特にALS (amyotrophic lateral sclerosis)とMG (myasthenia gravis)は医療費が公的負担となる"指定難病"であり公的な助成の対象となるので，適切な医療機関・医師の下での評価・治療が望ましい．

■筋萎縮性側索硬化症(ALS)

一次運動ニューロン障害の症候として，痙縮・腱反射亢進・巧緻運動障害・病的反射が見られ，二次運動ニューロン障害の症候として，筋力低下・筋萎縮・筋弛緩・線維束性収縮を認める．母指球筋や舌の筋萎縮，線維束性収縮を見逃さないように心がける．最終的には一次・二次両者の運動ニューロンが侵されるが，経過中はお互いの症候をマスクすることもある．発症～死亡まで平

表3　疾患頻度と好発年齢

	ALS	GBS	MG
障害部位	運動ニューロン	神経筋接合部	神経筋接合部
頻度 (10万人あたり) 【医療受給交付件数】	有病率：7～11人 罹患率：1.1～2.5人/年 【9,240件：2013年度】	罹患率：1～2人/年	有病率：11.8人 【20,691件：2013年度】
男女比	1.2：1 男性がやや多い	男性がやや多い	1：1.7 女性がやや多い
好発年齢	50～80歳	有意差なし	さまざま 【本文参照】

均期間は約3.5年とされ，最も進行の速い球麻痺型では3カ月とされる．発病危険因子として喫煙がある．

■ Guillain-Barré 症候群（GBS）

　患者の約7割は，感冒や下痢などの前駆症状の後1〜2週してから症状が始まる．症状は2〜4週以内にピークとなり，6〜12カ月前後で改善していくことが多い．感覚障害も生じやすく，感覚鈍麻・異常感覚・神経因性疼痛を生じる．運動面では遠位筋，近位筋ともに障害される．四肢末端から中心性に進行する障害という病歴が典型的と思われがちであるが，実はさまざまな病歴を有するため注意が必要である．わが国の研究班の報告によれば，約10%は自力歩行が不可となり，死亡率は1%未満である．

■ 重症筋無力症（MG）

　発症年齢は，5歳未満に1つのピークがある（全体の7.0%）．その他，男性では50〜65歳，女性では30歳前後，55歳前後にピークがある．

　初期症状としては複視や眼瞼下垂などが多く，他には昼以降に増悪する易疲労感を主訴に外来受診することがあり，うつ病と誤診される例もある．診断を進めるうえで有益な身体所見として，氷嚢試験（ice test）がある（MEMO 1）．改善時の尤度比は24，変化がない時の尤度比は0.16である．

　また，"長時間の会話で発語が不明瞭になる"という病歴は，陽性尤度比4.5である．

　胸腺腫合併例では手術適応となることもある．特異的自己抗体が測定可能となり，早期診断・早期治療が可能となり，約80%の症例は軽快または寛解する．約10%で生活に介助が必要になるとされる．

MEMO 1　氷嚢試験（ice test）

　下垂している眼瞼上に氷嚢を2分ほど当て，眼瞼下垂の改善度をみる．冷やすことで，MGの病因である自己抗体の働きが弱まり，眼瞼下垂が改善する．そのままの状態でいると温度が上昇し，自己抗体の働きが戻り，再度眼瞼が下垂し始める．

4 中枢神経系血管性疾患
（大脳梗塞・出血，小脳梗塞・出血，脊髄梗塞）

大脳病変，特に片側の中大脳動脈領域の障害では，片麻痺に伴う痙性片麻痺歩行が典型である．これは，足関節背屈制限のために骨盤を使用して患側肢を高く持ち上げて弧を描くように歩く歩行である．低血糖の2%が片麻痺を主訴とすることがあることも忘れてはならない．小脳虫部病変では，小脳性失調性歩行（左右に両足を広く離し，酔っ払い様の歩行），小脳半球病変では患側上下肢が障害を受けるため患側方向へ歩行が偏位することが多いとされるが，小脳病変ではめまい症状などで歩けないこともある．

5 Parkinson病

中脳黒質ドパミン神経細胞の変性を主病変とされる進行性変性疾患である．有病率は人口10万人当たり100〜150人，発症年齢は50〜65歳に多い．男女はほぼ同数である．大症状として，①安静時振戦（初発症状として多い），②筋強剛（筋固縮），③無動・寡動，④姿勢反射障害を特徴とする．歩行障害の特徴としては，手の振りが小さくなり，一歩目が踏み出しにくい，歩幅が狭くなる，突進するように歩行スピードが上がる．また，無地の床では症状が出現するが，障害物や階段などがあるとスムーズな歩行が可能になる逆説的歩行は，特異的な歩行である．診断に有益な所見を表4に示す．

表4 Parkinson病の所見

	陽性尤度比	陰性尤度比
筋のこわばり	2.3(1.3〜4.5)	0.73(0.54〜0.97)
椅子坐位から立位変換困難	5.2(2.9〜9.5)	0.39(0.25〜0.63)
平衡感覚障害	5.2(2.9〜9.5)	0.39(0.25〜0.63)
小刻み歩行	15(4.7〜47)	0.50(0.36〜0.71)
寝返り困難	13(4.1〜43)	0.56(0.41〜0.76)
瓶蓋を開けにくい	6.1(3.4〜11)	0.26(0.14〜0.48)
小字症	5.9(3.1〜9.4)	0.30(0.17〜0.53)
眉間軽打(Myerson's sign)	4.5(2.8〜7.4)	0.13(0.03〜0.47)

見逃すとどの程度危険か？

「大動脈解離」や「敗血症」は，見逃すと致死的な代表的疾患である．「ALS・GBS・MG」は各項を参照，「中枢神経系血管性疾患」の発見の遅れは生命予後や機能予後を低下させる．

「Parkinson病」に関しては，適切な加療を行えば生命予後は悪くなく，平均余命は一般より2〜3年のみ短いとされる．予後は臥床生活合併症に左右され，誤嚥性肺炎などが直接死因になることが多い．

まとめ

各疾患の除外ポイントを下記にまとめた．

"歩こうとしない"歩行障害を呈する他の全身性疾患としては，甲状腺機能低下症やうつ病，心不全も忘れてはならない．Parkinson病を考える際は，Parkinson病症状を有する他の疾患（進行性核上性麻痺，多系統萎縮症，大脳皮質基底核変性症，血管性および薬剤性パーキソニズム）も考慮する．

各疾患の除外ポイント

❶ **大動脈解離**
　エコー検査やD-dimerを駆使する．疑わしい場合は造影CTを施行．

❷ **敗血症**
　quick SOFA項目に該当しない，感染フォーカスがないこと．

❸ **呼吸筋麻痺に繋がりうる疾患〔筋萎縮性側索硬化症(ALS)，Guillain-Barré症候群(GBS)，重症筋無力症(MG)〕**
　GBSを除く慢性進行性でない時（GBSは急性の経過をたどりうる）．

❹ **中枢神経系血管性疾患**
　（大脳梗塞・出血，小脳梗塞・出血，脊髄梗塞）
　慢性経過では考慮しづらい．歩行障害以外の中枢神経症状がないこと．

❺ **Parkinson病**
　初発症状として多い非対称性の振戦がないこと．表4の項目を活用する．

また，特に高齢者においてはこれらの疾患に加え，大腿骨頸部骨折や慢性硬膜下血腫などの外傷を契機とした疾患を忘れてはならない．

パール

- パール1：その歩行障害が"スムーズに歩けない"のか，"歩かなくなった"のかを聞き分ける．
- パール2：片麻痺に伴う歩行障害では，脳の画像検査の前に血糖を測定する（低血糖の除外）．
- パール3：大動脈解離に伴う歩行障害の可能性を考える．

参考文献

全体を通じて随所に活用させて頂いた．
1) David L Simel, et al（編），竹本 毅（訳）：JAMA版 論理的診察の技術—エビデンスに基づく診断のノウハウ．日経BP社，2010
2) 上田剛士：ジェネラリストのための内科診断リファレンス—エビデンスに基づく究極の診断学をめざして，医学書院，2014
3) 難病情報センターのホームページ（Japan Intractable Diseases Information Center）http://www.nanbyou.or.jp/（閲覧日 2016年2月5日）
4) Akutsu K, et al：A rapid bedside D-dimer assay（cardiac D-dimer）for screening of clinically suspected acute aortic dissection. Circ J 69：397-403, 2005
5) Nienaber CA, et al：The diagnosis of thoracic aortic dissection by noninvasive imaging procedures. N Engl J Med 328：1-9, 1993
6) Dent B：Emergency ultrasound of the abdominal aorta by UK emergency physicians；a prospective cohort study. Emerg Med J 24：547-549, 2007

Question & Answer & Keyword

Q 歩行障害の鑑別で大切なことは？

A "歩こうとしない"全身性疾患（敗血症など）を見落とさないこと．呼吸筋をおかす疾患（筋萎縮性側索硬化症など）を見落とさないこと．

Keyword 敗血症，呼吸筋，筋萎縮性側索硬化症

（寺澤佳洋・山中克郎）

そのほか よくある症状

34 嗄声

「嗄声」で"見逃してはならない疾患"のリスト

1. 急性喉頭蓋炎
2. 深頸部感染症（扁桃周囲膿瘍）
3. 喉頭異物（特に小児，高齢者）
4. 悪性腫瘍（咽頭喉頭癌，甲状腺癌，肺癌，悪性リンパ腫など）
5. 甲状腺機能低下症

嗄声はいわゆる「声が嗄れる」だけではなく，意思疎通や発声に関連する生活の質を障害するあらゆる声質の変化と定義される．その原因の多くは喫煙や飲酒，声帯の酷使といった生活習慣によるものや，ウイルス性喉頭炎などの良性で自然軽快する疾患である[1]．あまりに一般的な症状であるために，嗄声があってもすぐには医療機関を受診しない者も多いだろうし，嗄声の患者を診ても「所詮，ウイルス性喉頭炎だろう」とあまり追求せずに終わらせてしまうこともしばしばあるのではないだろうか．しかし，嗄声の原因となる疾患には，短時間で致死的になりうる，またはその後の生活に大きな影響を及ぼすことになるものがあることを念頭に置いておかないと，そういった疾患を見逃すことになってしまう．先行するウイルス性上気道炎症状がない嗄声患者で，①他の症状（呼吸困難，強い咽頭痛，体重減少など）を伴う，②自然軽快しない（一般的に2週間以上改善せずに持続する），③喫煙や飲酒歴がある場合は，重大な疾患が背景にあるのではないかと疑う[1]．嗄声を主訴に受診した患者の嗄声について鑑別疾患を考えるのは当然だが，他の主訴で受診した患者の嗄声を見逃さない（聞き逃さない）ことが重要で，声質が「おかしい」と感じた患者には，声質の変化があるかどうかは必ず聞くべきである．

各疾患についての除外ポイント

各疾患に共通する病歴聴取

　各論に移る前に，嗄声の患者の医療面接で症状に関する質問以外で聞き忘れてはならない点をいくつか挙げる．既往歴(特に頭頸部の手術歴，挿管歴の有無)，薬剤(処方薬以外の化学薬品の使用も含む)，職業(本業ではない趣味も含む)，喫煙歴，飲酒歴である．医療面接における普遍的な質問ばかりだが，的を絞った質問をしないと得られにくい情報もあるので注意が必要である．

❶ 急性喉頭蓋炎　　**❷ 深頸部感染症(扁桃周囲膿瘍)**

　この2つは常に同時に鑑別に挙げて除外しなくてはならない．どちらも咽頭痛の感度が高い．咽頭痛に嚥下障害が加わっていれば強く疑わなくてはならない．咽頭痛が片側性の場合，開口障害がある場合は，扁桃周囲膿瘍がより疑わしくなる．発症は小児から青年期に高く，高齢者では比較的低くなる[2~4]．小児ではHib予防接種を受けているかどうかも確認すべきである．声質の変化としては，声が嗄れているというよりは，覆われたような声になることが多い(いわゆるmuffled voice)．

　咽頭の観察が重要で，急性喉頭蓋炎は咽頭痛の訴えの強さの割に軽微な所見であることが多い．扁桃周囲膿瘍は，一般的には片側性の扁桃腫大が認められ，口蓋垂の健側への変異が特徴的であるが，開口障害のために十分な観察ができないこともある[4]．頸部の圧痛を伴う腫脹(リンパ節もしくは膿瘍そのもの)も診断の助けになる．同側の耳痛として表現される場合もある．

　どちらも診断と治療方針の決定に画像検査が必須となる．急性喉頭蓋炎の場合，喉頭鏡(以下喉頭ファイバーも含む)で喉頭蓋を直接観察するのが標準的な診断方法である．軟部組織条件で側面から撮影した頸部X線(感度81%，特異度86%)[5]やCT，超音波で診断することもできるが，必須ではなく，喉頭鏡検査が施行できない状況であれば考慮する．深頸部感染症の場合は切開排膿や手術によるドレナージが必要となることがあるので，禁忌がなければ造影CT(陽性的中率80~100%，陰性的中率100%)[6]で膿瘍の位置と広がりを確認する．

　これらの細菌感染症の診断でなければ，嗄声に対する抗菌薬治療は推奨されない[1]．抗菌薬治療を開始する前には必ず，血液培養と膿瘍があれば膿培養を採取する．

3 喉頭異物（特に小児，高齢者）

　異物誤飲の目撃がなくとも，小児の突然発症の嗄声では必ず除外しなくてはならない．年齢によっては喉の違和感などの訴えがあるかもしれないが，自覚症状がない場合もある．認知機能障害や身体機能が低下している高齢者であれば，歯（義歯を含む）の誤飲や食物が喉頭に詰まっている可能性があるので，歯の欠落がないか，これまでの誤嚥の病歴がないかなどを介護者に確認する．

　身体所見のみで診断や除外をすることは困難である．気道異物でなければ，呼吸困難や喘鳴などの気道狭窄症状はなくてもよい．

　喉頭鏡による直接観察が標準的な診断方法であり，そのまま異物除去の治療にもつなげられる．喉頭鏡検査ができない状況であればCTを考慮する．単純X線に写らない異物もあるので，それのみで除外はしない．

4 悪性腫瘍（咽頭喉頭癌，甲状腺癌，肺癌，悪性リンパ腫など）

　高齢者で嗄声が持続していれば積極的に疑う．特に他の症状が出現していなければ，医療機関を受診するまで数カ月待っているということも少なくない．倦怠感，体重減少，遷延する微熱といった悪性腫瘍に一般的な症状の有無を確かめる．咽頭喉頭癌は特に喫煙や飲酒との強い関連が示されているので[7]，前述したように喫煙と飲酒歴は必ず確認し，累積量が多い場合は患者が若くても鑑別に挙げる．

　それのみで診断や除外ができるような身体所見はない．リンパ節転移が疑われる頸部のリンパ節腫脹がないか確認する．

　喉頭鏡で咽喉頭，声帯を直接観察する．病期診断のためには造影CTも必要だが，CTのみで除外はせずに，疑いが強ければ耳鼻咽喉科医に紹介する．

5 甲状腺機能低下症

　"見逃してはならない"というほどではないかもしれないが，有病率が比較的高く，一般内科医として見逃したくないという意味でここに挙げた[8]．症状は嗄声の他に倦怠感，体重増加，寒冷不耐性，精神機能低下，筋肉痛，便秘，閉経前女性であれば月経異常などと多岐にわたり，これらが複数あれば疑うべきである．

　甲状腺腫，徐脈，皮膚の乾燥，顔面や四肢の非圧痕性浮腫，深部腱反射回復相の遅延（一般的に反射は低下しないが戻りが遅いのが特徴）がないかを確認する．

症状や身体所見のいくつかが認められれば，まずは血清 TSH を測定する．TSH 高値となっていれば，FT4 を追加(または TSH の再検と FT4 を同時に測定)する．

■その他

神経疾患(脳梗塞，Parkinson 病，Parkinson 症候群，重症筋無力症，多発性硬化症，筋萎縮性側索硬化症など)により嗄声が出現することはしばしばあり，特に Parkinson 病および症候群では，声質の変化が比較的起こりやすい．

頭頸部の術後や気管挿管の病歴があれば，医原性の声帯麻痺を考える．

広く使われている薬剤にも嗄声の原因となるものがある(表1)ので，原因となる明らかな疾患がない場合は必ず薬剤の確認もする[1]．

胸部大動脈瘤が反回神経を圧迫して嗄声を起こす報告はあるが，非常に稀である[9]．

上記のように嗄声の原因疾患には，喉頭の直接観察をせずには診断できないものも多く，喉頭鏡検査が非常に有用である．3 カ月以上嗄声が持続する場合は必ず，それ以前でも重大な疾患が疑われる場合はいつでも，喉頭鏡検査を施行することが推奨されており，自らができない場合は，耳鼻咽喉科医に紹介すべきである．喉頭鏡検査をせずに CT や MRI で代用することは推奨されない[1]．

見逃すとどの程度危険か？

「急性喉頭蓋炎」は進行すると上気道狭窄が起こり，致死的となるので，

表1　嗄声の原因となりうる薬剤

薬剤	嗄声を起こす主な機序
抗凝固薬，抗血小板薬	声帯血腫
ビスフォスホネート	化学性喉頭炎
アンジオテンシン変換酵素阻害薬	咳嗽
抗ヒスタミン薬，利尿薬，抗コリン薬	喉頭粘膜の乾燥
ダノクリン，テストステロン	性ホルモンの変化
抗精神病薬(非定型含む)	喉頭ジストニア
吸入ステロイド	喉頭刺激症状，真菌性喉頭炎

〔Schwartz SR, et al：Clinical practice guideline；hoarseness（dysphonia）. Otolaryngol Head Neck Surg 141（3 Suppl 2）：S1-S31, 2009〈米国の耳鼻咽喉科頭頸部外科学会による嗄声の診療ガイドライン〉から抜粋して一部改訂〕

疑ったら速やかに診断と治療を進めなくてはならない．常に緊急気管挿管，輪状甲状靱帯切開が必要になる可能性があることを念頭に置いて，耳鼻咽喉科医，救急医，麻酔科医などの緊急気道確保ができる医師との連携をすべきで，高次医療機関への搬送をためらってはならない．

「深頸部感染症」では上気道狭窄の他に，下行性に感染が拡大すると縦隔炎に至ることがあり，外科治療が必要な感染症であることを認識しなくてはならない．

「喉頭異物」も初診時に上気道狭窄がなくても，異物が移動して狭窄を起こすことがある．

「悪性腫瘍」は数週間の発見の遅れが予後に影響を与えることは少ないだろうが，見逃した時の患者の受ける衝撃は大きく，数カ月診断が遅れれば予後が悪くなる可能性がある．

「甲状腺機能低下症」は診断が遅れてもすぐに重篤な結果になることはほとんどないだろうが，放置すれば患者の QOL が低下する可能性がある．

まとめ

各疾患の除外ポイントを下記にまとめた．

各疾患の除外ポイント

❶ **急性喉頭蓋炎**
咽頭痛，嚥下痛がないこと．

❷ **深頸部感染症（扁桃周囲膿瘍）**
咽頭痛，嚥下痛，開口障害がなく，咽頭の観察所見が陰性．

❸ **喉頭異物**
特異的な除外ポイントはない．病歴聴取が重要，疑えば喉頭鏡検査を．

❹ **悪性腫瘍**
若年で喫煙歴および重度の飲酒歴がないこと（咽頭喉頭癌）．

❺ **甲状腺機能低下症**
倦怠感，体重増加，精神機能低下などの全身症状がないこと．

パール

- パール1：嗄声以外の主訴で来た患者の嗄声を見逃さない．重篤な疾患による嗄声は主訴にならないことがある．
- パール2：喫煙歴，飲酒歴のある高齢者の持続する嗄声は，悪性腫瘍を疑う．
- パール3：多くの疾患で喉頭ファイバーが診断に有用であり，積極的に考慮する．

文献

1) Schwartz SR, et al : Clinical practice guideline ; hoarseness (dysphonia). Otolaryngol Head Neck Surg 141(3 Suppl 2) : S1-S31, 2009
2) Berger G, et al : The rising incidence of adult acute epiglottitis and epiglottic abscess. Am J Otolaryngol 24 : 374-383, 2003
3) Frantz TD, et al : Acute epiglottitis in adults. Analysis of 129 cases. JAMA 272 : 1358-1360, 1994
4) Steyer TE : Peritonsillar abscess ; diagnosis and treatment. Am Fam Physician 65 : 93-96, 2002
5) Fujiwara T, et al : Diagnostic accuracy of lateral neck radiography in ruling out supraglottitis ; a prospective observational study. Emerg Med J 32 : 348-352, 2015
6) Freling N, et al : Prediction of deep neck abscesses by contrast-enhanced computerized tomography in 76 clinically suspect consecutive patients. Laryngoscope 119 : 1745-1752, 2009
7) Sankaranarayanan R, et al : Head and neck cancer ; a global perspective on epidemiology and prognosis. Anticancer Res 18 : 4779-4786, 1998
8) Heman-Ackah YD, et al : The prevalence of undiagnosed thyroid disease in patients with symptomatic vocal fold paresis. J Voice 25 : 496-500, 2011
9) Elzamzamy UA, et al : Thoracic aortic aneurysm presenting only as vocal cord paralysis. Neurosciences 12 : 245-248, 2007

Question & Answer & Keyword

Q 嗄声の患者を耳鼻咽喉科医に紹介するタイミングを教えてください．

A 急性喉頭蓋炎で上気道閉塞の危険性が高い場合と，深頸部感染症と診断して切開排膿や手術が必要な場合はいつでもすぐに，悪性腫瘍を疑う場合も遅くとも数日以内に，耳鼻咽喉科に紹介する絶対的な適応となると考えます．

相対的な適応は喉頭鏡検査が必要な場合です（喉頭鏡検査の適応は本文を参照）．例えば夜間の救急外来などで急性喉頭蓋炎疑い患者がいる場合，耳鼻咽喉科医師を呼び出すべきか悩ましいことがあると思いますが，自分で喉頭鏡検査ができると，不要な紹介を減らすことができます．喉頭ファイバーは患者への侵襲や合併症の少ない手技で，耳鼻咽喉科医師の指導の下で数例経験すれば，少なくとも喉頭の粗大病変を観察できる程度の技術は身に付けられます．嗄声患者に限らずさまざまな場面で有用な技術ですので，総合内科や救急を志す医学生，研修医は，初期研修のうちに経験しておくことをお勧めします．

Keyword 急性喉頭蓋炎，深頸部膿瘍，喉頭ファイバー検査，頭頸部悪性腫瘍，喉頭異物

（長沼 透）

コラム 11　フィジカルの尤度比は信頼できるか？

複数の陰性所見でそれぞれの LR を除外診断に役立てる．これができたら理想的である．しかしながら，本書に登場している多くの"見逃してはならない疾患"ではまだ，重要な臨床所見 LR を求める研究がなされていないものがほとんどである．

また，あったとしても，多くの臨床研究ではその方法論に問題があり（診察技術の低い人によるフィジカルの操作特性研究など），LR をそのまま受け入れることができないことも多い．

心不全診断のための心臓の聴診で S3 の有無による診断特性をみる研究が，聴診の不慣れな診察者のみで行われた場合，S3 の診断特性の結果は悲劇的となる．熟練した心臓専門医の耳では聴こえる S3 を「捨てる」のはもったいない．臨床研究で扱う診察法の難易度が高いと一般の医師が実施困難なために，エビデンスが低い所見とされるおそれがある．

音楽に例えると，ショパンの曲の演奏は難易度が高いとされているが，実際にショパンの曲を演奏できる音楽家は多数いるのである（ショパンの法則：ジョセフ・サパイラ先生からの personal communication）．フィジカルはまたダイナミックな所見を呈するものも多く，発症からの時間経過，年齢，他疾患の影響などで所見が変化することがある．

（徳田安春）

35 視力障害・視野狭窄

「視力障害・視野狭窄」で"見逃してはならない疾患"のリスト
1. 急性閉塞隅角緑内障
2. 網膜剥離
3. 眼球外傷
4. 化学熱傷
5. 網膜中心動脈閉塞症

　視力障害・視野狭窄で"見逃してはならない疾患"とは，失明のリスクがある疾患であろう．視力・視野の不可逆的変化が日常生活に及ぼす影響は甚大である．

　本稿では，24時間以内に失明する可能性のある疾患のうち，代表的なものを厳選して説明する．すなわち，「明日眼科へ行ってくださいね」というプランが通用しない，緊急眼科コンサルトを要する疾患である．なお，視野狭窄の鑑別に頭蓋内疾患は外せないが，ここでは紙幅の都合と，総合診療医にとって比較的不慣れであろう眼疾患に焦点を当てる目的から，敢えてリストには挙げなかったことをご了承いただきたい．

各疾患についての除外ポイント

1　急性閉塞隅角緑内障

　緑内障の中で隅角閉塞性のものは約20％を占め，加齢，女性，アジア人(つまり我々)がそのリスクファクターである．重症例では数時間で失明に至ることもあるが，早期では除外どころか診断さえも困難な場合が多い[1]．そのため，疾患の全体像を思い描きながら診察するしかなく，見逃した場合の損失を考慮すれば，迷ったらためらわず眼科コンサルトという戦略をとるべきである．

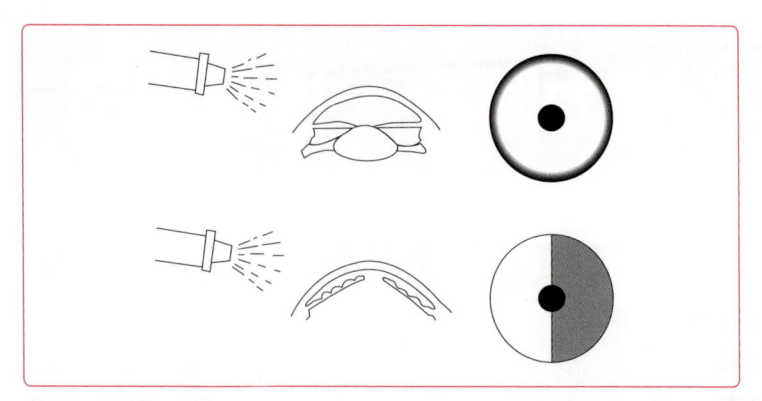

図1 ペンライト法
正常前房なら陰影は生じないが(上),前房狭小していた場合,ペンライトの対側の虹彩上に陰影が生じる(下).

> **MEMO 1　RAPD：relative afferent papillary defect**
> APD,Marcus Gunn瞳孔ともいう.対光反射の検査の時に,健側から患側へライトを移した際,むしろ散瞳を認める所見である.おもに視神経障害を示唆する.

　病歴で注意すべきは,患者さんは必ずしも眼症状を訴えて受診して来るわけではないことだ.訴えは頭痛,嘔気のみであることも多く,診察側から積極的に霧視やhalo,眼痛の有無を聞き出すべきである[2].身体所見では毛様充血,軽度散瞳,角膜浮腫,前房狭小を探す.前房狭小はペンライト法でわかることがある(図1).検査では,対光反射の鈍化と眼圧上昇(21 mmHg以上)を確認したい.眼底鏡では,視神経乳頭陥凹を示す陥凹/乳頭径比の拡大を認めることがある[3].

2　網膜剝離

　飛蚊症や閃光を伴う急激な視野狭窄といった病歴と,身体診察による相対的求心性瞳孔障害(RAPD：relative afferent papillary defect,MEMO 1)で本症を疑うことはできる[3].ただ,眼底鏡などの従来の検査では除外が困難な疾患であった.しかし,近年エコーの有用性が取り沙汰されており,その感度は97〜100%,特異度も83〜92%にも上る.エコー所見は,ゲインを変えても消失しない視神経から延びる厚い膜が,眼球運動に伴ってゆっくりと波打つのが特徴である(図2)[4].

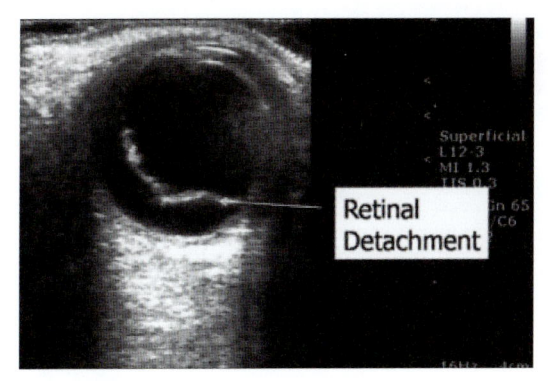

図2 網膜剥離の像(眼球エコー)
(Shinar Z, et al : Use of ocular ultrasound for the evaluation of retinal detachment. J Emerg Med 40 : 53-57, 2011 より引用)

3 眼球外傷

　眼球外傷は，何と言っても受傷機転の問診が出発点となる．もし，眼球破裂が疑われた場合には，直ちに身体診察を中止しなければならない．不用意な刺激が容易に損傷の拡大や眼球内容物突出をもたらすため，眼球保護に努めるとともに，眼科コンサルトする．穿通性外傷で異物が刺入したままになっている場合も同様である．ここをクリアできれば，表1を参考に鑑別を進めていけばよい[5]．

4 化学熱傷

　化学熱傷も問診が勝負となる．予後に関わるため，可能ならば眼球に入った液体の種類，量，濃度を聴取する．並行して pH 測定を尿検査試験紙で行うが，特にアルカリ化学熱傷ならばより重篤と判断し，最低でも 2l の生理食塩水で1時間は眼球洗浄しなければならない．洗浄終了の際には pH の中性化を確認すること[3]．

5 網膜中心動脈閉塞症

　症状は急性・無痛性・片側性の全視野にわたる視力低下であり，74％が指数弁以下となる．身体所見ではRAPDが手掛かりとなる．有用なのは眼底鏡所見であり，cherry red spot が90％に認められ(図3)[6]，後期になれば視神経萎

表1 即日眼科コンサルトが必要な眼球外傷の鑑別

	所見	考慮すべき疾患	有用な検査
問診	異物残存の疑い	眼球内異物	金属疑い：CT それ以外：MRI
身体所見	眼瞼裂創	涙小管損傷	
	眼球突出	球後出血	エコー，CT撮影
	RAPD	視神経損傷，網膜損傷，硝子体損傷	
	視力低下	外傷性白内障，水晶体脱出，硝子体出血，網膜剥離	
検査所見	瞳孔変形	外傷性縮瞳/散瞳，前眼部ぶどう膜炎，虹彩離断	細隙灯
	Seidel試験 (MEMO 2)	角膜裂創	フルオレセイン染色＋細隙灯
	前房の損傷	前房出血	細隙灯
	眼圧変化	眼圧↑：外傷性急性緑内障，眼窩内出血 眼圧↓：眼球破裂	眼圧測定

縮を91％に認めるようになる[7]．また，エコーでは総頸動脈狭窄が見つかったり，眼球エコー・ドップラーで視神経管内の静脈流消失を認めたりすることがある．約90分以上虚血が続けば，視力の回復は見込めなくなってしまうので，これまでに挙げた疾患と同様，疑ったら緊急に眼科コンサルトすべきである[3]．

見逃すとどの程度危険か？

繰り返しになるが，ここで挙げた疾患のいずれもが，放置によって24時間以内に失明に至るリスクがある．よって，適切で速やかな初期対応によって，いかにそのリスクを下げられるかが勝負となる．

「急性閉塞隅角緑内障」は，適切な初期対応とレーザー虹彩焼灼術が42～72％奏効し視力回復も望めるため[3]，是非早期発見に努めたい．

MEMO 2　Seidel試験

フルオレセイン染色したうえで，細隙灯の青色光にて眼球観察した際，眼球の一部から房水流出を認める所見である．角膜裂創を示唆する．

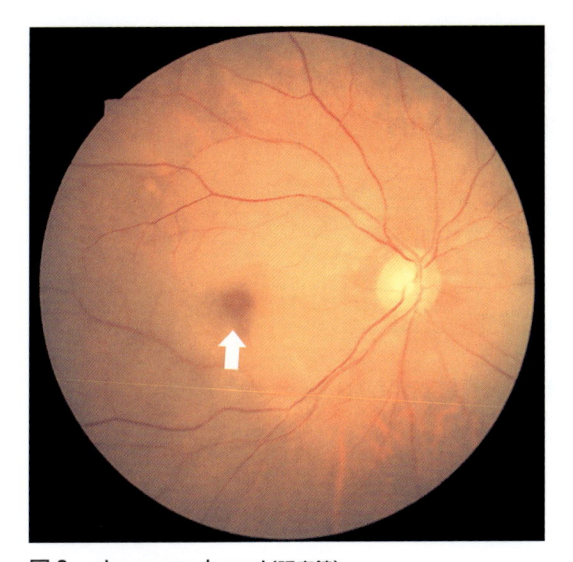

図3 cherry red spot(眼底鏡)
虚血により網膜の中心が蒼白化するため,脈絡膜からの血流を受ける黄斑が赤く際立って見える.
〔米谷新:第8章 網膜.木下茂他(編):標準眼科学(第12版).p151, 図8-17, 医学書院, 2013 より引用〕

　軽症に限れば,「網膜剥離」は手術で,「化学熱傷」は眼洗浄で予後改善が見込める[3)5)].

　「眼球外傷」の予後はほぼ初期状態に依存するため[5)],手術室対応でできる限りのことをするしかない.

　「網膜中心動脈閉塞症」は約90分で不可逆変化が起きるが[3)],血栓を移動させる対応で再灌流と期待するしかなく,予後は厳しい.

まとめ

各疾患の除外ポイントを次ページにまとめた.

パール

- パール1:緊急眼科コンサルトが必要な眼疾患を把握すべし.
- パール2:網膜剥離の検索で,エコーの右に出るものなし.

各疾患の除外ポイント

❶ **急性閉塞隅角緑内障**
診察側から積極的に眼症状の有無を聞き出す.
❷ **網膜剝離**
エコーは感度 97〜100%.
❸ **眼球外傷**
受傷機転の問診.
❹ **化学熱傷**
薬品の種類,量,濃度,pH の確認.
❺ **網膜中心動脈閉塞症**
RAPD がない,眼底鏡で cherry red spot がない.

●パール3：眼球破裂を疑えば,即刻全診察を中止せよ.

文献

1) Weinreb RN, et al：The pathophysiology and treatment of glaucoma；a review. JAMA 311：1901-1911, 2014
2) 寺澤秀一：研修医当直御法度百例帖第2版. pp222-225, 三輪書店, 2013
3) Velez L, et al："I can't see"；evaluating visual loss in the emergency department. Emerg Med Rep 29：197-208, 2008
4) Shinar Z, et al：Use of ocular ultrasound for the evaluation of retinal detachment. J Emerg Med 40：53-57, 2011
5) Alteveer J, et al：An evidence-based approach to traumatic ocular emergencies. Emerg Med Practice 12：1-24, 2010
6) 米谷 新：第8章網膜. 木下 茂,他(編)：標準眼科学(第12版). p151, 医学書院, 2013
7) Varma DD, et al：A review of central retinal artery occlusion；clinical presentation and management. Eye 27：688-697, 2013

Question & Answer & Keyword

Q 雑多な視力障害・視野障害の鑑別において，特に重要なポイントはありますか？

A 病歴聴取における，有痛性か無痛性かの見極めが特に重要である．多少の例外はあるものの，概して有痛性なら前眼部または視神経の疾患，無痛性なら後眼部の疾患と考えることができる．これには，三叉神経第一枝である眼神経の，さらに末梢の枝である長毛様体神経の分布が関与している．長毛様体神経は視神経にまとわりつきながら眼球内に入り，前眼部の角膜，強膜，ぶどう膜の知覚を支配している．このため，疼痛の有無を通して解剖学的に疾患を理解することができる．

Keyword ペンライト法，眼球エコー，眼球破裂，尿検査試験紙，cherry red spot，RAPD

（神川洋平・林 寛之）

コラム12 診断エラー予防のためのAI（人工知能）開発

　最近では，コンピュータを用いた診断支援システムの開発も進んでおり，診断エラーを減らす可能性が期待されている．米国で開発されたイザベル（Isabel）®というソフトは，年齢・性別・住所・症状を入力すると，可能性の高い鑑別診断のリストを提示してくれる．リストのうち，"見逃してはならない疾患"については，赤い旗印（Red Flag）がついており，注意が払われやすく工夫されたインターフェースとなっている．

　全米で代表的な診断医であるグープリート・ダリワル医師（UCSF総合内科教授）も日常診療でイザベル®を用いている，という記事が『ニューヨーク・タイムズ』紙に出てからは，多くの米国人医師が使用し始めたという．

　最近ではさらに，人工知能（Artificial Intelligence: AI）診断支援システムの可能性も現実化しつつある．AIの特徴は，学習能力（機械学習：machine learning）とパターン認識能力を有していることであり，人間の顔の個性を認識し，会話を聞いて理解することができるようになってきている．AIはチェスで人間のチャンピオンに勝った．

　医療分野では最近，糖尿病性網膜症の早期診断について網膜写真を評価できる，高度の診断精度をもつAIが開発されている．画像やラボデータの解釈などもかなり進んできている．

　将来は医師の診断を補助して，エラー予防に役立つAIが登場することが予想される．しかしそれまでは，本書を手元に置きながら，日々の診療で診断エラーに注意することが我々に課せられている．

（徳田安春）

36 目の充血・眼痛

「目の充血・眼痛」で"見逃してはならない疾患"のリスト

❶ 急性緑内障発作(急性閉塞隅角緑内障)
❷ 眼部帯状疱疹(水痘帯状疱疹ウイルス眼合併症)
❸ ヘルペス性角膜炎
❹ 急性ぶどう膜炎(前部ぶどう膜炎:虹彩炎)
❺ 強膜炎

　一般外来・ERで出会う赤眼(red eye)は,幸いほとんど軽症である.しかし緊急性の高いものも存在し,特に強い痛み,視力低下,羞明(光刺激での不快感や痛み)のいずれかは,緊急の眼科コンサルトを要する.表1にred eyeをみた時の重要な問診について記す.red eyeが全身疾患の一表現型ということもある.

表1　red eye の問診

- 痛みの有無(特に強い眼痛がないか)
- 視力低下の有無
- 羞明の有無
- 発症様式(sudden/acute/subacute/chronic)
- 片側か両側か
- 症状の持続期間
- 眼脂の性質(膿性か否か,量)
- 異物感・瘙痒感
- 眼への外傷・化学薬品への曝露の有無
- 紫外線曝露
- コンタクトレンズ使用の有無
- 季節性・再発性
- 眼疾患の既往歴・点眼薬の使用歴
- 家族歴
- 眼周囲の症状
- red eye が全身疾患の一表現型である場合にも留意し,状況に応じて全身疾患にまつわる情報を得ていく

眼科アクセスの良い日本では，プライマリ・ケアで重篤な眼疾患に出会う機会は少ない．そのため眼の病的外観を数多く経験するためには，UpToDate®の"Evaluation of the red eye"などを反復し，平素より訓練しておくとよい．

眼科領域における症状・身体所見・検査所見の診断における疫学的データは驚くほど少なく，知見は今後の蓄積が期待される．

上記に挙げたもの以外で"見逃してはならない red eye・眼痛"をきたしうるものとして，眼外傷，化学熱傷，前房出血，前房蓄膿，細菌性眼内炎，頸動脈海綿静脈洞瘻などが挙げられる．いずれにせよ，緊急性の高い眼疾患を少しでも疑った際には，無理せず眼科に紹介すべきである．

各疾患についての除外ポイント

1 急性緑内障発作（急性閉塞隅角緑内障）

red eye ではまず必ず疑う．典型例は急性発症の眼の奥の強い痛みや視力障害だが，単に「ぼやける」と訴えることもあり，微細な訴えでも鑑別に残す．嘔気・嘔吐，頭痛の他，光輪視（halo sign と呼ばれ，光を見た時に周囲に輪が見える）は，比較的特異度の高い随伴症状と思われる．散瞳が発作のきっかけになることもあり，暗所への移動（例えば映画館に行った時），交感神経の興奮（精神的動揺など），抗コリン作用を持つ薬剤内服後の発症というエピソードも参考になる．発作は片眼性が多いが，両眼同時の発症もある．リスクファクターは，家族歴，中年以上，女性，遠視などがある．

結膜充血を見るが，眼脂が乏しく毛様充血パターン（図1）であり，角膜の浮腫や混濁が見られるのがポイントである．瞳孔は4～6 mm 程度と中等度散瞳しており，対光反射も乏しい．上眼瞼から押して硬く感じられたら，眼圧亢進の可能性がある（自分の眼球と比較するとよい）．眼底鏡では，cupping と言われる視神経乳頭の凹みを見るが，発作時には角膜混濁があり，なかなか判断できないこともある．

そこで役に立つのが lateral penlight test（図2）である．角膜に接線方向に光を当てると，狭隅角の場合には角膜の鼻側に影ができる（正常虹彩に見られる放射状の線が消える，図2）．細隙灯顕微鏡と比し大きな遜色がないという報告[1]や，眼科医による隅角鏡検査をゴールドスタンダードとした時に，非眼科医が施行した時の感度90％以上，特異度67％程度（陽性尤度比2.73以上，陰性尤度比0.15以

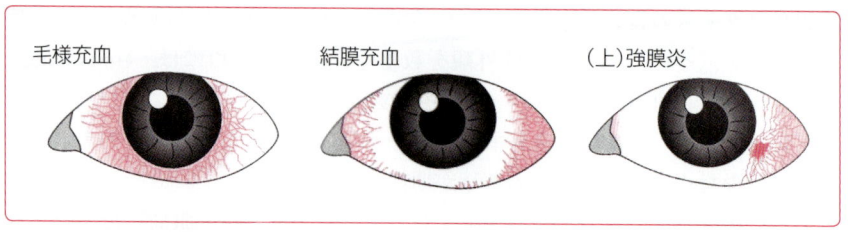

図1 代表的な結膜所見
- 毛様充血：黒目周囲の充血．
- 結膜充血：黒目から遠い部分(辺縁)の充血．
- 強膜炎：局所的に強い充血＋その周りの充血の場合は，強膜炎を疑う．ただし，上図のような外観のみではないことに注意が必要である．びまん性，結節性，壊死性などのサブタイプがあり，それぞれに特徴的な結膜所見があるので，文献〔Galor A, et al : Scleritis and peripheral ulcerative keratitis. Rheum Dis Clin North Am 33 : 835-854, vii, 2007〕などで典型的所見を確認しておくとよい．

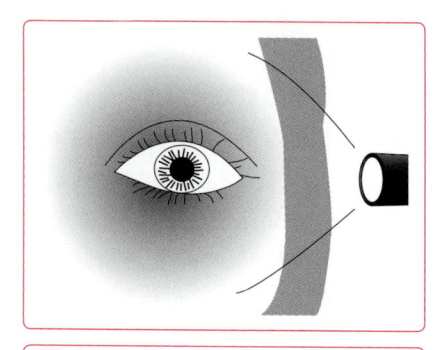

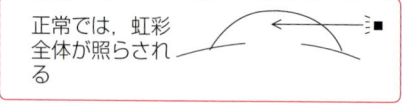

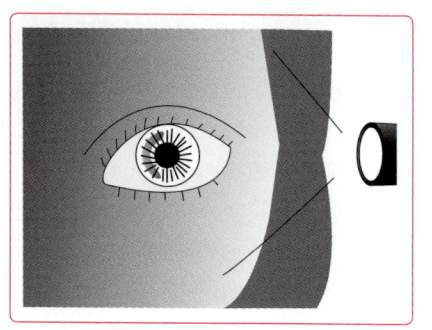

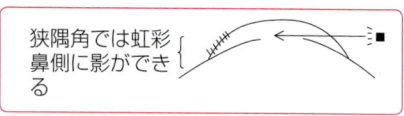

図2 lateral penlight test

下)という報告[2]もあり，診断に活用できる．ただし，慢性の狭隅角でも同様に検出されることに注意する．

2 眼部帯状疱疹(水痘帯状疱疹ウイルス眼合併症)

水痘帯状疱疹ウイルス(VZV)の主な眼合併症は，角膜炎が76.2％，ぶどう膜炎・虹彩炎が46.6％，結膜炎が35.4％という報告がある[3]．眼部帯状疱疹と言えば三叉神経V1領域の皮疹，特に鼻尖部の皮疹(Hutchinson's sign：鼻毛様体神経

を巻き込んだもの)が特徴的だが，滑車上神経のデルマトーム上に出現した皮疹に注意，という報告もある(感度91％，特異度55％，陽性尤度比2.02，陰性尤度比0.16，図3)[4]．また Hutchinson's sign があっても，red eye がなければ，緊急の眼科コンサルトは不要とされる(感度100％，特異度68％，陽性尤度比3.13，陰性尤度比0.00)．V1 領域の red eye・眼痛には細心の注意を払う必要がある．一方，皮疹がなくても特徴的なデルマトームを有する感覚障害では，帯状疱疹の場合があるので注意する(Zoster sine herpete)．

3　ヘルペス性角膜炎

　角膜炎は鋭い痛みを生じる点で結膜炎と異なる(通常，結膜炎の疼痛は軽微，もしくは生じない)．また，異物感，羞明，水溶性眼脂も伴う．診察所見は結膜充血(毛様充血パターン，図1)，結膜浮腫，角膜の感覚鈍麻を認め("角膜炎の眼痛に圧痛なし")，角膜病変の診断・除外に最も有用とされるフルオレセイン染色では，角膜に地図状や樹枝状潰瘍[5]を確認する(ただし VZV 角膜炎などでも樹枝状潰瘍は起こしうる)．手元にフルオレセイン液と眼底鏡(青色光を利用)があると心強い．また，点眼麻酔薬(ベノキシール®)での痛みの消失も角膜病変の参考になる(急性緑内障発作や虹彩炎との鑑別に有用)[6]．

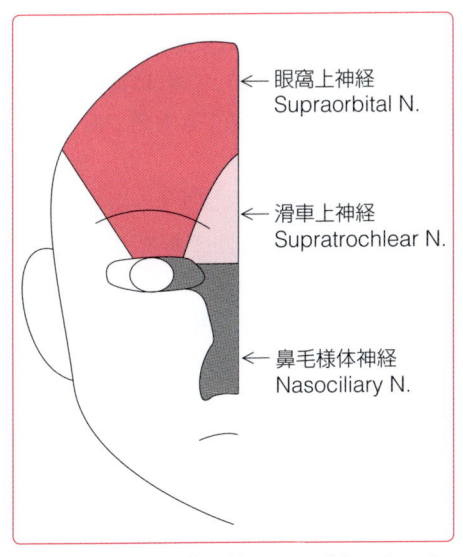

図3　三叉神経の第1枝(V1)のデルマトーム

4 急性ぶどう膜炎（前部ぶどう膜炎：虹彩炎）

前房や硝子体への炎症細胞浸潤により，霧視，飛蚊症，羞明，視力低下，眼痛，毛様充血を生じる．背景に全身疾患（血清反応陰性関節炎，サルコイドーシス，Behçet病，ライム病，トキソプラズマ症，梅毒，ブルセラ症，ウイルス感染症など多岐にわたる）が存在する可能性があり，再発性・両眼性の場合に積極的に疑う．逆に「初発」かつ「片側」かつ「全身疾患を疑う症状が全くなし」であれば，全身精査は不要である[7]．また治療せずに放置すると，二次性の緑内障や白内障を合併してしまう．

虹彩炎では近見視により眼痛が悪化する．これは縮瞳やレンズ調整などによる虹彩の動きによる疼痛誘発だが，これを利用した簡便なテストとしてFinger to nose convergence testがあり，図4のように前に延ばした示指を注視しつつ徐々に近づける（輻輳反射を徐々に自己誘発する）ことで痛みを誘発する試験で，感度74％，特異度97％，陽性尤度比24.67，陰性尤度比0.27，PPV（陽性的中率）50％であった[8]．検者が要らず，角膜炎や異物による二次性虹彩炎でも拾い上げられる（表面麻酔後にも）．

また，上述のとおり，羞明には虹彩炎を含め危険な疾患が多く含まれており，重要な症状として見逃してはならない．Au-Henkind試験が有用である．患眼を閉じ手で遮光し，開いた健側にペンライトを当てると，患側に羞明（痛みや不快）を感じると陽性である（感度100％，特異度98％，陽性尤度比50.00，陰性尤度比0.00[9]）．髄膜炎や片頭痛では光刺激で頭痛が増悪するが，これは真の羞明ではないので注意する．また瞳孔の変形，対光反射の反応低下も有名であるが，これは慢性経過による瘢痕性変化であることに注意する．

ペンライトで羞明を誘発して確認する方法もある[10]．ペンライトの光を瞳孔から15 cm離して2秒当て，眼に不快感を生じれば陽性である．プライマリ・ケアセッティングでは，重篤な眼疾患（ぶどう膜炎や角膜炎など）における陽性的中率は60％，軽症眼疾患（主に結膜炎）における陰性的中率は90％であり，陽性尤度比4.16，陰性尤度比0.25といわれている．数値はペンライトの光量にも依存するが，通常不快感を持たない程度の光量で不快感を生じるならば，それは羞明ととらえてよいだろう．いずれにせよ，羞明は危険なサインと心得る．

5 強膜炎

強膜炎は約半数に全身疾患を伴う可能性がある〔関節リウマチ（最多），血管炎

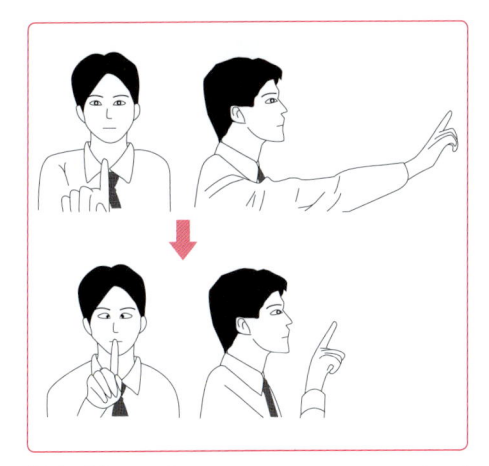

図4 Finger to nose convergence test
(輻輳反射を利用した眼痛誘発テスト)

(多発血管炎性肉芽腫症が最多), SLE(全身性エリテマトーデス), 再発性多発軟骨炎, 炎症性腸疾患, サルコイドーシス, 帯状疱疹, 結核, 梅毒など〕[11]. ズキズキした鈍痛だが, 痛みは持続的で強い(軽い痛みの場合に, 上強膜炎で治まっている場合がある). 外眼筋は強膜に入り込んでいるので, 眼球運動時に疼痛が増悪する. 強膜炎の20％で痛みがない, あるいは軽い場合があるので注意する. びまん性充血(60％)のみではなく, 部分的な結膜充血(30％)の場合がある(図1). 痛みは目覚めた時に強く, 眼窩周囲, 側頭部, 顎など, 周囲に放散する(巨細胞性動脈炎などのmimickerになりうる). また眼脂はあっても膿性ではなく, 視力障害は通常認めない〔ただし外眼筋付着部より後方の強膜炎である後部強膜炎(強膜炎のうち10％)の場合は, 網膜や視神経への炎症波及により, 視力障害を起こすことがある〕.

■その他

　その他にも危険なred eye, 眼痛をきたす疾患(本論では触れなかったが例えば細菌性眼内炎や穿孔性眼外傷など)は存在するが, 基本的には強い痛み, 羞明, 視力低下のいずれかがあれば, 緊急眼科コンサルトの対象という大原則を遵守すれば問題ないはずである.

- コンタクトレンズ関連眼疾患を侮らない. 装用に伴う眼痛では細菌性角膜炎や角膜潰瘍の可能性があり, 速やかな対応が必要となる.
- 眼外傷／化学熱傷の有無は病歴が鍵. アルカリ曝露を疑う時に, 尿テス・

テープ®でのpHチェックが参考になる．pHが正常化(pH 7.4)するまで生理食塩水で洗浄する．
- 細菌性結膜炎，特に淋菌結膜炎は非常に稀である一方，超急性感染性結膜炎と呼ばれ，眼痛，結膜充血，膿性眼脂などが急速進行性かつ顕著であり，角膜破裂のリスクがある．性交渉歴，眼外症状，眼脂のグラム染色(グラム陰性双球菌)が病歴の鍵である．全身抗菌薬投与と生理食塩水での眼の洗浄が必要である．
- クラミジア結膜炎(トラコーマ)は耳前リンパ節腫脹，結膜濾胞形成などが見られ，頭頸部診察のみでは一見ウイルス性に見えるため，鑑別には性交渉歴が重要となる．
- 前房出血，前房蓄膿における瞳孔内のニボー所見を見逃さない．
- 頸動脈海綿静脈洞瘻のうち80％に，眼球上の血管雑音を聴取する[12]．

見逃すとどの程度危険か？

いずれの眼疾患も視力低下をきたしうる．なかでも，「急性緑内障発作」は時間単位で，「眼部帯状疱疹」，「ヘルペス性角膜炎」は日単位での失明の危険性がある．また上述のとおり，「虹彩炎」を治療せずに放置すると，二次性の緑内障や白内障を合併してしまうこともある．「強膜炎」では年単位で視力低下を認める．また二次性の「虹彩炎」や「強膜炎」であれば，背景にある全身疾患の見逃しが致命傷につながりうる．

まとめ

冒頭の5疾患を除外するための最も有効かつ安全な方法とはいったい何だろうか？　それは，「少しでも疑ったら眼科医に紹介して除外してもらうこと」である．曝露頻度の多くない緊急疾患を無理にマネジメントしては断じてならない．非眼科専門医は，診断確定するためのツールは持ち合わせていないことを忘れるべきではない．

各疾患の除外ポイントを次ページにまとめた．

各疾患の除外ポイント

❶急性緑内障発作
　眼痛なし，視覚障害なし，red eye なし，散瞳がない，lateral penlight test 陰性.

❷眼部帯状疱疹
　red eye なし，三叉神経 V1 領域の皮疹なし.

❸ヘルペス性角膜炎
　red eye なし，眼痛なし，圧痛あり，フルオレセイン染色で角膜潰瘍なし.

❹急性ぶどう膜炎
　red eye なし，羞明なし，Au-Henkind 試験陰性，近見視や輻輳での眼痛なし，Finger to nose convergence test 陰性.
　※たとえ急性ぶどう膜炎でも「初発」かつ「片側」かつ「全身疾患を疑う症状が全くなし」であれば，全身疾患の合併の可能性は著しく低いと考える.

❺強膜炎
　特徴的な red eye なし，痛みが弱い(80%は結構痛い)，眼球運動時の眼痛増悪がない，視力障害がある.

パール

● パール1:「痛い！　まぶしい！　見えない！　あぶない！！」リズムで覚える.
〈強い眼痛，羞明，視力低下のいずれかがあれば，緊急眼科コンサルト.〉

● パール2:「染められるものはすべて染めよ！　照らせるものはすべて照らせ！」
〈眼痛ではフルオレセインを忘れない．ペンライトは red eye における強力な武器である.〉

● パール3:「目を見たら全身を，その逆も然り．例外はない」
〈全身疾患に伴う red eye を見逃さない．逆に red eye を見た時は，一度は全身疾患を考える.〉

文献

1) Sparks BI 3rd, et al : Tangential penlight angle estimation. J Am Optom Assoc 68 : 432-434, 1997
2) Gracitelli CP, et al : Ability of non-ophthalmologist doctors to detect eyes with occludable angles using the flashlight test. Int Ophthalmol 34 : 557-561, 2014
3) Yawn BP, et al : Herpes zoster eye complications ; rates and trends. Mayo Clin Proc 88 : 562-570, 2013
4) Adam RS, et al : Triaging herpes zoster ophthalmicus patients in the emergency department ; do all patients require referral? Acad Emerg Med 17 : 1183-1188, 2010
5) Teng CC : Images in clinical medicine ; corneal dendritic ulcer from herpes simplex virus infection. N Engl J Med 359 : e22, 2008
6) Orient JM（著），須藤博，他（監訳）：サパイラ―身体診察のアートとサイエンス，原書第4版．p251，医学書院，2013
7) Buttaravoli P（著），大滝純司（監訳）；マイナーエマージェンシー．医歯薬出版，2009
8) Talbot EM : A simple test to diagnose iritis. Br Med J（Clin Res Ed）295 : 812-813, 1987
9) Au YK, et al : Pain elicited by consensual pupillary reflex ; a diagnostic test for acute iritis. Lancet 2 : 1254-1255, 1981
10) Yaphe J, et al : The predictive value of the penlight test for photophobia for serious eye pathology in general practice. Family Practice 20 : 425-427, 2003
11) Galor A, et al : Scleritis and peripheral ulcerative keratitis. Rheum Dis Clin North Am 33 : 835-854, 2007
12) Lewis AI, et al : Management of 100 consecutive direct carotid-cavernous fistulas ; results of treatment with detachable balloons. Neurosurgery 36 : 239-244 ; discussion 244-245, 1995

Question & Answer & Keyword

Q 危険な red eye とは？

A 強い眼痛，視力低下，羞明のいずれかを認める red eye は，緊急性が高い場合が多く，緊急眼科コンサルテーションが必要と考えてよいです．ただし，グレーゾーンにおける緊急/非緊急を振り分ける能力をもつには，最低限の鑑別スキルは身に付けておく必要があると思います．

Keyword red eye，強い痛み・視力低下・羞明，lateral penlight test，Au-Henkind 試験，red eye と全身疾患

（北 和也・志水太郎）

37 難聴・耳鳴・耳痛・耳漏

「難聴・耳鳴・耳痛・耳漏」で"見逃してはならない疾患"のリスト

〈難聴・耳鳴〉
1. 突発性難聴
2. 聴神経腫瘍
3. 神経疾患（脳腫瘍，多発性硬化症）
4. 髄膜炎

〈耳痛・耳漏〉
5. （外傷性）髄液耳漏
6. 悪性外耳道炎（別名：壊死性外耳道炎）
7. Ramsay Hunt 症候群
8. 耳痛関連痛（Referred pain）

　耳鼻科領域の主訴で来院した患者さんをそのまま帰さない．耳鼻科にそのまま流さない．まずは苦手意識をなくし，自分で評価する姿勢を身に付けよう．

　大まかな診断までの流れである．まずは，難聴・耳鳴・耳痛・耳漏が起こった経緯，その経過，そして随伴症状を確認する．次に，耳介，外耳道，鼓膜所見を観察し，外耳・中耳疾患の有無を評価する．この後に難聴・耳鳴があれば，純音聴力検査で傷害部位の予測，必要に応じて画像評価や他の聴力検査を行っていく．

　耳鼻科医でない医師たちは，純音聴力検査の前の段階までで，ある程度の鑑別を挙げ，問題があれば耳鼻科医にその旨を伝える必要がある．

各疾患についての除外ポイント

病歴と身体所見

　症状が両側か片側かを確認する．一般的に両側なら加齢性，薬剤性，代謝性，中毒性，精神的なものから疑うが，片側なら，神経疾患をはじめとした"見逃してはならない疾患"の可能性が高くなる．次に発症，経過も詳しく聞く．徐々に進行する場合は，加齢性や騒音性，腫瘍から疑うが，急速であれば血管病変，感染症，外傷歴をまずは考慮する必要がある．

ただ診察では，実際に外来でできることは限られている．何より大切なのは，患側のみならず健側も含めて耳を診ること．耳垢が溜まっているだけかもしれないし，異物を見るかもしれない．耳以外の部位，特に咽頭，耳下腺，頸部の診察も忘れないようにしよう[1]．

難聴

罹患率は年齢とともに上昇し，65歳以上の25～40％が難聴を持っていると言われる．さらに近年ではオーディオ機器の普及で，若年者でも程度の差はあれ認めることが増えた．仮に難聴を訴えていなくても，まずは疑うことから始めよう．そして，自己免疫性疾患(SLEやRA等)などの全身性疾患でも"病歴から"難聴をきたすことがあるのは知っておいてもよいかもしれない．疑った場合はwhispered voice test(MEMO 1)[2]を実施，次にWeber法，Rinne法へ移る．

耳鳴

まずは，患者さんに自分の声で口ずさんでもらおう．もし他者にも耳鳴が確認できれば，他覚的耳鳴である(表1, 2)[3〜5]．そしてそれが拍動性であれば，脈管系の問題を考え，頭頸部に聴診器を当てよう．これらの多くは，頸動脈から側頭葉に至るまでのどこかでの問題に起因しており，耳鳴を訴える側の頸動脈を一時的に閉鎖させると，血流の遮断により耳鳴が止むことが特徴的だ．逆に非拍動性耳鳴(心拍と同期しない耳鳴)は，筋肉性の雑音(耳小骨攣縮や口蓋ミオクローヌスなど)や，乾性耳垢などが原因として知られている．

1 突発性難聴

ウイルス性や内耳の循環不全が原因とされているが，明らかではない．難聴以外に耳鳴やめまい，これに続いて悪心，嘔吐などを認め，通常一側に起こ

MEMO 1　whispered voice test

難聴に対し，感度90％，特異度80～87％(LR+ 6.0, LR- 0.03)という優れた検査．患者の背後60 cmに座り，数字とアルファベットを組み合わせて囁く(例えば，9K8など)．患者には片方の耳を塞いでもらい，聞こえた音を患者に復唱させる．6回やって半分の3回正解すれば，聴力は正常とする．

表1 主観的耳鳴

主観的耳鳴	頻度
蝸牛由来	75%
中枢神経系	18%
伝導障害	4%
脈管系由来	3%

(Lawrence M, Tierney Jr, et al：The Patient History；Evidence-Based Approach. pp137-164, McGraw-Hill Medical, New York, 2005, Reed GF：An audiometric study of two hundred cases of subjective tinnitus. AMA Arch Otolaryngol 71：84-94, 1960 より)

表2 他覚的耳鳴

他覚的耳鳴(拍動性耳鳴のみ)	頻度
原因不明	32%
脈管系　-硬膜動静脈奇形	20%
-頸動脈狭小化	20%
-頸動脈-海綿静脈洞	7%
-内頸動脈瘤	1%
-その他の脈管系	2%
非脈管系-グロムス腫瘍	13%
-頭蓋内圧亢進など	

(Lawrence M, Tierney Jr, et al：The Patient History；Evidence-Based Approach. pp137-164, McGraw-Hill Medical, New York, 2005, Waldvogel D, et al：Pulsatile tinnitus a review of 84 patients. J Neurol 245：137-142, 1998 より)

る．文字どおり，sudden onset(突然発症)で，高度の感音性難聴，非再発性を特徴とし，一般に以前同様の症状があった場合は，Ménière病や外リンパ瘻などを想起すべきである．治療不応例として，発症後2週間以上経過してからの治療開始や高齢者，高度難聴，めまい合併例などが知られている．聴神経以外の脳神経に異常があったら，除外も考慮できる．

2　聴神経腫瘍

聴神経は蝸牛神経と前庭神経からなるが，聴神経腫瘍のほとんどは前庭神経のSchwann細胞から発生する．難聴，耳鳴を認め，腫瘍が大きくなれば，こ

れに続いて頭痛やめまい，脳神経症状なども出てくる．画像診断が決め手となる．一般には一側性であるが，Neurofibromatosis type Ⅱ（神経線維腫症2型）の場合，両側の神経線維腫を認めうる．顔面神経麻痺など，他の脳神経症状のほうが難聴より先に始まっていれば否定的．

3　神経疾患（脳腫瘍，多発性硬化症）

神経学的異常所見を認め，疑ったうえでの画像診断が決め手となるが，一般的に脳腫瘍は緩徐に進行し（そして morning headache），中枢神経の炎症性脱髄性疾患である多発性硬化症は，"時間的・空間的" 発症が決め手となろう．神経学的異常がなければ除外．

4　髄膜炎

救急外来でよく遭遇する頭痛や発熱，嘔吐といった一見 "風邪" や "胃腸炎" のような症状をきたす髄膜の炎症だが，治療が遅れれば時に致死的となりうる疾患．原因は細菌やウイルス，真菌，腫瘍，寄生虫など多岐にわたる．古典的な髄膜刺激症状である Kernig 徴候や neck stiffness は髄膜炎を示唆する特異的所見であるが，感度に優れず，Jolt accentuation（1秒間に2〜3回の周期で頭を横に振ってもらう，または他動的に振って頭痛が増悪する）の感度[6]も諸説あり，総合的な評価が必要となる．したがって髄膜炎を疑うなら，あるいは除外できないなら，腰椎穿刺をしない理由はない．髄液細胞正常の髄膜炎報告もあり，臨床医の見せどころだ[7]．

5　（外傷性）髄液耳漏

外傷による側頭骨骨折や，脳外科・耳鼻科手術によって，中耳と髄液腔に交通ができ，髄液が耳から漏れること．実際には鼓膜穿孔を起こさないと耳漏まできたさない．症状としては，低髄液圧症候群（脳脊髄液減少症）のように起立性頭痛や体位変換時の頭痛，その他に頸部痛，倦怠感，めまい，悪心などをきたす．明らかな外傷歴，手術歴がなければ除外．

6　悪性外耳道炎（別名：壊死性外耳道炎）

1959年に Meltzer と Kelemen が緑膿菌による側頭骨骨髄炎をはじめて報告したことに始まる．その臨床経過が不良であることから，腫瘍性疾患でないが，「malignant external otitis（悪性外耳道炎）」と名付けられた．1977年の

Chandlerの報告によると死亡率は17％で，脳神経麻痺合併例では52％にまで上昇するとされている[8]．しかし近年では，95％程度は救命しうるとの報告も出てきた[9]．基礎疾患として糖尿病を悪性外耳道炎罹患者の90％以上が持ち，その他ではHIV感染症患者や担癌患者などにもきたすことが知られている．95％で緑膿菌が起因菌となり，これに由来した外耳道炎が進行して側頭骨や周囲の組織にまで及び，診断が遅れると，脳神経麻痺だけでなく，髄膜炎や脳膿瘍，硬膜静脈洞血栓症などをきたす．耳痛はしばしば夜間に悪化するとも言われている．ESR，CRPが血清生化学検査では有用であるが，画像診断が決め手となることが多い．耳漏・耳痛を訴え，一般的な外耳道炎の治療に不応であれば疑うべきである．ただ，基礎疾患が基礎疾患なだけに，症状がマスクされることも十分ある．

7 Ramsay Hunt 症候群

小児期での水痘の罹患後，膝神経節に潜伏していたVZV（varicella zoster virus：水痘帯状疱疹ウイルス）の再活性化による症候群．古典的には，①外耳道，耳介帯状疱疹，②顔面神経麻痺，③耳鳴・難聴・めまい，を3主徴とするが，この3つがそろわないことも珍しくない．患者の14％が皮疹に進行して顔面筋麻痺をきたすため[10]，Bell麻痺と鑑別がつきにくいが，Bell麻痺より顔面神経麻痺の後遺症が残りやすく早期治療が最重要である．外耳道にできた水疱や，顔面神経麻痺，聴力低下，めまいなどがなければ除外．

8 耳痛関連痛（Referred pain）

Referred pain（関連痛，MEMO 2）の可能性を常に頭に入れる必要がある．耳の神経支配は三叉神経，舌咽神経，迷走神経，顔面神経，大耳介神経，小後頭神経と複数ある．特に以下に注意しよう．

写真1にあるのがearlobe creases（発見者にちなんで，Frank creasesとも呼ばれる．耳朶に入った斜めのライン．感度26～80％，特異度33～96％）．冠動脈疾患のリスクファクターであり，耳痛を訴えており，急性心筋梗塞を疑うのなら，外耳・鼓膜の診察だけでなく，耳朶にも目を向けよう．

見逃すとどの程度危険か？

成人の滲出性中耳炎は，上咽頭癌の初期症状として現れることもある．耳漏

> **MEMO 2　Referred pain（関連痛）**
> - 急性心筋梗塞
> - 側頭動脈炎
> - 悪性腫瘍：咽頭癌，喉頭癌，舌癌
> - その他：顎関節症や頸椎症，虫歯や歯周病，亜急性甲状腺炎や耳下腺炎

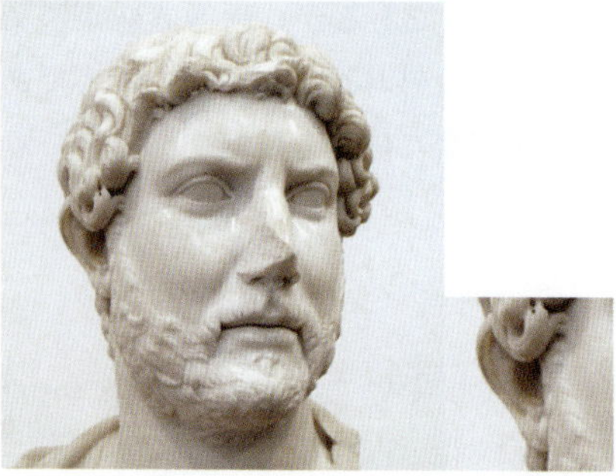

写真1　第14代ローマ皇帝ハドリアヌス
（76～138年）
古来より earlobe creases が確認されているのは，非常に興味深い．

を主訴に受診する外耳道癌の患者さんもいる．目の前の患者さんの評価のみならず，背景を考える癖をつけよう．また一般的によく見る中耳炎も，その炎症が乳突蜂巣に拡がり，やがて髄膜や脳実質へと波及すれば，髄膜炎，脳炎へと進行していく．こちらも早期に適切な治療が必要であろう．

まとめ

各疾患の除外ポイントを次ページにまとめた．
　近年，多くの内科医が意識している EBM（evidence based medicine）．確かに各疾患の所見や検査の感度，特異度は重要であるが，Bayes の定理のごとく，各疾患の罹患率，検査前確率が高いか，今一度評価されたい．

各疾患の除外ポイント

❶突発性難聴
緩徐に発症，再発性，聴神経以外の脳神経に異常があったら除外．

❷聴神経腫瘍
顔面神経麻痺など，他の脳神経症状のほうが難聴より先に始まっていれば否定的．

❸神経疾患（脳腫瘍，多発性硬化症）
神経学的異常がなければ除外．

❹髄膜炎
発熱や頭痛がなければ除外．

❺（外傷性）髄液耳漏
明らかな外傷歴，手術歴がなければ除外．

❻悪性外耳道炎（別名：壊死性外耳道炎）
一般的な外耳道炎の治療に良好な経過を示したら否定的．

❼Ramsay Hunt症候群
外耳道にできた水疱や，顔面神経麻痺，聴力低下，めまいなどがなければ除外．

❽耳痛関連痛（Referred pain）

パール

- パール1：はっきりしない感音性難聴には，一度採血も考慮（特に甲状腺機能や梅毒）．
- パール2：髄膜炎の患者さんを診たら，鼓膜を見る癖もつけよう．
- パール3：精神心理的問題から難聴・耳鳴をきたすことがあるが，逆に難聴・耳鳴によりうつ病や社会的隔離を招くこともある．
- パール4：発生学的に外耳の形態異常を見たら，腎の異常もあるかもしれないと思いを馳せよ．

文献

1) Rakel RE：Saunders Manual of Medical Practice. pp40-46, W.B. Saunders, 1996
2) Eekhof JA, et al：The whispered voice ; the best test for screening for hearing impairment in general practice? Br J Gen Pract 46：473-474, 1996
3) Lawrence M, Tierney Jr, et al：The Patient History ; Evidence-Based Approach. pp137-164, McGraw-Hill Medical, New York, 2005
4) Reed GF：An audiometric study of two hundred cases of subjective tinnitus. AMA

Arch Otolaryngol 71 : 84-94, 1960
5) Waldvogel D, et al : Pulsatile tinnitus ; a review of 84 patients. J Neurol 245 : 137-142, 1998
6) Uchihara T, et al : Jolt accentuation of headache ; the most sensitive sign of CSF pleocytosis. Headache 31 : 167-171, 1991
7) Suzuki H, et al : Adult pneumococcal meningitis presenting with normocellular cerebrospinal fluid ; two case reports. J Med Case Rep 7 : 294, 2013
8) Chandler JR : Malignant external otitis ; further considerations. Ann Otol Rhinol Laryngol 86 : 417-428, 1977
9) Singh A, et al : Skull base osteomyelitis ; diagnostic and therapeutic challenges in atypical presentation. Otolaryngol Head Neck Surg 133 : 121-125, 2005
10) Murakami S, et al : Rapid diagnosis of varicella zoster virus infection in acute facial palsy. Neurology 51 : 1202-1205, 1998

Question & Answer & Keyword

Q 薬剤性の難聴や耳鳴は，どのようなものが知られていますか？

A 一部の抗菌薬や化学療法の薬は副作用としてよく知られていますが，使い慣れている利尿薬や鎮痛薬などでも起こります．

難聴・耳鳴の原因薬剤

分類	薬剤名
鎮痛薬	アスピリン，NSAIDs
抗菌薬	ゲンタマイシン，バンコマイシン，アムホテリシンB，ネオマイシン，エタンブトール，その他のアミノグリコシド系
利尿薬	フロセミド，クロルタリドン
抗腫瘍薬	シスプラチン，ブレオマイシン，ビンクリスチン，メトトレキサート，ナイトロジェンマスタード
心血管薬	リドカイン，メトプロロール，キニーネ，フレカイニド
消化器系薬	ミソプロストール
向精神薬	ベンゾジアゼピン系，三環系抗うつ薬，リチウム
溶剤蒸気	シクロヘキサン，スチレン

Keyword 難聴，耳鳴，耳痛，耳漏

（鎌田一宏）

慢性症状

38 低血圧

「低血圧」で"見逃してはならない疾患"のリスト
（病態生理で分類しているが，重要度の順序も同様である）

〈薬剤性〉
❶抗うつ薬
❷降圧薬

〈原発性自律神経障害〉
❸ Parkinson 病(PD)
❹ Lewy 小体型認知症(DLB)
❺ 多系統萎縮症(MSA, Shy-Drager 症候群)
❻ PAF, Bradbury-Eggleston 症候群

〈続発性自律神経障害〉
❼ 糖尿病性神経障害
❽ 傍腫瘍性自律神経ニューロパシー

〈内分泌性〉
❾ Addison 病
❿ 褐色細胞腫

〈心疾患〉
⓫ 大動脈弁狭窄
⓬ 不整脈(心房細動)
⓭ 慢性心不全

低血圧の定義と分類

■低血圧の定義

　低血圧には高血圧のような明確な定義はない．多くは収縮期で 90 mmHg 未満，拡張期で 60 mmHg 未満を目安に「低血圧」と称することが多い．
　ここでは，ショックに伴う低血圧は含まない．慢性的に低血圧を呈する場合について論ずる．

■低血圧の分類

(1) 体質性低血圧
　血圧は心臓から駆出される血液の 1 回拍出量(心臓のポンプ機能)と，血管抵抗(コンプライアンスと自律神経による血管収縮・拡張機能)とで規定される．若年者は血管抵抗が低い(血管のコンプライアンスが高い)ので，血圧が低くなる傾向がある．

このような場合はもちろん疾患ではない．

(2)症候性(二次性)低血圧

一方で基礎疾患があって，そのために低血圧を呈している場合があり，症候性低血圧または二次性低血圧と呼ばれる．この時は何らかの症状を呈することが多く，なかでも起立性低血圧や食後低血圧(機序は起立性低血圧に類似しており，腹腔臓器へ血流が増加することで起こる)によって，めまいや失神，立位困難，歩行障害をきたす場合が多い．また，原因によっては起立時のみならず，立位～坐位の間は持続的に血圧が低く，症状を呈する場合も多い．臨床的に問題になるのはこれらである．

■起立性低血圧

(1)診断基準

- 臥位から立位になった時，収縮期血圧で 20 mmHg 以上の低下がある場合，または拡張期血圧で 10 mmHg 以上の低下がある場合を「起立性低血圧」という．

(2)血圧低下と脈拍変化のパターンから考える低血圧の機序

起立時に収縮期血圧，拡張期血圧のどれが下がるのか，また代償性脈拍増加の有無に注目することで鑑別の一助となる．

- 起立時に収縮期血圧は低下するが，拡張期血圧は低下せず，脈拍が増加する場合．血管収縮作用と脈拍の代償性増加が保たれているので，自律神経系には異常はなく，主として血管内容量の低下か，心臓のポンプ機能の低下を疑う．
- 起立時に収縮期血圧も拡張期血圧も低下し，脈拍が増加する場合．血管の収縮機能が障害されているが，脈拍の代償性の増加があることから，自律神経機能の障害よりも，血管拡張作用を持つ薬剤などによるものが疑われる．
- 起立時に収縮期血圧も拡張期血圧も低下し，脈拍は増加しない場合．血管の収縮機能が障害されており，かつ脈拍の代償性増加もないことから，自律神経機能の障害が疑われる．

各疾患の除外ポイント(機序で分類する起立性低血圧の原因疾患)：薬剤性

1 抗うつ薬

抗うつ薬の量にかかわらず，起立性低血圧を起こしうる．内服の病歴が重要．

2 降圧薬

抗うつ薬と並んで，薬剤性低血圧の原因としては最多であろう．特に β 遮断薬は，起立時の代償性脈拍増加を伴わないこともある．これも内服の病歴が重要である．

● 病歴における除外ポイント

薬剤性の低血圧は最も頻度が高い．内服の病歴が最も重要である．

● 身体所見における除外ポイント

除外できる身体所見は特にない．

● 除外のための検査の適応と除外ポイント

薬剤による低血圧は中止によって改善することで診断される．低血圧を呈する場合，可能な限りこれらの薬剤は中止すべきである．

各疾患の除外ポイント：原発性自律神経異常

3 Parkinson病(PD)

PD(Parkinson's disease)の18%で症候性の起立性低血圧を認めたとする報告がある[1]．高齢，進行例，発病からの期間が長い例で多くなる傾向があるとされる．Parkinson症候群でも〔多系統萎縮症(MSA：multiple system atrophy)によるものを除く〕，19%に起立性低血圧を認めている．

● 病歴による除外ポイント

発症初期には，倦怠感やわずかな性格変化，睡眠障害，便秘などの非特異的症状を呈するので，病歴からPDを除外することは難しい．安静時振戦は，後述のMSAで認めることは少ない．歯車(cogwheel)現象もPDを特徴づける．MSAよりも進行が遅いことも特徴である．

4 Lewy 小体型認知症(DLB)

DLB(dementia with Lewy body)は，初老期に発症する進行性の認知機能障害とパーキンソニズムを特徴とする．起立性低血圧を呈する場合もある．
- 病歴による除外ポイント

  認知機能障害を認めることが特徴である．

5 多系統萎縮症(MSA, Shy-Drager 症候群)

MSA のなかでも，起立性低血圧，排尿障害などの自律神経症状を中心とするものを Shy-Drager 症候群と呼んだが，このうちの 80% 以上で起立性低血圧が認められるとした[1]．現在は，MSA は自律神経障害(起立性低血圧，排尿障害など)と運動障害(Parkinson 症候群または小脳障害)の両方を有するものと定義され，運動障害のうち小脳症状を主とする小脳型(MSA-C)，Parkinson 症候群を主とする Parkinson 型(MSA-P)とに分類される．わが国では MSA-C が多いとされる．

- 病歴による除外ポイント

  認知機能の低下がある場合，PD の家族歴がある場合は，MSA らしくない．
- 身体所見における除外ポイント

  安静時振戦や，いわゆる pill-rolling が見られる場合は，MSA らしくない．
- 除外のための検査の適応と除外ポイント

  PD，DLB，MSA は類似した臨床像を呈するが，MIBG シンチグラフィで心臓への取り込みは鑑別に役立つ[2]．心臓／縦隔比(Heart Mediastinum 比，H/M 比)は PD (平均 1.38, SD 0.29)，DLB (平均 1.17, SD 0.06)で低下し，MSA (平均 2.00, SD 0.39)で低下する例は少ない．H/M 比のカットオフポイントを 1.84 とした場合の PD の診断感度は 87.7%，特異度は 37.4% とされる．

6 PAF, Bradbury-Eggleston 症候群(pure autonomic failure)

特発性の自律神経障害で，起立性低血圧の他，陰萎，排尿障害を認める．病歴からの除外は困難．他の自律神経障害を呈する疾患の除外診断による．

各疾患の除外ポイント：続発性自律神経障害

7 糖尿病性神経障害

70歳以上を対象に調べると，2型糖尿病を有する患者では28％(95％ CI, 24〜33％)，有しない患者では18％(95％ CI, 13〜23％)で起立性低血圧を認めたとしている[3]．

● 病歴における除外ポイント

糖尿病は自覚症状を有さないことも多く，病歴からの除外は困難である．

● 身体所見における除外ポイント

身体所見で糖尿病を除外できる所見はない．

● 除外のための検査の適応と除外ポイント

HbA1cのカットオフ値を6.5％にとった場合の感度は50％程度と考えられるので，除外にはOGTTによる検査が必要である．家族歴で糖尿病がある場合は，自覚症状がなくても検索するべきである．

8 傍腫瘍性自律神経ニューロパシー（paraneoplastic autonomic neuropathy）

悪性腫瘍に伴って発症する傍腫瘍症候群(PNS：paraneoplastic syndrome)の一種で，亜急性自律神経障害(SAN：subacute autonomic neuropathy)を生じることがある．PNSのなかでもSANの頻度が高いのは，肺小細胞癌，胸腺腫瘍である．

● 病歴における除外ポイント

病歴でこれを除外することは困難である．

● 身体所見における除外ポイント

身体所見でこれを除外することは困難である．

● 除外のための検査の適応と除外ポイント

European Federation of Neurological Societies(EFNS)は両者とも胸部CTでのスクリーニング(PNSでの肺癌に対するスクリーニング感度80〜85％，胸腺腫では75〜88％)を推奨しており，さらに検索が必要な時，あるいは胸腺腫がある場合の悪性腫瘍との鑑別が必要な場合には，fluorodeoxyglucose-positron emission tomography(FDG-PET)による評価を推奨している[4]．

各疾患の除外ポイント：内分泌性

9　Addison病

　慢性原発性副腎機能不全では，アルドステロン作用の低下のために血管内容量低下をきたし，低血圧になる．また，糖質コルチコイド作用が不足すると，アドレナリンの合成が低下し，代償性にノルアドレナリンが増加するので，立位時には収縮期血圧の低下の程度に比べて脈拍の増加が著しい．

● 病歴における除外ポイント

　倦怠感や脱力などの非特異的な症状で発症することもあり，病歴からの除外は困難である．

● 身体所見における除外ポイント

　色素沈着はAddison病に特徴的であるが，これがないことをもって除外はできない．

● 除外のための検査の適応と除外ポイント

　血中ACTH，コルチゾール濃度の測定，合成ACTHによる刺激試験（コートロシン試験）によって診断するが，コートロシン試験の感度については，投与する合成ACTHの量によって諸説ある．

10　褐色細胞腫

　褐色細胞腫では，常にカテコールアミンの分泌が最大で，立位時にそれ以上の血管収縮ができないため，起立性低血圧を示すことがある[5]．また，糖尿病を合併することもある．

● 病歴における除外ポイント

　高血圧がほぼ必発で，なかでも発作性の高血圧，頻脈による動悸が特徴的で，心不全による肺うっ血をきたすこともある．これらがなければ褐色細胞腫は考えにくい．

● 身体所見における除外ポイント

　身体所見によって除外できる所見はない．

● 除外のための検査の適応と除外ポイント

　血中メタネフリン濃度の感度は99％とされ，尿中メタネフリンも複数回にわたって正常値が得られれば，褐色細胞腫の可能性はきわめて低いと考えられる．

各疾患の除外ポイント：心疾患

11　大動脈弁狭窄

　大動脈弁の狭窄が高度な場合，心収縮力の増加による心拍出量の増加に制限がかかるため，起立性低血圧や，場合によっては失神することがある．収縮期雑音を聴取する場合，心エコーによる検索を行う．

12　不整脈（心房細動）

　心房細動では心房収縮が失われ，心拍出量が20～30％程度低下するとされる．洞調律の患者で急に心房細動へ移行すると，これにより低血圧を示し，ふらつきなどの症状が現れることもある．心拍の不整を認める場合，心電図をとる．

13　慢性心不全

　慢性心不全では，心臓のポンプ機能の低下のために血圧が低めになることがある．また，治療薬としての血管拡張薬や，利尿薬による血管内容量低下のために血圧が低いこともある．これらは，心不全の治療効果と表裏一体なので，安易にこれらの薬剤を中断してはならない．かかりつけ医か循環器専門医にコンサルトする．

見逃すとどの程度危険か？

　「薬剤性」の低血圧は，中止によって治療可能であり，これに気づかずに漫然と薬剤を継続することは，さらなる副作用を起こす可能性もあり許されない．
　神経変性疾患のなかでも「MSA」は10年以内に50％程度が死亡する予後不良の疾患であり，声門開大不良による突然死もありうる．「PD」も「DLB」も，ADLのみならず生命予後にも関与する．
　「糖尿病」は言うまでもなく，多くの合併症を有し，"見逃してはならない疾患"である．
　「悪性腫瘍」を見逃すことは当然あってはならない．
　「Addison病」は治療を行えば生命予後には影響しないとされるが，感染などのストレスで副腎クリーゼを起こし，ショック状態に陥ることがある．

表1 起立性低血圧の原因疾患

疾患名	割合(%)
自律神経障害を伴わない低血圧	38
薬剤	19
抗うつ薬	9
降圧薬	4
フェニルプロパノラミン中毒	3
過量服薬	2
マリファナ中毒	1
僧帽弁逸脱症	6
肥満細胞症	5
頸動脈洞過敏症	2
排尿性失神	2
Addison 病	1
診断不明	3
二次性自律神経障害	35
糖尿病	15
傍腫瘍性	10
アミロイドーシス	8
薬物性	2
原発性自律神経障害	27
多系統萎縮症	15
Bradbury-Eggleston 症候群	9
圧受容体異常	2
ドパミンβヒドロキシラーゼ欠損症	1

(Robertson D, et al : Causes of chronic orthostatic hypotension. Arch Intern Med 154 : 1620-1624, 1994 を改変. 原文では各薬剤は別々に記載されていたのをまとめて,合計19％と表記した)

「褐色細胞腫」は通常は切除可能であるが,悪性であれば予後不良とされる.

まとめ

表1にRobertsonらの報告[6]による起立性低血圧の原因疾患の頻度を示す.繰り返すが,これらは起立時のみならず,立位や坐位を維持している間,低血圧が持続する場合もある.また,この報告は大学病院のautonomic dysfunction centerの患者を対象にしているので,例えばMSAの頻度やBradbury-Eggleston症候群の頻度がやや多いことなどは,一般の外来とは必ずしも一致しないところがあるかもしれない.しかし,薬剤によるものが最も多いことや,糖尿病性神経障害によるものが多いことは,一般の外来でも言えるのでは

各疾患の除外ポイント

❶薬剤性
内服歴が重要．降圧薬はもとより，抗うつ薬など血圧低下を起こす薬剤の内服がないこと．

❷自律神経障害
血圧低下時に脈拍の代償性増加の有無を確かめる．排尿障害や直腸障害などの他の自律神経障害がないこと．PD, DLB, 糖尿病, 悪性腫瘍(特に肺癌)など，自律神経障害をきたす原疾患がないこと．

❸内分泌性
コンチゾール，ACTH濃度の測定とコートロシン試験が正常であること．血中メタネフリン，尿中メタネフリンが正常であること．

❹心疾患
心雑音がないこと，心エコーで心機能が正常であること，血圧低下時の心電図が正常であること．

ないだろうか．低血圧に対しては，この頻度も念頭に置きながらアプローチする．各疾患の除外ポイントを上記にまとめた．

パール

- パール1：病歴では，内服歴と他の自律神経障害の有無，認知機能障害に注目する．
- パール2：身体所見では，血圧低下のパターンと代償性脈拍増加の有無から，自律神経障害によるものかどうかを考える．Parkinson症状にも注目する．
- パール3：検査では糖尿病の除外と副腎機能，病歴から疑われる場合には，褐色細胞腫も除外し，PD, MSAなどが疑われる場合は，神経内科へコンサルトして診断確定してもらう．

文献

1) Ha AD, et al : The prevalence of symptomatic orthostatic hypotension in patients with Parkinson's disease and atypical parkinsonism. Parkinsonism Relat disord 17 : 625-628, 2011
2) Nagayama H, et al : Reliability of MIBG myocardial scintigraphy in the diagnosis of Parkinson's disease. J Neurol, Neurosurg Psychiatry 76 : 249-251, 2005
3) van Hateren KJ, et al : Orthostatic hypotension, diabetes, and falling in older patients ; a cross-sectional study. Br J Gen Pract 62 : e696-702, 2012
4) Titulaer MJ, et al : Screening for tumours in paraneoplastic syndromes ; report of an EFNS task force. Eur J Neurol 18 : e19-e13, 2011
5) G. Christopher Willis(著), 松村理司(監訳):第7章 血圧と脈. Dr.ウィリス:ベッドサイド診断;病歴と身体診察でここまでわかる! 医学書院, 2008
6) Robertson D, et al : Causes of chronic orthostatic hypotension. Arch Intern Med 154 : 1620-1624, 1994

Question & Answer & Keyword

Q 俗に,「低血圧だから朝が弱い」「低血圧だから疲れやすい」と言う人がいますが,これは事実なのでしょうか?

A Pembertonによれば[1], 収縮期血圧で男性は110 mmHg, 女性は100 mmHgを低血圧の定義とした場合, これを下回るのは各々1.6～2.7%, 0.3～3.6%存在し, 拡張期では両性とも60 mmHgを低血圧の定義とすると, これを下回るのは各々1.0～1.1%と1.2～2.7%であったとしています. そして, 低血圧と倦怠感などの症状との間には相関は認められなかったとしました.

一方, Wesselyらは[2], 動悸, めまい, ふらつき, 倦怠感の出現頻度について, 収縮期血圧や拡張期血圧の高さとの関連を調べたところによると, 倦怠感の出現頻度のみ, 収縮期血圧が低いほど多い傾向が認められたと言います. しかし, 彼らは同時に治療の必要性については疑問視しています. 実際, このような低血圧を治療する意義はないと思われます. このように倦怠感については, 低血圧と関連する可能性は残るものの, 低血圧が原因で倦怠感が生じるということが証明されたわけではありません. さらにそれ以外の症状については, 低血圧が症状の原因となっているとは言えません. その理由の1つは, 機序が説明できないことにあります. 例えば, インターネットなどで「低血圧」を検索すると, 医学的考察ではないホームページなどでは「心臓から血液を送り出す力が弱いために」症状が出ると説明をしているものがありますが, これは心拍出量の低下による低血圧や循環不全による症状ということであり, それは心不全を意味します. 心不全による場合はもはや体質ではなく, 症候性低血圧の1つです. 俗に言う「低血圧の人は朝に弱い」などというのも, 医学的に機序を説明し, それを証明するには至っていないと思われます.

文献
1) Pemberton J : Does constitutional hypotension exist? BMJ 298 : 660-662, 1989
2) Wessely S, et al : Symptoms of low blood pressure ; a population study. BMJ 301: 362-365, 1990

Keyword 低血圧, 起立性低血圧, 自律神経障害

(澤村匡史)

コラム 13　ふらつき，低血圧を主訴として来院し，MSA-C と考えられた 1 例

患者：60 歳，男性．
主訴：起立時，歩行時のふらつき．
高血圧で近医通院中であった．降圧薬としてアンギオテンシン受容体拮抗薬を内服していた．起立時にふらつきが出現するとのことで，血圧を測ったところ，低血圧であったので降圧薬を中止された．しかし，起立時のふらつきが改善せず，近くの脳神経外科を受診し MRI を撮影したが，異常は認めなかった．ふらつきはさらに進行し，臥位時には血圧が高く，坐位・起立時の血圧が低いということで，症状出現から 4 カ月後に紹介受診となった．認知機能障害は認めない．
既往歴：高血圧．内服治療していたが，中止した．
喫煙：20 本 / 日×40 年．
飲酒：ビール 4，5 本と焼酎 4，5 杯 / 日×30 年間．
受診時身体所見：臥位；血圧 160/90 mmHg，脈拍 72 回 / 分．立位；血圧 80/54 mmHg，脈拍 76 回 / 分．
四肢筋力低下なし，筋トーヌス正常，振戦なし．Myerson 徴候陰性．
心エコー：軽度の左室肥大を認めるのみ．ACTH，コルチゾール値正常．甲状腺機能正常．HbA1c 5.5%．
受診当初は自力歩行も可能であり，日常生活に支障は出なかったが，次第にふらつきが進行，指鼻試験が稚拙になるなど小脳症状も出現してきており，MIBG での H/M 比が 1.69 と軽度低下していたため，自律神経障害を伴う疾患，とりわけ Parkinson 病，多系統萎縮症(MSA)などの鑑別が必要と考え，大学病院神経内科へ紹介した．この頃には排尿障害を認め，便秘傾向にもあった．

大学病院入院時身体所見：血圧；坐位 120/70 mmHg，立位 80/52 mmHg．
歩行 wide based gait，体幹失調あり，Romberg 徴候陰性．瞳孔不同なし，対光反射正常，顔面筋異常なし，顔面感覚異常なし，四肢筋力低下なし，筋トーヌス正常，指鼻試験 decomposed and dysmetria＋，Schellong テストで 30 mmHg 以上の収縮期血圧の低下を認めるが，代償性脈拍増加は認めず．
入院後検査で，結核を含めた感染症は否定され，髄液には有意な異常を認めず，各種自己抗体も陰性，造影 CT，ガリウムシンチグラフィでの腫瘍検索も異常を認めなかった．
脊髄小脳変性症，アルコール性小脳失調症，アミロイド・ニューロパチーなどの可能性も残るが，60 歳で発症し，1 年程度の経過で比較的早期に進行する自律神経障害と小脳運動失調を認めることから，MSA-C の可能性が最も高いと考えられ，経過を追いながら治療を行うこととなった．　　　　　（澤村匡史）

39 高血圧

「高血圧」で"見逃してはならない疾患"のリスト

〈内分泌性高血圧〉
1. 原発性アルドステロン症
2. 腎血管性高血圧
3. Cushing 症候群(CS)
4. 褐色細胞腫

〈睡眠時無呼吸症候群(SAS)〉
5. 閉塞性睡眠時無呼吸症候群(OSAS)

JSH2014(高血圧治療ガイドライン2014)では，家庭血圧≧135/85 mmHg を高血圧と定義している．そのなかには，下記の2つがある．

1. 高血圧＋急性の症候＝高血圧緊急症
別の緊急疾患があり，その症候の1つとして高血圧がある．もしくは高血圧によって急性に臓器障害が進み，時に致死的なものがある．

2. 慢性症候＋高血圧＝二次性高血圧
降圧薬以外に，より有効な治療方法があり，治癒可能な高血圧がある．

これらを否定したうえで，ようやく生活習慣病としての高血圧，すなわち一次性高血圧と診断ができる．ここでは慢性症候＋高血圧について述べている．

各疾患についての除外ポイント

内分泌性高血圧

1 原発性アルドステロン症

アルドステロン産生腺腫(APA)と過形成による特発性アルドステロン症

(IHA)が主病型である．高血圧での頻度は約5％と多い．

高血圧以外の特徴として，半数近くに低K血症を認め，他に高Na血症，代謝性アルカローシスを認めることもある．しかし，これらがなくても原発性アルドステロン症を否定することはできない．

そのため，特に，①高血圧と低K血症がある，②重度の高血圧(>160/110 mmHg以上)，③薬剤抵抗性高血圧，④副腎偶発種を伴う高血圧，⑤40歳以下で発症の高血圧や心血管疾患の家族歴あり，⑥原発性アルドステロン症を1親等に持つ高血圧，では疑って，ホルモン検査に進む[1]．

血漿レニン活性(PRA)と血漿アルドステロン濃度(PAC)の比ARRや，PAC値を評価する．腹部エコーで副腎腫瘍を確認する．

● 検査の感度・特異度

数値基準は，報告によって異なっていることに注意する．日本内分泌学会からの原発性アルドステロン症の診断治療ガイドライン2009では，PAC(pg/ml)/PRA>200としている．他の研究では，PAC/PRA比は，朝8時の2時間安静後に採血した62名の原発性アルドステロン症と，263名の一次性高血圧と，434名の正常血圧患者で評価されている．PAC>20 ng/dlかつPAC/PRA比30以上は，アルドステロン産生腺腫の診断に対して，感度，特異度ともに90％だった[2]．

2 腎血管性高血圧

腎動脈の狭窄あるいは閉塞により発症する高血圧であり，高血圧患者の約1％に認める．腎動脈狭窄の原因としては，中・高年に多い粥状動脈硬化が最も多い．若年者に好発する線維筋性異形成がこれに次ぐ．若年女性に多い大動脈炎症候群(高安動脈炎)も，稀だが認められる．

腎血管性高血圧を疑う徴候として，①ACE阻害薬もしくはARB内服後に，急な30％以上の血清クレアチニン値の上昇，②びまん性の動脈硬化や他に原因のない両側の腎サイズ差1.5 cm以上で高血圧を伴う，③腹部血管雑音を聴取する，などがある．他には，これまで挙げたような治療抵抗性高血圧，若年発症など二次性高血圧症を疑う患者で，前述の二次性高血圧の原因がなければ，検査へ進む．

ただし，侵襲的治療にはリスクを伴うため，検査へ進む前には，そもそも腎動脈狭窄が見つかったらinterventionを行うのかも考慮する必要がある．すなわち，薬物治療抵抗性，高血圧の期間が短期，電撃性肺水腫を繰り返す，これ

が原因と思われる進行性の腎機能障害などである．

診断は，腎動脈超音波で有意狭窄あり(動脈の最高流速で判定)，血漿レニン活性，血漿アルドステロンで行う．

3 Cushing 症候群(CS)[3]

ACTH 依存性 CS(Cushing's syndrome)の下垂体腺腫による Cushing 病と，ACTH 産生腫瘍による異所性 ACTH 症候群，ACTH 非依存性の副腎性の 3 つに分類される．1997 年の疫学調査では，全国推計患者数は 3 つ合わせて 1,250 例であった．

CS の 8 割に高血圧を認める．特に CS を疑うのは，①若年の高血圧や骨粗鬆症，②抵抗性の高血圧，③CS を示唆する複数の所見：中心性肥満(79～97%)，耐糖能異常(39～90%)，多毛(64～81%)，特に，赤ら顔(50～94%)，近位筋萎縮による筋力低下(29～90%)，皮膚の赤紫色皮膚線条(幅 1 cm 以上)(51～71%)，皮下溢血(23～84%)，そして④副腎偶発腫を認める場合である．

● 検査

尿中コルチゾール検査(24 時間蓄尿)(陽性：正常値以上)，一晩 1.0 mg デキサメタゾン抑制試験(陽性：1.8 μg/d*l*)，夜間唾液中コルチゾール検査(陽性：145 ng/d*l*)．

● 検査の精度

LR＋/LR－は，尿中コルチゾール検査(10.6，0.16)，デキサメタゾン抑制試験(11.6，0.09)，唾液中コルチゾール検査(8.8，0.07)との報告がある[4]．Cushing 症候群の診断は，上記のうち，2 つの検査で異常だった場合に診断され，病型診断に進む．正常だった場合，事前確率が低ければ否定が可能で，逆に事前確率が高い場合には，これらの検査で陰性であっても，専門医への紹介を考慮する．

アメリカ内分泌学会のガイドラインでは，下垂体性，副腎性を分けずに上記基準を用いているが，日本ではデキサメタゾン 0.5 mg の使用もあり，学会によっても異なり，統一はされていない．

4 褐色細胞腫

副腎髄質または副腎外傍神経節に発生するカテコラミン産生神経内分泌腫瘍で，年間の発症は数十万人あたり 1 名とされる．

発作性または持続性高血圧が高頻度に認められるが，5～15% は正常血圧である．

特に疑うのは，①Hyperadrenergic spells〔自然に軽快する非労作性の動悸，発汗

(60％)，頭痛(90％)，振戦，蒼白]，②抵抗性高血圧，③カテコラミン分泌腫瘍をきたしやすい家族性疾患(MEN2, NF1, VHL)，④褐色細胞腫の家族歴，⑤副腎偶発腫，⑥高血圧と新規発症糖尿病，非典型的な糖尿病，⑦麻酔・手術・血管造影中・チラミン含有食摂取後(チーズやニシンの塩漬け)の血圧上昇反応，⑧20歳以下での高血圧，⑨特発性拡張型心筋症，⑩胃平滑筋肉腫・肺軟骨腫の病歴があること(Carney triad)，を認める場合である．

●検査

　血中カテコラミン，24時間尿中カテコラミン排泄量，代謝産物メタネフリン，ノルメタネフリンの尿中排泄量などの増加(正常上限の3倍以上)を確認する(JSH2014)．ここに，感度・特異度の記載はない．214人の褐色細胞腫と644人の褐色細胞腫でなかった患者で調べたところ，感度/特異度は，血中メタネフリン99/89％，24時間尿中メタネフリン97/89％，24時間尿中カテコラミン86/88％，血中カテコラミン84/81％，24時間尿中VMA(バニルマンデル酸)64/95％だった[5]．日本では血中メタネフリンは測定できない．他に，随時尿中メタネフリンの測定も報告はある．

　上記検査は，一般内科医(初診医)が自ら外来で行うことが望ましい．スクリーニング検査で陽性であった場合には，確認検査へ進むか，代謝内分泌内科専門医への紹介が必要である(成書を参照)．検査の方法は末尾の「Question & Answer & Keyword」(324ページ)も参照のこと．

睡眠時無呼吸症候群(SAS)

5　閉塞性睡眠時無呼吸症候群(OSAS)[6]

　CPAP(持続陽圧呼吸療法)治療患者は現在15万人程度とされるが，潜在的な重症OSASは人口の0.05％，60万人以上いるといわれており，かなりの数が治療されずに見逃されている．

●症状
- 日中の眠気，肥満，睡眠中の大きないびき，早朝高血圧．
- Epworth sleepiness scale(エプワース眠気尺度)を参考に問診してもよいが，AHI(無呼吸・低呼吸指数, apnea hypopnea index) 30回/時以上において感度36～50％，特異度70～79％と，除外には使えない．

●診断検査

　ポリソムノグラフィ(PSG)で，AHIを確認する．脳波，眼球運動，頤筋筋電

図，呼吸，換気運動，心電図，SpO₂，体位，下肢筋電図を観察する．AHI≧5回/時で，症状があればSASと診断する．健康保険上は，AHI 20回/時以上でCPAP治療が可能である．呼吸とSpO₂を観察する簡易睡眠検査(portable monitor)もあるが，偽陰性の可能性があり，検査前確率が高ければPSGで再検すべきである．

見逃すとどの程度危険か？

■内分泌性高血圧

　内分泌性高血圧は，通常の降圧薬の組み合わせでは血圧のコントロールが困難な治療抵抗性高血圧となる場合が少なくない．高血圧緊急症に比べると時間的な緊急性は低いが，見逃しは重大な臓器障害に進展する可能性が高い．

　内分泌性高血圧は原因疾患の治療により治癒も可能であることからも，早期に診断したい．

　高血圧による臓器障害に加えて，ホルモンの直接作用による心血管系臓器障害をきたす．さらにホルモンの過剰は，耐糖能障害や脂質異常症などの種々の代謝異常を合併し，それを介する血管障害，臓器障害をきたす可能性もある．また，褐色細胞腫では10％で悪性である．

■OSAS

　AHI≧30回/時の重症例では，非OSAS例と比較して2～3倍の総死亡率を示し，これは肥満・心血管疾患とは独立したリスクファクターである．自動車運転中の交通事故も多いといわれている．

まとめ

　各疾患の除外ポイントを次ページにまとめた．
　内分泌性高血圧は根治可能な疾患であり，生活習慣病ではない．積極的に除外する姿勢が重要である．
　そして，無症候であっても，すべての高血圧は10年後，20年後に心血管系疾患を引き起こす危険性を持っている．そういう意味では，高血圧そのものが"見逃してはならない症候"である(表1)．

各疾患の除外ポイント

❶ **原発性アルドステロン症**
血漿レニン活性(PRA)/血漿アルドステロン濃度(PAC)と，PAC値がカットオフ値以下．
❷ **腎血管性高血圧**
画像検査で有意狭窄なし，
❸ **Cushing 症候群(CS)**
特徴的所見がなく，各種コルチゾール検査値が正常範囲．
❹ **褐色細胞腫**
特徴的所見がなく，各種カテコラミン検査値が正常範囲．
❺ **閉塞性睡眠時無呼吸症候群(OSAS)**
症状がなく，ポリソムノグラフィ(PSG)が正常．

表 1　重要な鑑別疾患

❶ 高血圧緊急症〔大動脈解離，脳梗塞，脳出血，心不全，くも膜下出血，（高血圧性脳症，急速進行性悪性高血圧）〕
❷ 内分泌性高血圧(原発性アルドステロン症，腎血管性高血圧，Cushing 症候群，甲状腺機能異常症，褐色細胞腫，副甲状腺機能亢進症，先端巨大症など)
❸ 閉塞性睡眠時無呼吸症候群
❹ 薬剤性高血圧(経口避妊薬，副腎皮質ステロイドなど)
❺ その他の二次性：腎血管性高血圧，腎実質性高血圧，大動脈縮窄症
❻ 残り：一次性高血圧

パール

◉ パール 1：(治療済み，治療前に限らず)高血圧患者を初めて診たら，二次性高血圧を鑑別診断に挙げる(表 1)．除外するプロセスを踏む．
◉ パール 2：肥満＋高血圧は，SAS を疑って問診する．
◉ パール 3：低 K 血症なしだけで原発性アルドステロン症を否定しない．

文献

1) Funder JW, et al : Case detection, diagnosis, and treatment of patients with primary aldosteronism ; an endocrine society clinical practice guideline. J Clin Endocrinol Metab 93 : 3266-3281, 2008
2) Weinberger MH, et al : The diagnosis of primary aldosteronism and separation of two major subtypes. Arch Intern Med 153 : 2125-2129, 1993
3) Nieman LK, et al : The diagnosis of Cushing's syndrome ; an Endocrine Society Clinical

Practice Guideline. J Clin Endocrinol Metab 93 : 1526-1540, 2008
4) Elamin MB, et al : Accuracy of diagnostic tests for Cushing's syndrome ; a systematic review and metaanalyses. J Clin Endocrinol Metab 93 : 1553-1562, 2008
5) Lenders JW, et al : Biochemical diagnosis of pheochromocytoma ; which test is best? JAMA 287 : 1427-1434, 2002
6) Epstein LJ, et al : Clinical guideline for the evaluation, management and long-term care of obstructive sleep apnea in adults. J Clin Sleep Med 5 : 263-276, 2009

参考文献

- 成瀬光栄, 他(編):内分泌性高血圧診療マニュアル. 診断と治療社, 2010
  <内分泌性高血圧の病態生理から疫学, 診断, 治療まで網羅されている. 忙しい外来中でも確認しやすい>
- Debbie L, et al : Hypertension. Ann Intern Med 149 : ITC6-1, 2008
  <米国内科学会(ACP)の機関紙に連載中の「In the Clinic」の高血圧特集. 診療に関わる現実的な設問に答える形式で, EBMに基づいたアプローチ法を解説している>
- James PA, et al : 2014 Evidence-Based Guideline for the Management of High Blood Pressure in Adults ; report from the panel members appointed to the Eighth Joint National Committee (JNC 8). JAMA 311 : 507-520, 2014
  <米国の高血圧ガイドライン>
- 日本高血圧学会:高血圧治療ガイドライン, 2014
  <日本の最新の高血圧ガイドライン. 第13章で二次性高血圧についてまとめている>

Question & Answer & Keyword

Q スクリーニング検査の採血は, 来院したその場で行ってもよいですか?

A 内分泌系の採血を行う場合は, 食事, 体位, 時間帯によっても影響を受ける. 来院当日に行うのではなく, 日を改めて早朝空腹時に30分安静とし, そのまま臥位で採血することが望ましい. また, 降圧薬の内服にも影響されるため, すでに治療している患者では, 調整が必要である. 例えば原発性アルドステロン症の場合, 多くの降圧薬は, アルドステロンとレニンを下げる方向に働くため, 内服中にARR(アルドステロン・レニン比)>200であれば, より本症を疑うが, 内服下でARR低値でも否定はできない. 未治療時あるいは少なくとも2週間の休薬後に測定するが, 困難な場合にはCa拮抗薬に変更後測定する.

Keyword 内分泌性高血圧, スクリーニング検査, 睡眠時無呼吸症候群

(五十野博基)

40 糖尿病・脂質異常症・高尿酸血症

「糖尿病」で"見逃してはならない疾患"のリスト
1. 緩徐進行型1型糖尿病
2. 感染症
3. 膵・肝疾患
4. 悪性腫瘍
5. 内分泌疾患(Cushing症候群・サブクリニカルCushing症候群，先端巨大症，褐色細胞腫，原発性アルドステロン症，甲状腺機能亢進症)

　糖尿病，脂質異常症および高尿酸血症は，われわれプライマリ・ケア医が救急外来や初診外来で遭遇することが多い疾患である．実際に健診や人間ドックの異常から受診することが多い．忙しい日常診療において，背後に潜む二次性疾患や重篤な疾患を見逃さないことが重要である．
　ここでは診断のプロセスと身体所見のポイント，検査について述べる．
　新規糖尿病患者や急激にコントロールが悪化する糖尿病患者を診療する際に，上記の疾患を常に念頭に置く必要がある．

各疾患についての除外ポイント

1 緩徐進行型1型糖尿病

　急激に高血糖症状を呈して発症する急性または劇症1型糖尿病とは異なり，緩徐進行型1型糖尿病は，数年をかけてインスリン依存状態に進行する．2型糖尿病と類似する臨床像のうち，特に非肥満例において緩徐進行型1型糖尿病は約3〜8％存在する[1]．早期からのインスリン療法により膵β細胞障害の進行を阻止することが可能であり，SU薬は原則禁忌である．
　特に肥満歴がなく，緩徐にインスリン分泌能低下が進行する糖尿病患者にお

いては本疾患を疑い，抗 GAD 抗体を測定する．抗 GAD 抗体が陽性であれば本疾患と診断できる．また，本疾患の診断基準には抗 GAD 抗体の他に IA-2 抗体も含まれるが，それ以外の抗体は現時点では診断基準に含まれていない．

2　感染症

あらゆる感染症において，炎症性サイトカイン(TNFα，IL-6 など)を介し，インスリン抵抗性が増大する．それに伴い，インスリンなどは必要量が増大する．これらは，原因疾患のコントロールとともに改善する．糖尿病性ケトアシドーシスの誘因の 5 I(Insulin deficiency/Infection or Inflammation/Ischemia infarction/Intoxication/Iatrogenic)の 1 つである．

3　膵・肝疾患

膵炎や膵摘出後，外傷後，膵癌などは，β 細胞の質および量の低下から血糖異常を招く．また，急性および慢性肝炎，肝硬変，肝癌，アルコール性肝障害，非アルコール性脂肪性肝疾患などは，食後の糖の取り込みが低下することが高インスリン血症をきたし，インスリン抵抗性の原因となる．

4　悪性腫瘍

2013 年の日本糖尿病学会にて「糖尿病と癌に関する委員会」のデータから，糖尿病患者の癌罹患リスクは，非糖尿病患者と比較し男女ともに 1.19 倍であった．癌種別のハザード比は，肝臓癌 1.97(95% 信頼区間：1.65〜2.36)，膵臓癌 1.85(1.46〜2.34)，大腸癌 1.40(1.19〜1.64)であった．担癌患者では，炎症に伴うインスリン抵抗性の増大から血糖コントロールが悪化することが知られている[2]．新規発症の糖尿病をみた際や，コントロールが悪化する場合は，悪性腫瘍も念頭に置き，腹部超音波，便潜血，上部・下部消化管内視鏡検査などを考慮する．

5　内分泌疾患(Cushing 症候群・サブクリニカル Cushing 症候群，先端巨大症，褐色細胞腫，原発性アルドステロン症，甲状腺機能亢進症)

内分泌疾患が原因の糖尿病は，原因ホルモンがインスリン作用に拮抗し，高インスリン血症をきたす Cushing 症候群や先端巨大症，インスリン分泌を抑制する褐色細胞腫や原発性アルドステロン症がある．

●Cushing 症候群・サブクリニカル Cushing 症候群

腫瘍からの慢性的なコルチゾール過剰分泌から，さまざまな代謝異常(耐糖能

障害，脂質異常症，高血圧など)をきたす疾患群である．厚生労働省班会議による報告では，糖尿病型が52%，境界型が32%，正常型が15%とされている．腫瘍は下垂体(Cushing病)，異所性ACTH産生腫瘍(肺小細胞癌，カルチノイドなど)，副腎皮質などに発生する．特徴的な身体所見を呈するものは，Cushing症候群，Cushing症候群に特徴的な身体徴候を伴わないが副腎腫瘍からコルチゾールの自律分泌があるものは，サブクリニカルCushing症候群と定義されている．身体所見では，中心性肥満や満月様顔貌，野牛肩，皮膚の菲薄化，腹部の赤色皮膚線条，近位筋の筋力低下などを認める．本疾患を疑う場合は，早朝安静時の血清コルチゾールおよび血漿ACTHを測定する．また，夜間血清コルチゾール濃度が高値(夜間覚醒時 5.0 $\mu g/dl$ 以上)である．デキサメタゾン1mg抑制試験では内服翌朝コルチゾール>1.8 $\mu g/dl$ で感度95%，特異度80%となる[3]．

●先端巨大症

先端巨大症ではしばしば高TG(中性脂肪)血症や糖尿病が合併する．GH(成人成長ホルモン)過剰はインスリン抵抗性の増大から，高インスリン血症をきたす．脂質代謝では，GHが脂肪分解を促進し，LPL活性の抑制からカイロミクロンやVLDLの異化障害をきたし，高TG血症に至ると考えられている．先端巨大症の97%はGH産生下垂体腺腫によって起こるが，ごく稀に気管支や膵の神経内分泌腫瘍による異所性GH産生での下垂体過形成，多発性内分泌腫瘍症Ⅰ型などがある．

先端巨大症は，特有の顔貌や体型が診断に結びつくことが多い．眉弓部の膨隆，鼻・口唇の肥大，下顎の突出などの顔貌は特徴的であるが，本人の自覚は乏しいことも多く，他者から指摘されていないかを問診で確認する．さらに以前の写真と比較するとよい．手足の容積の増大が診断基準にも含まれているが，靴や指輪のサイズの変化や，舌肥大が原因のいびきや睡眠時無呼吸症候群が見られることもある．

本疾患を疑った際は，血中GHおよび血中IGF-1(ソマトメジンC)を測定する．さらに下垂体MRIにて下垂体腺腫の検索を行う．

以下は「高血圧」の項目(318ページ)と重複するため，そちらも併せて参照されたい．特に若年者で耐糖能障害と高血圧を合併する際は，以下を考慮する．

●褐色細胞腫

日本の358例の報告では，糖尿病型が38%，境界型が50%であった．カテコラミンはインスリン分泌を抑制し，グルカゴン分泌促進からインスリン抵抗性を増大させる．頭痛，動悸，発汗，顔面蒼白，体重減少，発作性高血圧など

の症状が見られる．高血圧，高血糖，代謝亢進の Howard 3 主徴がある時は，必ずスクリーニングを行う．

● **原発性アルドステロン症**

本疾患では約 50％に軽度の耐糖能障害を認める．高血圧以外には特異的な徴候や症状が認められないことも多いが，若年で高血圧や耐糖能障害を合併する時，また低 K 血症を伴う高血圧の際にスクリーニングを考慮する．

● **甲状腺機能亢進症**

甲状腺機能亢進症では 30〜70％で耐糖能異常を認める．また，Basedow 病には 1 型糖尿病が合併することも多い．Merseburg 3 徴(頻脈・眼球突出・甲状腺腫)，神経質，振戦，発汗増加などの甲状腺中毒症の症状を，問診と診察で確認する．

見逃すとどの程度危険か？

「緩徐進行型 1 型糖尿病」ではインスリン分泌能が低下し，糖尿病ケトアシドーシス(DKA)のリスクが高まる．また膵 β 細胞機能の低下を抑制するためにも，インスリン治療を早期に始めることが推奨されている．糖尿病の診断から背景にある疾患を疑うことで，癌などの早期発見へつながり，原因疾患の治療が糖尿病の治療になる．良好なコントロールを得ることが，動脈硬化リスクの低下から健康寿命の延長につながる．良好なコントロールが得られなければ，動脈硬化リスクが高まることは言うまでもない．

「脂質異常症」で"見逃してはならない疾患"のリスト

- ❻ 家族性高コレステロール血症
- ❼ 甲状腺機能低下症
- ❽ 糖尿病
- ❾ ネフローゼ症候群
- ❿ Cushing症候群・先端巨大症

二次性(続発性)脂質異常症は，全脂質異常症の5％を占める[4]．

各疾患についての除外ポイント

❻ 家族性高コレステロール血症(表1)

常染色体優性遺伝であり，LDL受容体遺伝子異常から肝臓でのLDL代謝の低下により高LDL-C血症をきたす．ヘテロ接合体(500人に1人以上)とホモ接合体(100万人に1人以上)が存在する．

特に若年発症の脂質異常症や，LDL-C>180 mg/dlの場合は，若年性冠動脈疾患や脂質異常症の家族歴を聴取し，皮膚黄色腫やアキレス腱肥厚を確認する．また，検査ではアキレス腱X線検査を確認する．

表1 成人(15歳以上)ヘテロ接合体診断基準

- ❶ 高LDL-C血症(未治療時のLDL-C 180 mg/dl以上)
- ❷ 腱黄色腫(手背，膝，肘などの腱黄色腫あるいはアキレス腱肥厚)あるいは皮膚結節性黄色腫
- ❸ 家族性高コレステロール血症(FH)あるいは若年性冠動脈疾患の家族歴(2親等以内の血族)

* 続発性高脂血症を除外したうえで診断する．
* 2項目が当てはまる場合，FHと診断する．FH疑いの際には，遺伝子検査による診断を行うことが望ましい．
* 皮膚結節性黄色腫に眼瞼黄色腫は含まない．
* アキレス腱肥厚は軟線撮影により9 mm以上にて診断する．
* LDL-Cが250 mg/dl以上の場合，FHを強く疑う．
* すでに薬物治療中の場合，治療のきっかけとなった脂質値を参考とする．
* 若年性冠動脈疾患は，男性55歳未満，女性65歳未満と定義する．
* FHと診断した場合，家族についても調べることが望ましい．

7 甲状腺機能低下症

原発性甲状腺機能低下症の80%に高コレステロール血症を合併する．また，高TG血症をきたすことも多く，リポタンパク分析では高リポタンパク血症Ⅲ型のパターンを呈することが多い．二次性甲状腺機能低下症では，高コレステロール血症の程度はやや軽いが，高TG血症の頻度は多い．高コレステロール血症は甲状腺機能低下症状が出現する前から認められることがあり，高コレステロール血症の診断時には，甲状腺機能低下を疑うことが早期発見につながる．

発汗減少，浮腫，体重増加，易疲労，いびき，耐寒低下などの症状から疑い，TSH, free T4 を確認する．

8 糖尿病

糖尿病と脂質異常症は両者ともに頻度の高い疾患であり，合併する率も高い．いずれも肥満や過食傾向の食生活により，糖代謝および脂質代謝を悪化させる．

9 ネフローゼ症候群

高コレステロール血症が先行し，高TG血症も遅れて出現することが特徴である．健診で確認される血清Cr上昇より前から，高コレステロール血症が先行して見られることはしばしば経験される．原因不明の浮腫や体重増加，泡立つ尿のエピソードの有無などは必ず病歴をとり，健診結果からも体重変化やタンパク尿は必ず確認しておきたい．尿定性・沈渣，血清アルブミン値，血清Cr，随時尿TPおよび尿Crから1日タンパク量の推定を行う．

10 Cushing症候群・先端巨大症

別記参照（326～327ページ）．

見逃すとどの程度危険か？

「家族性高コレステロール血症」は動脈硬化，特に冠動脈疾患のリスクが上昇するため，早期介入と冠動脈疾患の評価が必須である．「ネフローゼ症候群」を見逃せば，腎生検などによる原疾患の診断や治療開始のタイミングを逸し，腎不全に至る．

「高尿酸血症」で"見逃してはならない疾患"のリスト

⓫悪性腫瘍・腫瘍融解症候群(TLS)・急性尿酸性腎症

　一次性高尿酸血症の治療を開始する際には，治療薬選択のうえで，血液および尿検査から尿酸産生過剰型，尿酸排泄低下型，混合型に分類する．これは二次性高尿酸血症を考えるうえでも有用である．二次性高尿酸血症の分類は表2に記載する．

各疾患についての除外ポイント

11　悪性腫瘍・腫瘍融解症候群(TLS)・急性尿酸性腎症

　担癌患者のオンコロジック・エマージェンシーの1つ．造血器腫瘍（Burkittリンパ腫やALL：急性リンパ性白血病）や固形腫瘍は，代謝が活発で細胞回転周期

表2　二次性高尿酸血症の分類

【尿酸産生過剰型二次性高尿酸血症】
❶遺伝性代謝性疾患：Lesch-Nyhan症候群，ホスホリボシルピロリン酸合成酵素亢進症，先天性筋原性高尿酸血症
❷細胞増殖の亢進・組織破壊の亢進：悪性腫瘍，非腫瘍性疾患（尋常性乾癬，二次性多血症，溶血性貧血），腫瘍融解症候群，横紋筋融解症
❸甲状腺機能低下症
❹外因性，高プリン食
❺薬剤性：抗悪性腫瘍薬，ミゾリビン，テオフィリン，フルクトース，キシリトール

【尿酸排泄低下型二次性高尿酸血症】
❶腎疾患：慢性腎不全，多発性囊胞腎，鉛中毒・鉛腎症，ダウン症候群，家族性若年性痛風腎症
❷代謝・内分泌性：高乳酸血症，脱水
❸薬剤性：利尿薬，少量のサリチル酸，抗結核薬，免疫抑制薬

【混合性二次性高尿酸血症】
❶Ⅰ型糖原病
❷肥満
❸妊娠高血圧症候群
❹飲酒
❺運動負荷
❻広範な外傷・熱傷
❼ニコチン酸・ニコチン酸アミド

も早いため，大量の核酸産物を有する．TLS(tumor lysis syndrome)は化学療法・放射線治療において，腫瘍細胞が急速に崩壊することにより発症する．また，治療とは無関係に発症することもある．TLS の中で，特に積極的な介入が必要な clinical TLS は，化学療法導入 3 日前から 7 日後までの血清尿酸値，血清 K，P，Ca の規定値以上の上昇に加えて，血清 Cr の上昇，不整脈もしくは突然死，Seizure によって定義される(Cairo-Bishop define)．さらに，腎尿細管や集合管を閉塞することで急性腎不全を起こすため(急性尿酸性腎症)，注意が必要である．

治療の第一は予防することであり，そのためのリスク評価が提唱されている(成書を参照)．アロプリノール投与，大量補液，ラスブリカーゼにて治療を行うが，疑われた時点で対応可能な施設への転送が必要である．

見逃すとどの程度危険か？

高 K 血症，高 P 血症，高 Ca 血症などのさまざまな電解質異常や，急性尿酸性腎症により急性腎不全を呈し，致死的となる．

まとめ

糖尿病・脂質異常症・高尿酸血症における各疾患の除外ポイントを次ページにまとめた．

パール

- パール 1：背後に潜む疾患を，何よりも疑うことが重要である．
- パール 2：健診異常の再検査の際には，常に二次性を特徴づける所見がないかを念頭に置き，積極的に症状聴取や身体診察を行う．
- パール 3：内分泌疾患の特徴的な所見を見逃さない．

文献
1) 日本糖尿病学会(編著)：糖尿病専門医研修ガイドブック．改訂第 6 版，日本糖尿病学会専門医取得のための研修必携ガイド．診療と治療社，2014
2) 春日雅人，他：糖尿病と癌に関する委員会報告．糖尿病 56：374-390, 2013

各疾患の除外ポイント

【糖尿病】
❶ **緩徐進行型1型糖尿病**：抗GAD抗体陰性．
❷ **感染症**：身体症状・診察，各種培養検査．
❸ **膵・肝疾患**：血液検査・腹部画像検査陰性．
❹ **悪性腫瘍**：各種悪性腫瘍の症状の有無，悪性腫瘍スクリーニング検査陰性．
❺ **内分泌疾患**：特徴的な症状や身体所見がないこと．

【脂質異常症】
❻ **家族性高コレステロール血症(FH)**：FHと若年性冠動脈疾患の家族歴がないこと，アキレス腱肥厚や黄色腫がないこと．
❼ **甲状腺機能低下症**：特徴的な症状がないこと，血液検査陰性．
❽ **糖尿病**：血液検査陰性．
❾ **ネフローゼ症候群**：尿検査陰性．
❿ **Cushing症候群・先端巨大症**：特徴的な症状や身体所見がないこと．

【高尿酸血症】
⓫ **悪性腫瘍・腫瘍融解症候群(TLS)・急性尿酸性腎症**：担癌患者でないこと，化学療法・放射線治療中でないこと，各種電解質異常がないこと．

3) 成瀬光栄, 他(編)：内分泌代謝専門医ガイドブック 改訂第3版. 診断と治療社, 2012
4) 日本動脈硬化学会(編著)：動脈硬化性疾患予防のための脂質異常症治療ガイド. 2013年版, 日本動脈硬化学会, 2013

Question & Answer & Keyword

Q 糖尿病の初診時に行う検査は何ですか？

A HbA1c, 空腹時or随時血糖, 腎・肝機能を含めた血液検査, 尿アルブミンを含む尿検査(特に口渇, 多飲等の高血糖症状がある場合は尿ケトンも確認), 腹部エコー(肝・膵疾患の評価, 内臓脂肪の評価), 特に痩せ型の患者ではGAD抗体.

Keyword 二次性糖尿病, 二次性脂質異常症, 二次性高尿酸血症

(五十野桃子)

あとがき

　本書は40項目の症候学的切り口で"見逃してはならない疾患"についての除外ポイントとクリニカルパールをまとめたものが中心部分である．日常診療や教育活動などで多忙にもかかわらず，これら各論の章を執筆してくださったエキスパート診断医(Expert Diagnostician)の先生方に深く御礼を申し上げる．また，この企画を全力で支えてくださった医学書院編集部の野中良美さんに感謝を申し上げる．

　総論やコラムで蛇足を追加したのは編集担当の小生である．全体を通しての内容の不一致や記載内容の不備などがあれば，編者のエラーであるので，小生までフィードバックをお願いしたい．通読すると，急性心筋梗塞など，複数の主訴の項目にまたがって重複して登場する疾患がいくつか出てくるが，それぞれのエキスパート診断医の切り口を比較して読むと，さらに疾患への理解が深まってくると編者は思っている．

　1999年に米国のInstitute of Medicine(IOM)が，「To Err Is Human(人はだれでも間違える)」というレポートを発表して以来，医療安全に対する関心は高まった．そしてそのレポートの中で強調されたシステム改善の努力は，米国のみならず世界中に広まった．このようにしてシステム改善の方向性は明らかにされ，日本でも「医療安全全国共同行動」などのキャンペーン活動が今でも全国展開されている．

　しかしながら，この15年間，何かが抜け落ちていた感を持っていたのは編者だけではあるまい．そう，あの「To Err Is Human」レポートには，"診断エラー"についての項目がすっかり抜け落ちていたのだった．医療安全や医療の質に関係する学会や研究会，書籍などでも，診断エラーへの言及はタブーであり，システム改善で"KAIZEN"すればよい，などという意見もあったほどである．

　しかし15年後の2015年9月，IOMはついに「診断エラーに注目すべきだ」というレポートを発表した[1]．そこで，IOMは診断エラーの改善について，「"moral, professional, and public health imperative"(モラル，プロフェッショナル，そしてパブリックヘルスの責務)である」と述べた．また，「診断エラーは患者

安全における最も頻度が高く有害性の大きい問題である」とも述べたのだった．

　患者安全の「業界」で15年もの間，診断エラーが注目されてこなかったのは，診断プロセスの複雑性が原因であったといわれている．「大部分の患者の診断が正確に行われればもうそれでいいだろう」という不正確性の受け入れが，もともと医療従事者や医療政策者の心理ベースにあったともいわれている．

　今回のIOMレポートでは，「米国で行われる診断のうち，10回に1回はエラーが起きているであろう」と報告されている．実際，最近の米国でのエラー研究では，外来ベースでの診断の5％はエラーを認めた．また，診断エラーが起きる疾患はCommon Diseasesが多いこと，そして，医師の認知プロセスとシステムに関連する脆弱性との相互作用の結果，多くのエラーが起こっていたという[2]．

　さて，その2015年，日本では「医療事故調査制度」がスタートした．患者が死亡する医療事故が起きた場合，すべての医療機関に対し，原因の調査や第三者機関への報告，それに遺族に調査結果を説明することが義務づけられた．手術や出産時の事故が主として報告されているようである．また，残念な予想ではあるが，今後は診断エラーケースも報告されてくると思う．そのような事例の分析や予防策の立案に本書も参考になり，診断エラー改善の一助となればと思う．

2015年12月31日大晦日

茨城県取手市にて
徳田安春

文献

1) National Academy of Medicine : Improving Diagnosis in Health Care ; A Report from the Institute of Medicine, September 2015
http://iom.nationalacademies.org/Reports/2015/Improving-Diagnosis-in-Healthcare.aspx
2) Singh H, et al : Improving diagnosis in health care ; the next imperative for patient safety. N Engl J Med 373 : 2493-2495, 2015

索引

数字・欧文

数字
2重プロセス理論　6

A
Addison病　311
Alvarado（MANTRELS）score　143
anchoring bias　9
ATL（Adult T-cell leukemia）　93
Au-Henkind試験　292
availability bias　8

B
behavioral and psychological symptoms of dementia　244
Blatchford score　221
BPSD　244
Bradbury-Eggleston症候群　309
burning mouth syndrome　109

C
cannon a波　184
CDAD　201
CDI（*Clostridium difficile* 感染症）　66
Charcotの3徴　98
cherry red spot　283
Choosing wisely campaign　17
Clostridium difficile associated diarrhea　201
Clostridium difficile associated disease　201
Clostridium difficile による下痢症　201
COPD　193
Courvoisier徴候　72
Crohn病　104
Cushing症候群　36, 320, 326

D
D-dimer　54
decision analysis　3
Diagnostic Error in Medicine（DEM）　2
DIHS（薬剤性過敏症症候群）　102
DLST（drug-induced lymphocyte stimulation：薬剤誘発性リンパ球刺激試験）　103
do-not-miss diagnosis　3
door to balloon time　136

E・F
earlobe creases　301
feedback sanction（フィードバック制裁）　157
finger to nose convergence test　292
frog sign　184

H
hemobilia　217
hemosuccus pancreaticus　217
HIV感染者　44
HIV感染症　30
HIV初期感染　80
Hodgkinリンパ腫　93
Howard 3主徴　327
Hutchinson's sign　291
hypothesis-driven physical examination　4

L
Lemierre症候群　148, 151
Lewy小体型認知症　309
light-pink nipples　73
likelihood ratio　99
limb shaking transient ischemic attack　262
lipedema（脂肪浮腫）　57
liposarcoma　67

Ludwig angina 149

M・N
Mallory-Weiss 症候群 218
medical decision-making 3
Merseburg 3 徴 328
NOMI(non-occlusive mesenteric ischemia) 140

O
OESIL risk score 55
over-confidence bias 9
overdiagnosis 17
overwhelming pneumonia 176

P
paraneoplastic autonomic neuropathy 310
Parkinson 病 270, 277, 308
PID 213
pit recovery time 58
POEMS 症候群 67
polymyalgia rheumatica(PMR) 67
Poncet 病 160
pure autonomic failure 309

R
Ramsay Hunt 症候群 301
RS3PE(remitting seronegative symmetrical synovitis with pitting edema)症候群 15, 67

S
S 状結腸穿孔 140
Shy-Drager 症候群 309
Sjögren 症候群 109
SNOOP4 125
Society to Improve Diagnosis in Medicine (SIDM) 3

T
TLS(tumor lysis syndrome) 331
treatable dementia 244

W
Wells クライテリア 53, 134
whispered voice test 298

和文

あ
亜急性甲状腺炎 149
悪性外耳道炎 300
悪性腫瘍 26, 149, 154, 164, 211, 276, 326, 331
悪性リンパ腫 67, 77
アトピー性皮膚炎 78
アナフィラキシー 223
アベイラビリティ・バイアス 8
アルコール依存症 29
アンカーリング・バイアス 9

い
胃潰瘍 27, 205
医学判断学 3
一過性脳虚血発作(transient ischemic attack：TIA) 49
医療過誤 2
医療訴訟判例 12
インスリノーマ 36

う
うっ血性心不全 64, 179
うつ病 28, 74, 240, 247, 271

え・お
壊死性筋膜炎 43, 65
壊疽性膿皮症 103
炎症性腸疾患 27
オーバーコンフィデンス・バイアス 9

か
潰瘍性大腸炎 104, 205
化学熱傷 283
確率(probability) 3

過剰診断(over-diagnosis)　7, 17
仮説検証法(abduction)　4
家族性高コレステロール血症　329
褐色細胞腫　311, 320, 327
化膿性関節炎　160
化膿性脊椎炎　154
眼球外傷　283
間質性肺炎　174
間質性肺炎急性増悪　179
緩徐進行型1型糖尿病　325
感染症　21, 326
感染性心内膜炎　160
肝不全　85
眼部帯状疱疹　290
癌リンパ節転移　79

き

気管支喘息重積発作　179
キノコ中毒　203
偽膜性腸炎　201
逆説的歩行　270
逆流性食道炎　27
吸収不全症候群　27
急性化膿性胆管炎　89
急性冠症候群　131, 149, 188, 226, 231
急性肝不全　85
急性胸部大動脈解離　117
急性喉頭蓋炎　79, 146, 223, 275
急性大動脈解離　51, 228, 231
急性胆管炎　89
急性胆囊炎　233
急性虫垂炎　142
急性腸間膜虚血　217
急性動脈閉塞　255
急性尿酸性腎症　331
急性ぶどう膜炎　292
急性閉塞隅角緑内障　128, 281, 289
急性緑内障発作　289
胸部大動脈瘤　277
強膜炎　292
胸腰椎骨折　155
虚血性大腸炎　205

巨細胞性動脈炎　162
Guillain-Barré症候群(GBS)　268, 269
起立性低血圧　252, 307
筋萎縮性側索硬化症(amyotrophic lateral sclerosis：ALS)　268
緊急度　4
緊張性気胸　135, 177

く

くも膜下出血　47, 117, 124, 231
クラミジア結膜炎(トラコーマ)　294
クロザピン　212

け

憩室出血　206
頸動脈海綿静脈洞瘻　294
頸動脈洞過敏症候群　117
痙攣性失神　260
結核　30, 44, 171
結核性髄膜炎　261
結核性リンパ節炎　80
血管炎　30
血球貪食症候群(hemophagocytic syndrome：HPS)　93
決断分析学　3
原発性アルドステロン症　318, 328
顕微鏡的腸炎　203

こ

降圧薬　308
後咽頭膿瘍　148
抗うつ薬　308
抗コリン薬　29
虹彩炎　292
甲状腺機能亢進症　29, 189, 328
甲状腺機能低下症　37, 71, 239, 245, 271, 276, 330
甲状腺クリーゼ　91
高浸透圧高血糖状態(HHS)　21
較正サイクル(re-calibration cycle)　157
喉頭異物　276
硬膜外血腫　154

硬膜外膿瘍　154
絞扼性腸閉塞　142, 233
効用値(utility)　3
骨盤内炎症性疾患　213
コリン作動薬　29
コンタクトレンズ関連眼疾患　293

さ
細菌性髄膜炎　42
鎖骨下動脈盗血症候群　117

し
色素沈着のない乳頭　73
ジゴキシン　29
自然経過(natural course)　5
耳痛関連痛(referred pain)　301
失敗学　12
収縮性心外膜炎　64
重症筋無力症(myasthenia gravis：MG)　268, 269
重篤度　4
十二指腸潰瘍　27
腫瘍融解症候群　331
上位頸椎部障害　256
消化管疾患　26
消化管出血　22, 252
小脳・脳幹梗塞　250
小脳・脳幹出血　250
小脳梗塞・出血　231, 269
静脈瘤破裂　216
「除外できない」ポイント　18
食道癌　222
徐脈性不整脈　20
心因性多飲症　110
腎機能障害　38
心筋梗塞　158, 188
心筋症　113
神経芽細胞腫　17
神経性食思不振症　73
腎血管性高血圧　319
心血管性失神　50
心原性失神　252

心室性不整脈　113
心室頻拍　185
浸潤型肝内胆管癌　93
腎性尿崩症　108
心タンポナーデ　188
深部静脈血栓症　58
心不全　38, 172, 188, 193, 271
心房細動　185, 312

す
髄液耳漏　300
膵癌　72
膵・肝疾患　326
膵胆道系出血　217
髄膜炎　127, 232, 300
睡眠時無呼吸症候群(SAS)　239

せ
正常圧水頭症　246
成人T細胞白血病　93
脊髄圧迫症候群　154
脊髄梗塞　269
赤痢　205
摂食障害　29
喘息　193
先端巨大症　327
せん妄　245, 246
前立腺癌　17

そ
早期閉鎖(premature closure)　8
相対的求心性瞳孔障害(relative afferent papillary defect：RAPD)　282
側頭動脈炎　127
粟粒結核　90

た
大腿骨頸部骨折　271
大腸癌　204
大動脈解離　132, 152, 266
大動脈腸管瘻　218
大動脈弁狭窄　113, 312

大動脈瘤　152
大脳梗塞・出血　269
多系統萎縮症　309
多嚢胞性卵巣症候群　36
多発性硬化症　300
多発単神経炎　257
単純ヘルペス脳炎　261

ち
中枢性尿崩症　107
中毒性下痢　203
腸管穿孔　233
聴神経腫瘍　299
腸閉塞　211
直観的推論　7
治療可能な認知症　244

つ
椎間板ヘルニア　154
椎骨脳底動脈解離　251
ツツガムシ病　104

て
低K血症　164
低・高血糖　189
テオフィリン　29
手口感覚症候群　256
てんかん　112

と
頭蓋内結核腫　261
洞察的直観推論（insightful intuitive reasoning）　9
糖尿病　29, 108, 330
糖尿病性ケトアシドーシス（DKA）　21, 233
糖尿病性神経障害　310
洞不全症候群　113
特発性食道破裂　135
特発性正常圧水頭症　246
突発性難聴　298

に
日本紅斑熱　104
乳房外Paget病　101
認知症　28

ね・の
ネフローゼ症候群　330
脳血管障害　118
脳出血　126
脳腫瘍　300
脳静脈洞血栓症　261
ノロウイルス感染症　206

は
肺癌　17, 171
敗血症　91, 232, 268
肺血栓塞栓症　116
肺塞栓　58, 133, 172, 178
肺塞栓症　53
パニック障害　240
馬尾症候群　256
バルプロ酸　36

ひ
皮膚T細胞リンパ腫（cutaneous T-cell lymphoma：CTCL）　102
皮膚筋炎　164
皮膚病性リンパ節症　78
非閉塞性腸管虚血　140
病原性大腸菌　205
氷嚢試験（ice test）　269
貧血　188

ふ
副腎不全　22, 30, 73, 239
腹部大動脈瘤切迫破裂　141
腹部大動脈瘤破裂　231
腹膜炎　233
不整脈　312
不動智神妙録　10
分析的推論　7

へ
平静の心　9
閉塞性睡眠時無呼吸症候群(OSAS)　321
ヘルペス性角膜炎　291
扁桃周囲膿瘍　79, 148, 226, 275
ペンライト法　282

ほ
蜂窩織炎　65
房室ブロック　113
傍腫瘍症候群　67
傍腫瘍性自律神経ニューロパシー　310

ま
マラリア　44
慢性硬膜下血腫　246, 271
慢性心不全　312
慢性膵炎　27

め・も
メタ認知(metacognition)　6
網膜中心動脈閉塞症　283
網膜剝離　282

や・ゆ
薬剤起因性便秘症　212
薬剤性肝障害　88
薬剤性下痢　203
薬剤性てんかん発作　263
有用所見(high-yield cue)　4

り
リウマチ性多発筋痛症　15, 30, 67, 162
リケッチア感染症　104
淋菌結膜炎　294

れ
レッドフラッグ　15